Heidrun Mitzel

Medizinische Dialoge

Heidrun Mitzel

Medizinische Dialoge

Die Briefe Johann Heinrich Schulzes (1687-1744) an Christoph Jacob Trew

Südwestdeutscher Verlag für Hochschulschriften

Impressum/Imprint (nur für Deutschland/only for Germany)
Bibliografische Information der Deutschen Nationalbibliothek: Die Deutsche Nationalbibliothek verzeichnet diese Publikation in der Deutschen Nationalbibliografie; detaillierte bibliografische Daten sind im Internet über http://dnb.d-nb.de abrufbar.

Alle in diesem Buch genannten Marken und Produktnamen unterliegen warenzeichen-, marken- oder patentrechtlichem Schutz bzw. sind Warenzeichen oder eingetragene Warenzeichen der jeweiligen Inhaber. Die Wiedergabe von Marken, Produktnamen, Gebrauchsnamen, Handelsnamen, Warenbezeichnungen u.s.w. in diesem Werk berechtigt auch ohne besondere Kennzeichnung nicht zu der Annahme, dass solche Namen im Sinne der Warenzeichen- und Markenschutzgesetzgebung als frei zu betrachten wären und daher von jedermann benutzt werden dürften.

Verlag: Südwestdeutscher Verlag für Hochschulschriften GmbH & Co. KG
Heinrich-Böcking-Str. 6-8, 66121 Saarbrücken, Deutschland
Telefon +49 681 37 20 271-1, Telefax +49 681 37 20 271-0
Email: info@svh-verlag.de

Zugl.: Friedrich-Alexander-Universität Erlangen, Diss., 2011

Herstellung in Deutschland:
Schaltungsdienst Lange o.H.G., Berlin
Books on Demand GmbH, Norderstedt
Reha GmbH, Saarbrücken
Amazon Distribution GmbH, Leipzig
ISBN: 978-3-8381-2972-3

Imprint (only for USA, GB)
Bibliographic information published by the Deutsche Nationalbibliothek: The Deutsche Nationalbibliothek lists this publication in the Deutsche Nationalbibliografie; detailed bibliographic data are available in the Internet at http://dnb.d-nb.de.

Any brand names and product names mentioned in this book are subject to trademark, brand or patent protection and are trademarks or registered trademarks of their respective holders. The use of brand names, product names, common names, trade names, product descriptions etc. even without a particular marking in this works is in no way to be construed to mean that such names may be regarded as unrestricted in respect of trademark and brand protection legislation and could thus be used by anyone.

Publisher: Südwestdeutscher Verlag für Hochschulschriften GmbH & Co. KG
Heinrich-Böcking-Str. 6-8, 66121 Saarbrücken, Germany
Phone +49 681 37 20 271-1, Fax +49 681 37 20 271-0
Email: info@svh-verlag.de

Printed in the U.S.A.
Printed in the U.K. by (see last page)
ISBN: 978-3-8381-2972-3

Copyright © 2011 by the author and Südwestdeutscher Verlag für Hochschulschriften GmbH & Co. KG and licensors
All rights reserved. Saarbrücken 2011

Meinen Eltern Manfred und Dagmar Mitzel

Inhaltsverzeichnis

1.	**ZUSAMMENFASSUNG**	**5**
2.	**EINLEITUNG**	**7**
3.	**DIE BRIEFPARTNER**	**16**
3.1.	Johann Heinrich Schulze (1687-1744)	16
3.2.	Christoph Jacob Trew (1695-1769)	31
3.3.	Das Verhältnis zwischen den Gelehrten	36
4.	**DIE THEMEN DER KORRESPONDENZ**	**48**
4.1.	Die Anatomie	48
4.2.	Das *Commercium litterarium*	69
4.3.	Medizinische Praxis	100
5.	**DIE BRIEFE**	**112**
5.1.	Editionsrichtlinien	112
5.2.	Verzeichnis der Briefe	116
5.3.	Edition der Briefe	119
6.	**LITERATURVERZEICHNIS**	**271**
6.1.	Gedruckte Quellen	271
6.2.	Ungedruckte Quellen	292
7.	**VERZEICHNIS DER ABKÜRZUNGEN**	**295**
8.	**ANHANG**	**296**
8.1.	Personenregister	296

8.2.	Glossar der Fremdwörter lateinischer oder französischer Herkunft	300
8.3.	Herkunftsbezeichnungen / Orte	312
8.4.	Abbildungsverzeichnis	313

9. DANKSAGUNG   **314**

1. Zusammenfassung

Um die Medizin des 18. Jahrhunderts zu erforschen und zu verstehen, konzentrierten sich die Wissenschaftler lange Zeit hauptsächlich auf die Werke berühmter Ärzte sowie – seit Beginn der Neuzeit – auf die Inhalte von medizinisch-natur-wissenschaftlichen Zeitschriften. Erst Ende des 20. Jahrhunderts richtete sich die Aufmerksamkeit der Medizinhistoriker vermehrt auf eine ganz spezielle Literaturgattung – den Brief.

Auf wissenschaftlicher Ebene befähigte dieses Medium den Arzt des 18. Jahrhunderts, sich Zugang zur *Res publica literaria* zu verschaffen und sich somit überregional mit anderen Gelehrten auszutauschen, seine eigenen Erkenntnisse zu erweitern und gleichzeitig eigene Werke zu publizieren.[1] Der Brief bot dem Arzt aus der Sicht seiner medizinischen Praxis die Möglichkeit, mittels Fernkonsultation mit Patienten in Kontakt zu treten.[2] In den letzten Jahren entstanden vor dem Hintergrund der umfangreichen Briefsammlung des Nürnberger Arztes Christoph Jacob Trew (1695-1769) aus dem 18. Jahrhundert an der Erlanger Universitätsbibliothek mehrere Arbeiten zu einzelnen Korrespondenzpartnern Trews. Unter ihnen befanden sich Ärzte, Apotheker und Wissenschaftler aus verschiedenen naturwissenschaftlichen Fachrichtungen. Die vorliegende Arbeit befasst sich mit den 69 Briefen des Universitätsprofessors Johann Heinrich Schulze (1687-1744) an Christoph Jacob Trew und gibt einen inhaltlichen Überblick über die in den Briefen besprochenen Themen.

Die inhaltliche Aufarbeitung umfasst drei Einzelkapitel, die sich mit den thematischen Schwerpunkten der Korrespondenz sowie der Charakteristik der Korrespondenten befassen. Die in der Trew-Sammlung im Original vorhandenen 69 Briefe Schulzes wurden in der vorliegenden Arbeit ediert, die lateinisch-sprachigen Briefe wurden zusätzlich im Anschluss an den edierten Text übersetzt. Ebenfalls wurden alle einzelnen lateinischen oder französischen Wörter oder Wendungen übersetzt sowie alle heute nicht mehr gebräuchlichen Ausdrücke in Fußnoten im Anschluss an den jeweiligen Brief erläutert. Die vom Verfasser verwendeten chemischen Zeichen und Begriffe wurden ebenfalls gesondert erklärt.

---

[1] Eine sehr umfangreiche Studie zur Briefkorrespondenz zwischen Andreas Elias Büchner (1701-1769) und Christoph Jacob Trew innerhalb der Leopoldina verfassten Marion Mücke und Thomas Schnalke, s. Mücke / Schnalke (2009).

[2] S. hierzu die Arbeit von Marion Maria Ruisinger zu den Konsiliarkorrespondenzen Lorenz Heisters (1683-1758), s. Ruisinger (2008).

Von den in der Korrespondenz erörterten Themengebieten verdienen drei Bereiche besondere Beachtung: Gemäß der Chronologie der Briefe steht zunächst das Thema der Anatomie im Blickpunkt, welches Ausgangspunkt der Korrespondenz und in den ersten acht Jahren wesentliches gemeinsames Interessengebiet der beiden Ärzte war. Mit der Gründung des *Commercium litterarium,* einer wissenschaftlichen Zeitschrift in Nürnberg, im Jahre 1730 gewann die Redaktionsarbeit zunehmend an Bedeutung. Die Korrespondenz gewährt Einblick in das Netzwerk dieser europaweit organisierten Fachzeitschrift zu Beginn des medizinischen Journalismus im deutschsprachigen Raum. Der letzte Abschnitt der Briefthemen versucht eine Einschätzung Schulzes als Mediziner auf wissenschaftlicher und praktischer Ebene. Schulze tritt in der Korrespondenz vor allem als Gelehrter auf; es finden sich in seinen Briefen aber auch Hinweise auf seine Tätigkeit als praktischer Arzt. Seine Vielseitigkeit auf natur- und geisteswissenschaftlicher Ebene legt es nahe, ihn als Universalgelehrten zu bezeichnen.[3]

Diese Arbeit gibt einen Überblick über den vielfältigen wissenschaftlichen Austausch zwischen Johann Heinrich Schulze und Christoph Jacob Trew. Sie soll einen Beitrag zur Erschließung der Trew-Korrespondenzen an der Universitätsbibliothek Erlangen leisten.

---

[3] S. Mocek (1987), S. 23.

2. Einleitung

„Ich habe des herrn bruders brief nebst beyden büchern am donnerstage wohl erhalten, und vermeynete gewiß am Abend *finitis laboribus*[4] zu antworten."[5]

In diesem kurzen Zitat aus einem der 69 Briefe, die Johann Heinrich Schulze (1687-1744) an Christoph Jacob Trew (1695-1769)[6] geschrieben hat, spiegeln sich einige wesentliche Eigenschaften ihrer Korrespondenz wider: Es geht um den Austausch von fachlicher Literatur, um gegenseitige Bereicherung in Theorie und Praxis und um die täglichen Verpflichtungen der beiden Gelehrten.

Wenn auch der Brief in unserer Zeit infolge der vielfältigen anderen Kommunikationsmöglichkeiten an Bedeutung verloren hat, so stellt er doch, besonders wenn er mit der Hand geschrieben wird, immer noch eine sehr persönliche, respektvolle Art des Austausches über kürzere oder weitere Distanzen dar. Zudem bleibt der Inhalt eines Briefes für den Adressaten in seiner endgültigen Form nach Erhalt desselben stets fassbar und kann so auch noch nach längerer Zeit für andere Menschen nachvollziehbar sein.

Auch lässt er dem Empfänger Zeit zu antworten, so dass sich dieser mit dem Inhalt auseinandersetzen und überlegt seine Antwort formulieren kann. Andererseits verlangt das Schreiben eines Briefes vom Schreibenden auch einen gewissen zeitlichen Aufwand und birgt somit die Gefahr von Verzögerungen in sich. Herrschen unterschiedliche Erwartungen hinsichtlich der Dichte der Korrespondenz, kann dies allerdings Anlass zu Enttäuschung oder sogar Verärgerung sein. Nachteilig kann sich auch auswirken, dass der Brief keinen unmittelbaren Austausch zulässt, so dass unterschiedliche Standpunkte oder die Dringlichkeit eines Anliegens schwieriger zu vermitteln sind als im direkten Gespräch.

Der Brief war bis zum Beginn des 20. Jahrhunderts die nahezu einzige Möglichkeit, mittelbare Kontakte zwischen Menschen herzustellen und aufrechtzuerhalten. Im 17. Jahrhundert fand der wissenschaftliche Austausch zwischen Gelehrten vorwiegend in Form von *„epistolae doctae"*, d.h. auf ein wissenschaftliches

---

[4] „nach beendeter Arbeit".
[5] S. UBE BT Schulze 22 (20). Diese Abkürzung wird im Folgenden verwendet für: Universitätsbibliothek Erlangen, Briefsammlung Trew Korrespondenz Schulze; die erste Zahl bezeichnet die von Schmidt-Herrling (1940) verwendete, die zweite Zahl (in Klammern) die von mir eingeführte Nummerierung innerhalb der Edition. S. auch Kap. 5.3 dieser Arbeit.
[6] Zur Biographie der beiden genannten Korrespondenten s. Kap. 3 dieser Arbeit.

Thema begrenzten Abhandlungsbriefen statt; diese waren fast Lehrbüchern ähnlich. Vorherrschend war dabei immer noch die lateinische Sprache, die Sprache der Gelehrten auf wissenschaftlicher Ebene.[7] Im 18. Jahrhundert, dem Jahrhundert der Aufklärung, führte die Neuorientierung an den Gesetzen der Natur zur Verdrängung alter Muster. Briefe wurden auch wieder als individuelle Lebenszeugnisse verstanden und dienten dem Austausch privater Belange. Weil sich die deutsche Sprache allmählich an den Universitäten durchsetzte,[8] fanden sich nun im deutschsprachigen Raum vermehrt Briefe in deutscher Sprache. Da der Brief das einzige Kommunikationsmittel über größere Distanzen zwischen den immer zahlreicher werdenden Gelehrten in ganz Europa darstellte, wurden auf diesem Wege neue Freundschaften geknüpft, wissenschaftliche Ansichten und Literatur ausgetauscht sowie Mitgliedschaften in den neu gegründeten Akademien angebahnt.[9] Briefe hatten also auch in enormem Maße informative Funktion, die heutzutage die auf vielfältige Weise zugängliche Fachliteratur erfüllt.

Das Briefkorpus der Korrespondenz Schulzes mit Trew umfasst insgesamt 69 Briefe und ist Bestandteil einer weitaus größeren Sammlung von Briefen aus dem 17. und 18. Jahrhundert an Christoph Jacob Trew.[10] Diese Schriftstücke hatte der Nürnberger Arzt Christoph Jacob Trew neben seinen naturkundlichen Sammlungen und seiner umfangreichen Bibliothek der Universität Altdorf vermacht; sie sind in der Erlanger Universitätsbibliothek nahezu verlustfrei erhalten.[11] Dies war bereits in den letzten Jahren – und ist auch gegenwärtig – Anreiz für die Erstellung mehrerer medizinhistorischer Arbeiten, die sich mit einzelnen Korrespondenzen zwischen Trew und anderen Gelehrten der damaligen Welt näher beschäftigen.[12]

---

[7] Zu den „epistolae doctae" sowie der in den Briefen des 17. Jahrhunderts verwendeten Sprache vgl. Ammermann (1983), S. 92.
[8] Christian Thomasius (1655-1728), ein bedeutender Vertreter der Aufklärung, war der erste, der eine Vorlesung in deutscher Sprache hielt (1787/1788 an der Universität Leipzig). S. Brockhaus 18 (1967), S. 653.
[9] Vgl. Steinke (1999), S. 8.
[10] S. Schnalke (1997), S. 50.
[11] Die Briefsammlung Trew wurde von Eleonore Schmidt-Herrling katalogisiert; s. Schmidt-Herrling (1940).
[12] Vgl. Schnalke (1997), eine Arbeit über Christoph Jacob Trews vielfältige Korrespondenzen mit verschiedenen Vertretern der Medizin des 18. Jahrhunderts, sowie Ruisinger / Schnalke (2004). Außerdem befinden sich mehrere Dissertationen über verschiedene Korrespondenzen aus der Trew-Sammlung am Institut für Geschichte der Medizin der Friedrich-Alexander-Universität Erlangen-Nürnberg momentan in Arbeit, so z.B. von Ruth Heinzelmann: „Johann Balthasar Ehrhart - und seine Korrespondenz mit Christoph Jacob Trew".

Um die Stellung der Korrespondenz zwischen Trew und Schulze und ihre Besonderheit vor dem Hintergrund dieses Briefnetzwerks Trews besser erfassen zu können, soll nun an Hand von vier bezeichnenden Beispielen aus Trews überaus zahlreichen Briefkontakten ein kurzer Einblick in die Interaktionen sowie die Vielfalt der besprochenen Themen Trews mit seinen Briefpartnern gegeben werden.

An erster Stelle mag der Briefwechsel zwischen Trew und Andreas Elias Büchner (1701-1769)[13] stehen, der für Trews Laufbahn von besonderer Bedeutung war. Beide hatten eine führende Position in der Redaktion zweier im 18. Jahrhundert einflussreichen naturwissenschaftlich orientierten Zeitschriften inne – der von der *Leopoldina* herausgegebenen *Ephemeriden*[14] und des in Nürnberg ansässigen *Commercium litterarium*.[15] Auf der Grundlage eines kollegialen Verhältnisses entstand zwischen Trew und Büchner eine den Zeitraum der Jahre 1750 bis 1769 umfassende lebhafte Korrespondenz zwischen Halle und Nürnberg. In diesem Zeitraum teilten sich beide die Leitung der *Leopoldina*: Büchner war in Halle zentrale Anlaufstelle für eingehende Abhandlungen und Nachrichten; als Lektor[16] wählte er die geeigneten aus, ordnete sie, ließ sie ins Reine schreiben und schickte sie nach Nürnberg an Trew, der sie

---

[13] Andreas Elias Büchner erlangte nach seinem Studium der Medizin in Halle, Leipzig und Erfurt dort 1721 den Doktorgrad; 1726 wurde er zum Physicus von Rudolstadt ernannt. 1729 erhielt er eine außerordentliche Professur für Medizin in Erfurt, 1737 wurde er dort Ordinarius, nachdem er einen Ruf nach St. Petersburg abgelehnt hatte. 1744 erhielt er die durch Schulzes Tod freigewordene ordentliche Professur in Halle. Er galt als Anhänger des Hallensers Friedrich Hoffmann (1660-1742). Büchner war 1726, ein Jahr eher als Trew, in die *Leopoldina*-Akademie aufgenommen worden; 1735 wurde er Baiers Nachfolger im Amt des Präsidenten der *Leopoldina*. S. Schmidt-Herrling (1940), S. 81.

[14] Die „Deutsche Akademie der Naturforscher *Leopoldina*" wurde 1652 in Schweinfurt als *Academia Naturae Curiosorum* gegründet; 1677 wurde sie von Kaiser Leopold I. zur Reichsakademie erhoben und hieß nun *Sacri Imperii Romani Academia Caesareo-Leopoldina Naturae Curiosorum*; sie wird im Folgenden mit der üblichen Abkürzung *Leopoldina* genannt. Der Name der von dieser Sozietät herausgegebenen Zeitschrift lautete *Ephemerides* (1712-1722), ab 1727 *Acta physico-medica Academiae Caesareae Leopoldino-Carolinae naturae curiosorum*. Thomas Schnalke (2002) gab mit seinem Aufsatz „Die korrespondierende Akademie – Organisation und Entwicklung der *Leopoldina* um 1750" einen Einblick in den Aufbau der Akademie und untersuchte unter Zuhilfenahme ihrer Briefe das Verhältnis zwischen Andreas Elias Büchner, dem Präsidenten der *Leopoldina*, und Christoph Jacob Trew, dem Direktor der Sozietät. S. hierzu Barnett (1995), Parthier (1994) sowie Mücke / Schnalke (2009).

[15] Das „*Commercium litterarium ad rei medicae et scientiae naturalis incrementum institutum*", im Folgenden nur als *Commercium* bezeichnet, wurde 1730 in Nürnberg von Trew und mehreren anderen Ärzten unter der Leitung von Johann Christoph Götze und Christoph Jacob Trew gegründet und nach dem Tod Götzens von Trew weitergeführt; es erschien als wöchentliches Journal mit Artikeln aus dem Bereich der Medizin, Naturwissenschaft und Technik, wurde in ganz Europa gelesen und lebte vom schriftlichen Austausch Trews und der anderen Sozietätsmitglieder mit Gelehrten in ganz Europa. Siehe dazu Pirson (1953), S. 478 sowie insbesondere Rau (2006).

[16] Vgl. Parthier (1994), S. 103.

nochmals auf ihre Richtigkeit prüfte. Trew, der zu dieser Zeit als Gründer und Herausgeber des *Commercium* bereits den Ruf eines bedeutenden deutschen Gelehrten besaß, hielt bei Büchner stets Rückfrage, wenn es um inhaltliche Änderungen oder die Kommentierung von Beiträgen aus seinem eigenen Forschungsbereich für die *Ephemeriden* ging.[17] Die Materialzusendung für die *Ephemeriden* im Zuge der leitenden Stellung beider in der Akademie kann als der vorrangige Grund für eine regelmäßige Korrespondenz angesehen werden. Daneben gab es aber zwischen Büchner und Trew auch noch eine zweite Säule, auf die sich ihr Briefwechsel stützte – das Interesse an ihren privat angelegten Bibliotheken: Trew ließ Büchner all seine Dubletten sowie die Jahrbände des *Commercium* für dessen *Leopoldina*-Bibliothek zukommen, im Gegenzug würdigte der Präsident der *Leopoldina* die Begeisterung Trews auf botanischem Gebiet, beispielsweise mit der Zusendung der Kniphofschen Naturdrucke.[18]

Während sich der Briefwechsel zwischen Büchner und Trew hauptsächlich um die zwei wissenschaftlichen Journale und deren Redaktion rankte und sich ihre Stellung als die relativ ebenbürtiger Briefpartner bezeichnen lässt, basiert die Korrespondenz Trews mit Lorenz Heister (1683-1758)[19] eher auf einer dynamischen Entwicklung im Verhältnis der beiden Briefpartner, das sich vom anfänglichen Lehrer-Schüler-Verhältnis des Medizinprofessors Heister zu seinem Schüler Christoph Jacob Trew langsam zu einer „Kommunikation unter nahezu gleichrangigen Gelehrten"[20] wandelte. Daher bietet es sich für eine nähere Betrachtung dieser Korrespondenz an, den Briefwechsel in einzelne Phasen zu unterteilen:[21]

Mit der ersten Phase (1711-1717) des Lehrer-Schüler-Verhältnisses in Altdorf, in der Trew seine Inauguraldissertation unter Heisters Obhut fertig stellte, war der Grundstein für den wissenschaftlichen Austausch und die spätere Freundschaft gelegt.

---

[17] S. ebenda.
[18] Johann Hieronymus Kniphof (1733-1764), geboren in Erfurt, war Arzt und Botaniker. 1737 wurde er Professor der Medizin in Erfurt. Ab 1745 war er Inspektor des Naturalien-und Kunstkabinetts sowie Bibliothekar der *Leopoldina*. Er wurde besonders durch sein Verfahren zur Herstellung von Naturdrucken bekannt. S. Schmidt-Herrling (1940), S. 329.
[19] Lorenz Heister wurde in Frankfurt als Sohn eines Gastwirtes geboren. Nach Studien in Gießen, Wetzlar und Leiden nahm er am Spanischen Erbfolgekrieg teil und wurde 1710 als Professor für Anatomie und Chirurgie an die Universität Altdorf berufen. 1719 verließ er Altdorf und trat eine Stelle als Professor für Anatomie und später Botanik und theoretische Medizin in Helmstedt an. Vgl. Ruisinger (2008), S. 65 f. Zur Korrespondenz zwischen Heister und Trew vgl. Ruisinger / Schnalke (2004).
[20] Ruisinger / Schnalke (2004), S. 200.
[21] S. ebenda.

Aus der hohen Wertschätzung für Trew heraus setzte Heister von Anfang an große Erwartungen in seinen Schüler. Diese wurden aber, wie in der zweiten Phase (1717-1720) deutlich wird, von dem jungen Trew nicht erfüllt, da er trotz Empfehlung Heisters nicht dessen Nachfolger bei der Neubesetzung der Professur in Altdorf wurde. Während seines Studienaufenthaltes in Paris wollte Trew offensichtlich nicht die Rolle eines Zulieferers wissenschaftlicher Arbeitsgrundlagen einnehmen, weshalb die Korrespondenz zunehmend ins Stocken geriet. Erst ab 1730, dem Beginn der dritten Phase, wandelte sich das Verhältnis der Briefpartner nach einer längeren Pause dahingehend, dass an die Stelle des Autoritätsgefüges zwischen dem Lehrer Heister und dem Schüler Trew ein gegenseitiger Gedanken- und Materialaustausch auf gleicher Augenhöhe trat, so dass das Ungleichgewicht auf zwei unterschiedlichen Ebenen einen Ausgleich erfuhr[22]: Die beiderseitige Arbeit auf publizistischem Gebiet – Trew als Direktor des *Commercium* und Heister als Autor mehrerer medizinischer Lehrbücher[23] – bot den Briefpartnern mannigfaltige Möglichkeiten für einen fachlichen Gedankenaustausch auf gleichem Niveau.[24] Die letzte der geschilderten Entwicklungsphasen (1747-1751), bei der vor allem private Belange von Seiten Heisters des Öfteren im Vordergrund standen, wird von Schnalke und Ruisinger als die „intensivste" bezeichnet.[25] Wenngleich die beiden Briefpartner nicht dieselbe soziale Position innehatten, so berechtigt doch ihr vielfältiger fachlicher Austausch dazu, von einer Ebenbürtigkeit der Gelehrten auf wissenschaftlicher Ebene zu sprechen.

Eine ganz anders gelagerte Korrespondenz führte Trew mit dem Hannoverschen Hof- und Leibchirurgen Carl Friedrich Gladbach (1690-1736)[26], den er wie einige andere seiner Briefpartner auf seiner dreijährigen Studienreise kennengelernt hatte. Im Gegensatz zu dem Universitätsprofessor Heister vertrat Gladbach zum einen die höfische Medizin[27], zum anderen lag sein Schwerpunkt auf der praktisch-chirurgischen Therapie, wie in seiner Beschreibung zur Inokulation ersichtlich wird.[28] Anhand des Briefwechsels zwischen Trew und Gladbach, der mit vierzehn erhaltenen Schreiben die Zeit von 1718 bis 1735 umfasste, lässt sich nachvollziehen, von welchen Motiven ihre

---

[22] Vgl. ebenda, S. 217.
[23] Hier sei beispielsweise das *Compendium anatomicum* erwähnt; s. Heister (1727).
[24] Vgl. Ruisinger / Schnalke (2004), S. 227.
[25] Ebenda.
[26] Carl Friedrich Gladbach (1690-1736) war Hof- und Leibchirurg in Hannover. Er hat jedoch sein Medizinstudium nicht abgeschlossen, sondern hatte wohl eine wundärztliche Ausbildung genossen. Vgl. Schmidt-Herrling (1940), S. 216.
[27] Zur höfischen Medizin vgl. Bynum (1990) und Moran (1990).
[28] Vgl. Schnalke (1997), S. 100.

Korrespondenz geprägt war.[29] Der Leibarzt Gladbach hatte hinsichtlich eines wissenschaftlichen Austausches am Hof wenig Perspektiven und versuchte deshalb, den Kontakt mit dem Gelehrten und städtischen Arzt Trew sorgsam zu pflegen; dieser hingegen engagierte sich in der wissenschaftlichen Welt auf verschiedenen anderen Ebenen und sah daher in dem Kontakt mit Gladbach eher die Möglichkeit der Bekanntmachung seiner verschiedenen Publikationen, jedoch weniger die eines regelmäßigen wissenschaftlichen Austauschs.[30] Darüber hinaus war Trew ganz offensichtlich nicht an einer Veränderung seiner beruflichen Stellung interessiert, die ihm die Kontakte Gladbachs an der neu gegründeten Universität in Göttingen geboten hätten.[31]

Die angeführten Korrespondenzen Trews geben eine Vorstellung von der medizinisch-fachlichen Kommunikation zwischen den Gelehrten und dem daraus resultierenden Verhältnis zueinander und eröffnen uns die Tätigkeitsfelder und Interessengebiete Trews. Die letzte nun exemplarisch dargestellte Korrespondenz wirft ein etwas anderes Licht auf Trew und seine Stellung in der damaligen wissenschaftlichen Welt anhand seiner Korrespondenz mit Albrecht von Haller (1708-1777).[32] Nachdem 1733 auf die Initiative Albrecht von Hallers hin ein brieflicher Austausch begonnen worden war[33], bestand dieser aufgrund der „säumigen Korrespondenzführung"[34] Trews anfangs größtenteils von Seiten Hallers. Erst als Trew sich mit dem Antritt der Professur Hallers in Göttingen 1736 dessen zunehmenden wissenschaftlichen Ansehens bewusst wurde, sah er ein, dass er in ihm einen für seine publizistischen Werke sehr wichtigen Ratgeber und Lektor verlieren würde, wenn er auf die Bemühungen Hallers und dessen zur Veröffentlichung im *Commercium* an Trew gesendete Artikel nicht angemessen reagierte. Zunächst hatte der zwölf Jahre jüngere Haller in Trew eine medizinische und wissenschaftliche Autorität gesehen, die

---

[29] Ebenda, S. 113.
[30] Vgl. ebenda, S. 111.
[31] Vgl. UBE BT Trew 237 (vom 30.8.1734).
[32] Albrecht von Haller wurde in Bern geboren, studierte in Tübingen und Leiden und war nach seinem Medizinstudium bis 1736 praktizierender Arzt in Bern; ab 1736 lehrte er als Professor für Anatomie, Botanik und Chirurgie an der Universität von Göttingen; 1753 kehrte er nach Bern zurück und verfasste bis zu seinem Tod im Jahre 1777 bedeutende naturwissenschaftliche und medizinische sowie poetische Werke; vgl. hierzu Boschung (2009), S. 21-46; ferner Boschung (1994). Die Korrespondenz zwischen Haller und Trew besteht aus 36 erhaltenen Schriftstücken, wobei 23 von Haller und 12 von Trew stammen; s. Schnalke (1997), S. 57-87, und Steinke (1999), S. 57 f.
[33] S. Schnalke (1997), S. 57-89.
[34] Ebenda, S. 70.

bedauernswerter Weise einen von ihm angestrebten fachlichen Austausch nicht erwiderte. Nach seinem Ruf an die Universität nach Göttingen gewann der ambitionierte Haller aber schnell an Bedeutung und wurde für Trew zu einer kritischen Instanz. Zugleich ersuchte Trew ihn, Beiträge für das *Commercium* zu liefern und zeigte mit der Zusendung von Auszügen aus seiner „Osteologie"[35] seinen Willen zur Fortsetzung der Korrespondenz mit dem inzwischen international renommierten Wissenschaftler. Die Korrespondenz endete schließlich nach längeren Pausen 1754 mit einem Brief Hallers. Obwohl ein regelmäßiger Briefwechsel nicht aufrechterhalten werden konnte, hatte dennoch über 21 Jahre ein schriftlicher Kontakt zwischen den beiden bestanden.

An den aufgeführten Korrespondenzen lassen sich jeweils gewisse Parallelen zum Verhältnis zwischen Schulze und Trew erkennen, vor deren Hintergrund die Besonderheit des Briefwechsels zwischen ihnen deutlicher hervortreten kann.

Die in der Briefsammlung Trews im Original erhaltenen, teils lateinisch, überwiegend deutsch verfassten, knapp 70 Briefe des Arztes Johann Heinrich Schulze an den Nürnberger Stadtarzt Christoph Jacob Trew werden in der vorliegenden Arbeit ediert und als Quelle genutzt, um durch die Person Schulzes einen Einblick in das ärztliche, wissenschaftliche, journalistische und nicht zuletzt persönliche Leben eines Gelehrten zur damaligen Zeit zu geben. Dabei sollen die Besonderheiten dieses Briefwechsels im Vergleich zu den übrigen, bearbeitet vorliegenden Korrespondenzen Trews hervorgehoben werden.

Der briefliche Austausch Schulzes mit Trew begann am 18. Juni 1722, zwei Jahre nach dem Antritt seiner Professur in Altdorf, und endete 20 Jahre später mit seinem letzten Brief vom 20. November des Jahres 1742. Da die Korrespondenz über einen so langen Zeitraum geführt wurde, ist es nahe liegend und für das Gesamtverständnis durchaus hilfreich, eine gewisse Einteilung vorzunehmen und so die Grundzüge in den verschiedenen Phasen der Korrespondenz aufzuzeigen.

Dabei ergeben sich zwei Komplexe: Der erste Teil lässt sich dem Zeitraum von Juni 1722 bis zum Dezember 1730 zuordnen und umfasst 33 Briefe; die Themen reichen hier von der Erörterung anatomischer Präparate über die Besprechung medizinhistorischer Werke sowie medizinischer Fallbeschreibungen bis hin zur Überbrückung von finanziellen Engpässen Schulzes mit Hilfe Trews.

Der zweite, umfangreichere Briefkomplex enthält 36 Briefe und spannt einen Bogen vom ersten Jahrgang des *Commercium* (1731) bis hin zum letzten in der Trew-

---

[35] Vgl. Trew (1740).

Sammlung erhaltenen Brief vom November des Jahres 1742. Dieser Briefkomplex räumt inhaltlich dem *Commercium* die größte Bedeutung ein und beginnt mit dem Brief Schulzes vom Januar 1731.[36] Den 69 Briefen Schulzes an Trew stehen 17 erhaltene Briefentwürfe Trews gegenüber, die jedoch nicht Teil der Edition sind und nur inhaltlich Eingang in die Arbeit fanden. Von diesen im Zeitraum von 1726 bis 1733 entstandenen Briefentwürfen wurden allein acht im ersten Jahr der Herausgabe des *Commercium* 1731 von Trew verfasst, eine Gewichtung, welche die Bedeutung des *Commercium* für den Briefwechsel verdeutlicht.

Gemäß dem oben beschriebenen Aufbau der Korrespondenz lässt sich meine Arbeit wie folgt untergliedern: Am Beginn steht eine ausführliche Biographie der „Hauptfigur" Schulze, im Anschluss daran eine knappe Biographie Trews. Schulzes Leben und seine berufliche Laufbahn sollen dem Leser ein Bild von einem für die damalige Zeit nicht ganz gewöhnlichen Werdegang eines Gelehrten geben. Anschließend möchte ich die wissenschaftlichen und persönlichen Aspekte im Verhältnis der beiden Briefpartner thematisieren.

Den Kern der Arbeit bilden die drei Hauptthemen der Korrespondenz: An erster Stelle steht hier der Austausch anatomischer Präparate und die Diskussion aktueller Forschungsergebnisse, die aus eigenen anatomischen Sektionen stammten oder in dem bestehenden Korrespondenz-Netzwerk von anderen Gelehrten mitgeteilt worden waren. Als zweites Themengebiet möchte ich im Zusammenhang mit dem *Commercium* und der dahinter stehenden Gemeinschaft von Mitarbeitern besonders die Art der Redaktionsarbeit auf brieflichem Wege und die Funktion Schulzes innerhalb der Zeitschrift darstellen. Als Abschluss der inhaltlichen Aufarbeitung der Korrespondenz sollen die Briefe daraufhin untersucht werden, welchen Umfang die medizinische Praxis im Leben Schulzes einnahm. Am Beispiel eines Patientenfalles sowie des Umgangs mit eigenen Erkrankungen tritt Schulze in seiner ärztlichen Rolle in den Vordergrund.

Im Anschluss folgt die Edition der Briefe mit den zugrunde liegenden Editionsprinzipien. Die Briefe erschließen uns das Leben und Schaffen Johann Heinrich Schulzes im persönlichen und wissenschaftlichen Bereich und dienen zugleich als Ausgangspunkt für die Auseinandersetzung mit den oben angeführten inhaltlichen Schwerpunkten.

---

[36] Vgl. UBE BT Schulze 36 (34). In diesem Brief wird die beginnende Redaktionsarbeit für das *Commercium* besprochen.

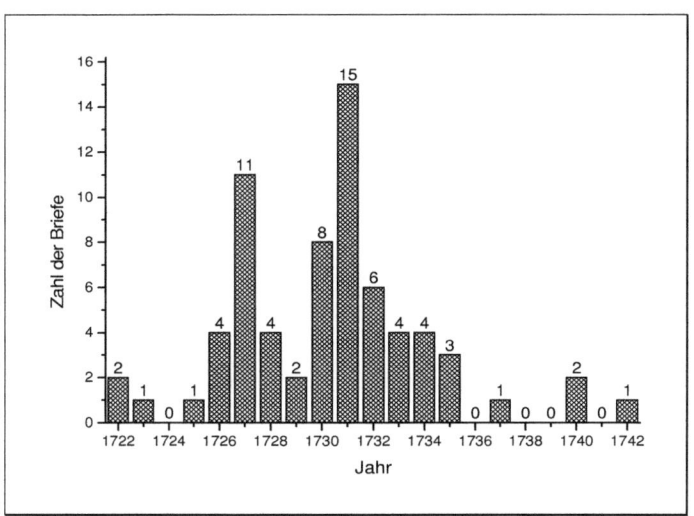

Abb. 1   Briefdichte der Korrespondenz im Zeitraum von 1722 bis 1742.

3. Die Briefpartner

3.1. Johann Heinrich Schulze (1687-1744)

Anlässlich des 300. Geburtstages von Johann Heinrich Schulze im Jahre 1987 entstanden vor allem in Halle, seiner zweiten Wirkungsstätte nach Altdorf, mehrere Aufsätze, die sich mit seinem Werk als Wissenschaftler und Arzt sowie dem damaligen wissenschaftlichen Umfeld beschäftigen.[37] In diesen Arbeiten werden sowohl er selbst als auch andere Gelehrte seiner Zeit gewürdigt. Zudem spiegelt sich hier die Resonanz auf Schulzes Leistungen in Halle und anderen Städten Deutschlands wider.

Doch schon vor diesem besonderen Jahrestag wurde Schulzes Bedeutung als Wissenschaftler aufgegriffen, wobei die Bereiche seines Wirkens, die beleuchtet wurden, je nach Autor sehr unterschiedlich sind. Sie reichen, angefangen mit Bruckers Gesamtüberblick über Schulzes Leben aus dem 18. Jahrhundert[38], über eine Fokussierung auf seine chemisch-naturwissenschaftlichen Bemühungen[39] bis hin zu Aufsätzen über Schulzes numismatische Studien.[40] Die Aufsätze, die 1987 anlässlich des bereits erwähnten Jubiläums vorgelegt wurden, geben einen Überblick über dieVielfalt seiner Interessen. Reinhard Mocek bezeichnete Schulze in diesem Zusammenhang als „Polyhistor"; bei dieser Einschätzung stützte er sich sowohl auf dessen besondere geistige Begabung, die sich schon in früher Jugend gezeigt habe, als auch auf dessen spätere, mehrere Wissenschaftsbereiche übergreifende Forschertätigkeit.[41] Die jüngste Arbeit zu Johann Heinrich Schulze stammt von Alexander Moog. Sie richtet ihren Blick eher aus pharmakologischer Sicht auf Schulzes wissenschaftliche Bemühungen und zieht dazu zwei von ihm in den Jahren 1740 und 1744 betreute Dissertationen über das Olivenöl und den Kampfer heran.[42] Bei

---

[37] S. Kaiser (1979; 1987 a-c), Kaiser / Piechocki (1970), Kaiser / Völker (1987 a-c) sowie Koch (1979).

[38] Brucker (1755). Schulze bildet eine Ausnahme in Bruckers Reihe der Biographien „lebender Gelehrter", da er bereits vor der Publikation des betreffenden Bandes verstorben war. Zur gleichen Zeit entstand Dreyhaupts Biographie, die sich jedoch nicht wesentlich von der Bruckers unterscheidet; s. Dreyhaupt (1755), S. 715-717.

[39] Eder (1917). Dies ist die ausführlichste Biographie Schulzes und diente als Grundlage der nun folgenden Darstellung.

[40] Hierzu seien die Arbeiten von Kaiser (1987 b), Zimmermann (1980; 1987) sowie Bahrfeldt (1926) erwähnt.

[41] Mocek (1987), S. 23.

[42] Moog (2002).

Betrachtung der verschiedenen Arbeiten über Schulze lässt sich feststellen, dass dessen Wirken als Wissenschaftler sehr breit gefächert war.[43]

Johann Heinrich Schulze führte mit seinem Zeitgenossen Christoph Jacob Trew einen über 20 Jahre währenden Briefwechsel. Damit reiht er sich unter die 71 Professoren der Medizin ein, die mit Trew nachweislich in regelmäßigem Briefkontakt standen.[44] Die vorliegende Korrespondenz erlaubt es uns, Schulze aus dieser beträchtlichen Anzahl an Gelehrten herauszugreifen, ihn näher kennen zu lernen und letztlich zu erfahren, welche Besonderheiten und Charakterzüge ihn auszeichneten. Doch wann wurden die Grundsteine für seine vielschichtige wissenschaftliche Laufbahn gelegt? Wie haben wir uns seine Jugend, seinen beruflichen Werdegang und schließlich den Beginn seiner Korrespondenz mit Trew vorzustellen?

Johann Heinrich Schulze wurde am 12. Mai 1687 in Colbitz, in der Nähe von Halle, im Herzogtum Magdeburg[45] als Sohn des Schneiders Matthäus Schulze (1638-1718) geboren. Während seiner Schulzeit fiel Schulze dem Pfarrer von Col-bitz, Corvinus, der später sein Schwiegervater wurde, durch seinen ausgeprägten Wissensdrang auf, so dass dieser ihn zusammen mit seinen Kindern von einem Privatlehrer unterrichten ließ. Zu dieser Zeit entwickelte der zehnjährige Schulze eine außergewöhnliche Begeisterung für die alten Sprachen, die Corvinus' Aufmerksamkeit weckte. Auf dessen Empfehlung wurde Schulze dem Begründer der Francke-schen Stiftungen August Hermann Francke (1663-1727)[46] anvertraut. Dieser nahm ihn 1697 in seine Schulanstalten auf und wirkte in der Folgezeit als sein Mäzen, der, wie Schulzes zeitgenössischer Biograph Johann Christoph von Dreyhaupt (1699-1768) es beschrieb, „in die 20 Jahr für ihn gesorget, und sich seine Erziehung empfohlen seyn ließ."[47] Nach einer fast dreijährigen Pause aufgrund einer Nierenerkrankung, während der er jedoch

---

[43] Vgl. Mocek (1987), S. 27.
[44] Vgl. Schnalke (1997), S. 50-52.
[45] Das Erzstift Magdeburg kam (gemäß den im Westfälischen Frieden 1648 getroffenen Vereinbarungen) nach Säkularisation 1680 als Herzogtum Magdeburg unter brandenburgische Herrschaft; Hauptstadt war bis 1714 Halle, danach Magdeburg.
[46] August Hermann Francke war evangelischer Theologe. Nach seiner Ausweisung aus Erfurt wurde er 1691 als Professor für griechische und hebräische Sprache an die in Halle entstehende Universität berufen und zugleich als Pfarrer in Glaucha, einer Vorstadt Halles; ab 1698 war er auch Professor der Theologie. 1695 gründete er ein Waisenhaus, das rasch durch Schulen und Internat erweitert wurde. 1698 wurde mit dem Bau einer neuen Anstalt begonnen, den späteren „Franckeschen Stiftungen", die sich zu einer Schulstadt mit Werkstätten, Buchhandlung und einer Apotheke entwickelten. Francke besaß eine umfangreiche Privatbibliothek. S. ADB Bd. 7 (1877), Leipzig [Duncker § Humblot], S. 219-231, u. Völker (1987), S. 16.
[47] Dreyhaupt (1755), S. 715.

Privatunterricht von dem aus Halle nach Wolmirstedt delegierten Pfarrer Jacob Baumgarten erhalten hatte,[48] setzte Schulze seine Ausbildung in Halle fort. Als 1701 ein arabischer Gelehrter aus Damaskus nach Halle kam, um an der 1694 gegründeten Universität zu unterrichten, wählte Francke sechs seiner besten Schüler, darunter Schulze, aus, die von jenem in die arabische Sprache eingeführt wurden.

Während Francke sich für Schulze wohl eher den Weg des Theologen wünschte,[49] wollte sich dieser nach seiner Immatrikulation 1704 an der Universität zu Halle zunächst nicht auf ein bestimmtes Fach festlegen. Er hatte sich zwar für das Medizinstudium eingeschrieben, betrieb aber zugleich mehrere andere Studiengänge, unter anderem die Theologie sowie das Studium der Alten Sprachen und der Orientalistik. Dies tat er so intensiv, dass er laut Dreyhaupts Beschreibung zu den „frühzeitig gelehrten Jünglingen gezählet"[50] wurde und schon ab 1708 am königlichen Pädagogium in Halle die Fächer Botanik, Anatomie sowie die griechische, lateinische und hebräische Sprache unterrichten durfte. Schließlich schien er sich ganz dem Lehrerberuf widmen zu wollen.[51] Es dauerte noch sieben Jahre, bis sich Schulze nach der Begegnung mit dem Anatomen Heinrich Henrici (1673-1728), einem außerordentlichen Professor für Medizin in Halle, sowie dem ebenfalls in Halle lehrenden Friedrich Hoffmann (1660-1742)[52] im Jahre 1715 endgültig dazu entschloss, Arzt zu werden.

Die insgesamt sehr lange Studienzeit von über zwölf Jahren ergab sich aus der Tatsache, dass sich Schulze erst spät für die Medizin entschieden und ihrem Studium gewidmet hatte; sie lag weit über der damals üblichen Studiendauer. Dafür verzichtete Schulze aber auf die sonst für angehende Mediziner übliche *Peregrinatio*, die Reise an

---

[48] Vgl. Gutsche (1987), S. 4.
[49] S. Kaiser (1987), S. 9.
[50] S. Dreyhaupt (1755), S. 715.
[51] S. Völker (1987), S. 19.
[52] Friedrich Hoffmann wurde in Halle (Saale) als Sohn des Arztes Friedrich Hoffmann d. Ä. geboren. Nach dem Medizinstudium in Jena und Erfurt und einer Reise, die ihn über Minden nach Holland und England führte, wurde er 1686 zum Landphysicus des Fürstentums Halberstadt ernannt. 1693 wechselte er als erster Professor der Medizin und Naturwissenschaften an die entstehende Universität Halle und war neben Georg Ernst Stahl (1659-1734) der Gründungsvater der halleschen Medizinischen Fakultät. Hoffmann war Mitglied in den bedeutendsten Akademien der damaligen Zeit. Als seine Hauptwerke gelten die „*Fundamenta medicinae*", die „*Me-dicina rationalis systematica*" und die „*Medicina consultatoria*". Vgl. Müller (1991), S. 202-214.

ausländische Universitäten und zu berühmten Gelehrten.⁵³ Es bleibt unklar, ob Schulze selbst die Entscheidung fasste, keine Auslandsreise anzutreten, oder sich kein Gönner fand, der ihm die finanzielle Unabhängigkeit für ein solches Vorhaben ermöglicht hätte. Er versuchte jedoch, diese Lücke in seiner Laufbahn durch eifrige Wissenschaftsarbeit wettzumachen.

Nach seinem vorläufigen Abschied von der Wissenschaft der Altertümer und der Sprachen und der Hinwendung zur Medizin wechselte Schulze seinen Wohnsitz und zog zu Friedrich Hoffmann, der in den folgenden zwei Jahren sein Mentor werden sollte. Über sein Verhältnis zu Hoffmann lesen wir bei Brucker: „Dann (denn) er [Hoffmann] hielt ihn wie seinen Sohn: er eröffnete ihm alle Geheimnisse, und führte ihn auf das getreueste zu einer vernünfftigen Wissenschafft der Heilung der Kranck-heiten an; er ließ ihn seine medicinischen Gutachten, die er ihm mündlich angab, niederschreiben; er hatte ihn beständig auf der Studier=stube, im Spazier=gehen, bey den Krancken, in seinem chemischen Arbeits=gemache, kurz, wo er fast war, bey und um sich, und unterhielt ihn mit tausenderley nützlichen Gesprächen; seine Bibliothek stund zu seinen Diensten, und wann er nur von ihm hörte, daß er ein Buch gern lesen möchte, schaffte er es an, kurz, er diente ihm mit Rath und That, auch mit Geld und andern Nothwendigkeiten, schickte ihn auch offt an seiner statt zu Patienten über Land."⁵⁴

Sowohl was die Pharmakotherapie als auch das Wesen des Körpers und die Formen der Therapie anging, wurde Schulze maßgeblich von Friedrich Hoffmann geprägt. Diese Anlehnung an Hoffmann ging so weit, dass Albrecht von Haller Schulze sogar für den Verfasser einiger späterer Schriften Hoffmanns hielt.⁵⁵ Die enge Zusammenarbeit setzte sich in den Folgejahren fort, als Schulze unter Hoffmanns Betreuung mehrere Arbeiten herausgab: Auf eine deutschsprachige Veröffentlichung zum Problem des Holzkohlerauchs im Jahr 1716⁵⁶ folgte im nächsten Jahr die unter Hoffmanns Vorsitz fertig gestellte Inauguraldissertation zum Thema „*De athletis*

---

⁵³ Vgl. z.B. die Biographie Lorenz Heisters, der von 1702 bis 1706 in Gießen und Marburg studierte und sich anschließend vier Jahre in den Niederlanden und in England aufhielt; s. Rui-singer (2008), S. 65-67.

⁵⁴ Brucker (1755), o. S.

⁵⁵ Vgl. Wimmer-Aeschlimann (1968), S. 112.

⁵⁶ „Sogenannter gründlicher Gegensatz auf das ohnlängst in Halle ausgegebene gründliche Be-dencken und physicalische Anmerkungen von dem tödtlichen Dampffe der Holtz-Kohlen. Mit einer Vorrede und kurtzen Anmerkungen, welche nicht nur den Unfug und Ungrund des Gegensatzes entdecken, sondern zur Erläuterung der Hauptsache viel beytragen werden." Schulze (1716).

veterum, eorumque diaeta et habitu"[57], mit der er zum Doktor der Medizin promovierte. Der Bezug zur Antike und seine Begeisterung für die medizinischen Aspekte früherer Epochen sollten trotz seiner Entscheidung für die Medizin Schulzes gesamte berufliche Laufbahn prägen – er widmete sich zeitlebens neben der Medizin der Geschichtsforschung und den antiken Sprachen, soweit es ihm möglich war.

Da die enge Freundschaft zu Hoffmann für Schulze während der Zeit seines Medizinstudiums in Halle sicherlich Einfluss auf seine lebenslange medizinische Denkweise hatte, soll hier ganz knapp dessen Lehrmeinung dargestellt werden:
Hoffmann forderte von einem Arzt, dass er nach einfachen und verständlichen Prinzipien vorgehe und aus vielen Einzelbeobachtungen gültige Regeln aufstelle.[58] Er galt zu Beginn des 18. Jahrhunderts als der wichtigste deutsche Vertreter des von René Descartes begründeten Modells der „Iatromechanik", nach dem alle Vorgänge des menschlichen Körpers mechanisch erklärbar und mathematisch berechenbar sind. Auf die „Grundfragen des Lebens, nämlich die Frage der Selbstbewegung und der Empfindungs- bzw. Reaktionsfähigkeit des Organismus"[59] konnte dieses Modell jedoch keine ausreichende Antwort geben, was wiederum Hoffmanns Fakultätskollegen und Konkurrenten Georg Ernst Stahl (1660-1734) dazu veranlasste, das Gegen-Konzept des „Animismus" aufzustellen, das die Seele als Steuerung des Organismus ins Zentrum des menschlichen Körpers rückte.

Hoffmann konnte seine Thesen von der mechanischen Steuerung der Lebensvorgänge und die sich hieraus ergebende wichtige Stellung der Anatomie durch den Verweis auf die Entdeckungen bedeutender Wissenschaftler wie William Harvey (1578-1657), Giovanni Battista Morgagni (1682-1771) oder Marcellus Malpighi (1628-1694) stützen. Er wendete die aus den Naturwissenschaften gewonnenen Erkenntnisse auf die Vorgänge im menschlichen Körper an.[60] Ein Beispiel für das dem System des Körpers zugrunde liegende Prinzip der Bewegung war für ihn der Blutkreislauf; wenn dieser zum Stillstand komme, so bedeute das den Tod des Menschen. Schulze befasste sich, wie aus dem Briefwechsel ersichtlich wird, während seiner beruflichen Laufbahn

---

[57] „Über die Athleten der Alten, ihre Ernährungs- und Lebensweise", Schulze (1717).
[58] Vgl. hierzu die Ausführungen von Moog (2002), S. 44-55.
[59] Wittern-Sterzel (1993), S. 247.
[60] So schreibt Hoffmann im Band 1 seiner „*Medicina rationalis systematica*": „Diejenigen *Medici*, welche da Mechanische Physicalische Systeme annehmen, können aus der überaus künstlichen Zusammensetzung unseres Leibes darthun, daß alle Regeln der Bewegung als da sind: hydraulische, elastische, symmetrische, statische, hydrostatische, geometrische, mechanische, optische und so fort darinnen angetroffen werden." Hoffmann (1730), S. 181.

ebenfalls wiederholt mit der Thematik der Zirkulation des Blutes[61], insbesondere mit dem kindlichen Blutkreislauf, und tauschte sich hierüber mit seinen Kollegen aus.[62]

Mit der Verteidigung seiner Dissertation verließ Schulze 1717 das Haus Hoffmanns. Da er zu diesem Zeitpunkt offensichtlich eine Universitätslaufbahn anstrebte, begann er „nicht ohne große Unkosten"[63] an der Medizinischen Fakultät in Halle Vorlesungen über Physiologie, Anatomie, Chemie und Geschichte der Medizin zu halten. Allerdings kam es bald darauf zu studentischen Unruhen an der Universität[64], die einen Großteil seiner zahlreichen Zuhörerschaft vertrieben. Schulze riet ihnen als Ausweichmöglichkeit die Universität Altdorf und machte sich auf diese Weise dort unbeabsichtigt einen Namen.[65]

1719 heiratete Schulze die Tochter des Pfarrers von Colbitz, Johanna Sophia Corvinus (1702-1766). Da die drei medizinischen Lehrstühle in Halle zu dieser Zeit in festen Händen waren, hatte Schulze hier keine Aussichten auf eine akademische Laufbahn. Deshalb folgte er dem Ruf, den er 1720 von der Nürnberger Universität in Altdorf erhielt. Auf Empfehlung von Johann Jacob Baier (1677-1735)[66] war Schulze als Nachfolger Lorenz Heisters ausgewählt worden, der seinerseits einem Ruf an die Universität nach Helmstedt gefolgt war.

In den folgenden zwölf Jahren lehrte Schulze in Altdorf Anatomie und Chirurgie. In den Vorlesungsverzeichnissen der Universität Altdorf aus dieser Zeit ist für die Jahre 1721 und 1723 verzeichnet[67], dass Schulze aus verschiedenen Bänden des Cornelius

---

[61] Vgl. hierzu UBE BT Schulze 7 (5), 59 (56).
[62] Schulze stellte Überlegungen zur richtigen Handhabung der Nabelschnur eines Neugeborenen nach der Geburt an. Dies wird im Kap. 4.1 dieser Arbeit näher erläutert.
[63] Brucker (1755), o. S.
[64] Als es in Halle aufgrund gehäufter studentischer Delikte zum Einschreiten eines Militärregiments gekommen war und sich zwischen den zu Mannschaften vereinigten Studenten und den Soldaten Unruhen entwickelten, verließen viele seiner Studenten Halle, vgl. Eder (1912), S. 43.
[65] So schreibt Brucker, dass Schulze „durch seine Zuhörer daselbst [in Altdorf] bekannt worden war". Brucker (1755), o. S.
[66] Johann Jacob Baier wurde 1677 in Jena geboren. Nach seinem Medizinstudium in Jena und Halle, wo er u.a. bei Hoffmann und Stahl hörte, ließ er sich 1701 in Nürnberg nieder. Nach einer kurzen Tätigkeit als Militärarzt in Regensburg folgte er 1703 einem Ruf an die Universität Altdorf als Professor für Chirurgie und Anatomie. Baier war von 1730 bis zu seinem Tod im Jahre 1735 Präsident der *Leopoldina*. S. Will, Bd. 1 (1755), S. 57-62.
[67] Für die vorliegende Untersuchung wurden die Vorlesungsverzeichnisse der Universität Altdorf für die Jahre 1720-1731/1732 eingesehen. Sie befinden sich in der Universitätsbibliothek Erlangen-Nürnberg, Bestand Altdorfer Universitätsarchiv; s. UBE AUA 4 Ltg II 100 d.

Celsus[68] las sowie anatomische Sektionen durchführte. Im Jahre 1722 wurden den Studenten chirurgische Vorlesungen sowie die Beschäftigung mit den Aphorismen des Hippokrates und weitere medizinhistorische Themen von Schulze angeboten. Zudem wurde ab 1724 regelmäßig die Gelegenheit zur Sektion von Leichen angekündigt. Am Inhalt seiner Vorlesungen änderte sich, wie man den jeweiligen Ankündigungen der Folgejahre aus den Vorlesungsverzeichnissen der Altdorfer Universität entnehmen kann, nicht allzu viel. Ab 1728 wurden die Studenten auf die *„Circulatio sanguinis"*, den Blutkreislauf, hingewiesen, der in seinen Vorlesungen besprochen werden sollte. Daneben finden sich Ankündigungen für Lesungen über Juvenals[69] Satiren, das *Novum Testamentum Graece* (Neues Testament in Griechischer Sprache), die „Wolken" von Aristophanes[70] oder für eine Einführung in die arabische Schrift. Interessanterweise waren diese eigentlich philologischen Lehrinhalte neben seinen medizinischen Vorlesungen im Rahmen des Lehrangebotes der Medizinischen Fakultät aufgeführt: *„Praelectiones anatomicas aestatis initio coeptas sedulo prosequetur: ut et quotidie binas horas partibus medicinae in curso medico ordine absolvendis tribuere perget. Privatissimas scholas itidem prosequetur, novasque cupientibus aperiet. Praelectiones philologicas in N.T. Graecum, iam ad Acta Apostolorum deductas continuabit, operam daturus ut ad finem sacri codicis exeunte Aprili perveniat."*[71] Diese Vorlesungsankündigungen belegen Schulzes Vielseitigkeit auf Gebieten der Medizin sowie der Altertumswissenschaften, die er auch während seiner Lehrtätigkeit in Altdorf verwirklichte.

---

[68] Aulus Cornelius Celsus war ein römischer Enzyklopädist zur Zeit des Tiberius. Sein achtbändiges Werk *„Artes"* (Die Künste) beinhaltet einen umfangreichen medizinischen Teil *„De medicina"*; s. Der Kleine Pauly 1 (1979), Sp. 1102.

[69] Decimus Iunius Iuvenalis (ca. 60-140) war der letzte große Satirendichter der römischen Literatur.

[70] „[...] *publice explicabit Aristophanis Nubes."* S. Vorlesungsverzeichnis für das Sommersemester 1730, UBE AUA 4 Ltg II 100d. – In den „Wolken" karikiert der griechische Komödiendichter Aristophanes (5. Jh. v. Chr.) Sokrates als Sophisten.

[71] „Die zu Beginn des Sommersemesters begonnenen anatomischen Vorlesungen wird er eifrig fortsetzen. Wie er auch weiterhin täglich zwei Stunden den Bereichen der Medizin, die in einem ordnungsgemäßen medizinischen Studiengang zu absolvieren sind, zuteilen wird. Ebenfalls wird er seine Privatkollegien fortführen und auf Wunsch neue beginnen. Die philologischen Vorlesungen zum neuen Testament in Griechisch, die schon bis zur Apostelgeschichte gekommen sind, wird er fortsetzen, wobei er sich bemühen will, bis Ende April zum Ende der heiligen Schrift zu gelangen." *Catalogus praelectionum publicarum atque privatarum quae in Universitate Altorfina divina gratia a festo Michaelis A. s. ad festum Paschale anni sequ. habebuntur rectore Io. Iacobio Iantke Medicinae Doctore.* (Vorlesungsverzeichnis für das Wintersemester 1730/1731), ebenda.

1721 betreute Schulze eine Dissertation über die Geschichte der Anatomie mit dem Titel „*Dissertatio academica sistens historiae anatomicae specimen I*",[72] deren Respondent Johann Khelle für ihn in Augsburg den Kontakt zum damaligen Präsidenten der Kaiserlichen Akademie der Naturforscher *Leopoldina*, Lukas Schroeck (1646-1730)[73], herstellte.[74] Noch im selben Jahr wurde Schulze in die angesehene Akademie der Naturforscher aufgenommen.[75] Seine vielfältigen wissenschaftlichen und medizinischen Tätigkeiten aus dieser Zeit lassen sich schwerlich unter einem Aspekt zusammenfassen. Vielmehr reichten seine Aktivitäten in sehr unterschiedliche Wissenschaftsgebiete hinein; sowohl auf dem Gebiet der Geschichte der Medizin als auch der Praxis der Anatomie, dem Bereich der Chemie und der Arabistik engagierte er sich und legte seine Erkenntnisse in verschiedenen Schriften nieder.[76] Ab 1721 folgten weitere Dissertationen unter seinem Vorsitz zur Geschichte der Anatomie sowie mehrfach Programme zu öffentlichen Sektionen, die er im *Thea-trum anatomicum* zu Altdorf durchführte.[77]

Von 1723 bis 1724 hatte Schulze das Amt des Dekans der Medizinischen Fakultät inne. Im Jahre 1728 brachte er die „*Historia medicinae*"[78] heraus. Mit diesem Werk trug

---

[72] „Abhandlung im Gebiet der Geschichte der Anatomie Teil I", Schulze (1721).

[73] Lukas Schroeck studierte in Jena Medizin und ließ sich 1671 in Augsburg als praktischer Arzt nieder. 1677 wurde er in die *Leopoldina* aufgenommen, wo er das Amt des „Direktors der Ephemeriden" (ab 1685) und des Präsidenten der Akademie (ab 1693) innehatte. S. Neigebaur (1860), S. 208.

[74] S. Eder (1912), S. 27.

[75] S. Neigebaur (1860), S. 208. Schulzes Beiname in der *Leopoldina*-Akademie war *Alcmaeon*.

[76] Hierzu sei verwiesen auf das durch seinen Schwiegersohn Christoph Carl Strumpff 1745 posthum veröffentlichte Werk Schulzes mit dem Titel „Chemische Versuche", Schulze (1745), und die ebenfalls von jenem posthum veröffentlichte „*Therapia generalis*", Schulze (1746).

[77] Für eine vollständige Bibliographie der wissenschaftlichen Arbeiten Schulzes s. Sauer-Haeber-lein (1969), S. 125 f.; hier wird z.B. das „*Programma ad anatomen cadaveris feminae ante paucos dies puerperae secandi*" von 1721 erwähnt. - Zu den Bedingungen für anatomische Sektionen an der Universität Altdorf s. Kap. 4.1 dieser Arbeit.

[78] „*Historia medicinae a rerum initio ad annum urbis Romae DXXXV deducta*" (Geschichte der Medizin vom Anfang bis zum Jahr 535 nach der Gründung Roms), Schulze (1728). Dieses Werk ist aufgeteilt in *Periodi*, *Sectiones* und *Capita* und enthält am Ende einen *Index rerum* und einen *Index auctorum*. Schulze begann mit der Beschreibung der Medizin bei den Ägyptern und Indern, erläuterte im Anschluss die griechische Medizin bis zu Hippokrates und fasste die vorhippokratische Medizin in 13 Thesen zusammen. Dabei bezeichnete er die griechischen Philosophen als Begründer einer fortschrittlichen Medizin, die dann von den Asklepiaden übernommen worden sei. Ein eigenes Kapitel widmete er der hippokratischen Medizin, deren Verdienst es gewesen sei, die Medizin vom Aberglauben befreit zu haben. Weiterhin bot Schulze einen Überblick über die weitere Medizingeschichte bis zu *Archagathos*, dem ersten griechischen Arzt in Rom. S. Helm (1999), S. 192 f.

Schulze seinem im Studium der lateinischen und griechischen Sprache in Halle begründeten großen Interesse für die Medizingeschichte Rechnung. Für dieses Werk wurde er in der Folgezeit mit der Aufnahme in die Akademien von London, Paris und Petersburg belohnt.[79]

Trotz seiner Beschäftigung mit der Medizingeschichte warnte Schulze vor einer unkritischen Übernahme der Lehren antiker Ärzte.[80] Er lebte im Jahrhundert der Aufklärung, die mit überkommenen Anschauungen brechen wollte und auch auf dem Gebiet der Medizin neue Forschungsansätze mit sich brachte. Gerade unter Berücksichtigung der starken Prägung Schulzes durch Hoffmann, die oben erwähnt wurde, ist Schulzes kritische Grundhaltung gegenüber einer noch im 17. Jahrhundert üblichen unangefochtenen Autorität der antiken Autoren an den Universitäten umso verständlicher.[81]

Neben seiner medizinischen und medizinhistorischen Tätigkeit war Schulze auf Wissenschaftsgebieten wie der Chemie forschend tätig: So hatte er im Labor Experimente mit Salpetersäure gemacht und durch das Lösen von Silber und das Abgießen von Silberchlorid unter Lichteinwirkung einen Schwärzungseffekt erzielt. Diese von Schulze gemachte Entdeckung sollte viel später die Grundlage für das Prinzip der Photographie werden. Darüber schrieb er eine Abhandlung, die – wohl erst zwei Jahre nach seiner Entdeckung – im Jahre 1727 in den *Acta Physico-medica* der *Leopoldina* unter dem Titel *„Scotophorus pro phosphoro inventus: seu experimen-tum curiosum de effectu radiorum solarium"* veröffentlicht wurde.[82]

Aufgrund seiner auch in Nürnberg bekannten arabischen Sprachkenntnisse wurde Schulze mit einer außergewöhnlichen Aufgabe betraut: der Entzifferung der arabischen Inskription auf dem Krönungsmantel des Stauferkaisers Friedrich II.[83] Schulze erfasste, wie man heute weiß, den größten Teil des Schriftzuges und seine zeitliche Einordnung richtig. Die Universität Halle, die ihren ehemaligen Lehrer auch an seiner

---

[79] Vgl. Kaiser (1987a), S. 9.

[80] Vgl. Helm (1999), S. 192. – Ein Beleg dafür war seine Streitschrift „Sogenannter gründlicher Gegensatz auf das ohnlängst in Halle ausgegebene gründliche Bedencken und physicalische Anmerckungen von dem tödtlichen Dampffe der Holtz-Kohlen." Schulze (1716); s. dazu auch Völker (1987), S. 19.

[81] Bis in die Mitte des 17. Jahrhunderts war der Unterricht an der Altdorfer Universität sehr traditionell, er bestand vor allem in einer Lehre antiker Quellentexte. S. Mährle (2000), S. 416.

[82] „Dunkelheitsträger anstatt Lichtträger entdeckt: oder merkwürdiger Versuch über die Sonnenstrahlen"; s. Schulze (1727a) sowie Eder (1912), S. 29.

[83] Vgl. Fielitz (1954). Der Krönungsmantel war ein Geschenk einer sarazenischen Werkstatt in Palermo an Roger II. von Sizilien; s. Eder (1912), S. 54.

25

Wirkungsstätte in Altdorf nicht aus den Augen verloren hatte, ließ über diese außergewöhnliche paläographische Leistung einen Artikel in den Halleschen wöchentlichen Anzeigen veröffentlichen.[84]

Dies könnte ein Hinweis darauf sein, dass man in Halle noch immer an Schulze interessiert war und sich im Falle einer Vakanz an ihn wenden würde. Als diese Situation im Jahr 1732 eintrat, nahm Schulze den Ruf auf eine Professur für Rhetorik und Orientalistik sowie Medizin in Halle nach einigen Schwierigkeiten an. Diese ergaben sich aus den von Schulze im Laufe der in Altdorf zugebrachten Zeit angehäuften Schulden in Höhe von ungefähr 100 Reichstalern.[85] Schulze hatte diese einerseits durch den Ausbau seiner Bibliothek verursacht, andererseits waren seine Einnahmen aus der üblicherweise lukrativen ärztlichen Praxis vermutlich zu gering ausgefallen.[86] Seine Schulden wurden ihm jedoch zum größten Teil vom preußischen König Friedrich Wilhelm I., der ihn offensichtlich für seine Universität Halle zurückgewinnen wollte, zunächst beglichen und später erlassen.[87] Erst etwa ein Jahr nach seinem Ruf nach Halle traf Schulze an seiner neuen Wirkungsstätte ein und trat im Jahre 1732 die Doppelprofessur für Rhetorik und Orientalistik sowie für Medizin an der Universität in Halle an. In der Rangordnung der Professoren der Medizinischen Fakultät stand Schulze auf dem vierten Platz hinter Friedrich Hoffmann (1660-1742), Michael Alberti (1682-1757) und Johann Juncker (1679-1759).

---

[84] Vgl. Ludewig (1731).
[85] Ein Gulden entsprach ⅔ Taler, das waren 60 Kreuzer. Zur Einschätzung des Wertes: das Jahreseinkommen eines Ministers zu dieser Zeit lag bei 2.000 Talern; s. Brockhaus 7 (1967), S. 779. Trew verdiente ca. 800 Taler jährlich. S. Schnalke (1997), S. 106.
[86] Vgl. hierzu Eder (1912), S. 40. – Eindeutige Belege für diese Thesen stehen mir auf Basis der vorliegenden Edition nicht zur Verfügung; die Bemerkung in der Autobiographie bei Brucker (1755), Schulze habe sich lieber bei den Büchern als bei den Kranken aufgehalten, unterstützt allenfalls diese These. Vgl. hierzu Kap. 3.3 dieser Arbeit.
[87] S. Eder (1912), S. 40.

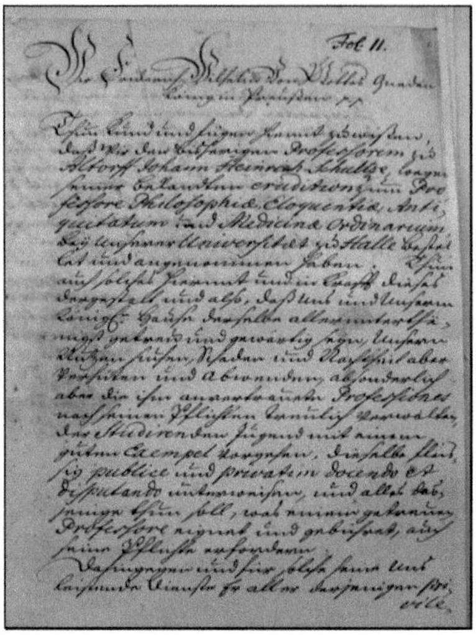

Abb. 2
Bestallungsurkunde Johann Heinrich Schulzes an der Universität Halle vom 4. Oktober 1732, erste Seite:
„*Wir Friedrich Wilhelm von Gottes Gnaden König in Preußen p.p.*
Thun kund und fügen hiermit zu wißen, daß Wir den bisherigen Professorem zu Altorff Johann Heinrich Schultze, wegen seiner bekandten erudition *zum* Professore Philosophiae, Eloquentiae Antiquitatum und Medicinae Ordinarium, *bey Unserer Universität zu Halle bestallet und angenommen haben. [...]*"

Seine frühere Beziehung zu Hoffmann machte ihm das Einleben an der neuen Universität trotz mehrerer Schwierigkeiten mit den anderen Kollegen um einiges leichter. So fehlte es ihm schon kurz nach seiner Ankunft in Halle nicht an zu betreuenden Doktoranden, und auch die Anzahl der anwesenden Zuhörer in seiner Antrittsvorlesung beschrieb Schulze in seinem ersten Brief an Trew als durchaus zufriedenstellend: „Es hat mir viel gehollfen daß mir Herr HoffRath Hoffmann gleich einen *Candidaten* zur *inaugural Disputation* überließ, da ich denn 3 hiesige *Docto-res legentes* zum *opponiren* erbitten ließ, davon aber nur ihrer zwey es annahmen. Ich hatte ein ziemlich *nombreuses auditorium*, und es lieff, gott lob, alles nach wunsch ab."[88]

Ebenfalls positiv wirkte sich die bei weitem bessere Bezahlung der Professoren an der Universität Halle aus; während hier das Jahresgehalt Schulzes 500 Taler betrug, hatte er in Altdorf mit ungefähr 200 Gulden jährlich auskommen müssen.[89] Nun konnte sich Schulze weitaus freier seinen unterschiedlichen wissenschaftlichen Interessen widmen. Bereits im Oktober 1732, kurz nach seiner Ankunft in Halle, konnte Schulze positive Nachrichten nach Nürnberg senden: „Auch haben mich schon etliche um ein *Collegium privatissimum* angesprochen, darunter ist ein Schwede, ein Königsberger und

---

[88] UBE BT Schulze 56 (53).
[89] Vgl. hierzu Eder (1912), S. 40 und Goez (1993), S. 13.

ein Belgrader."⁹⁰ Außerdem sei er gebeten worden, durch die Vermittlung Trews aus Nürnberg anatomische Instrumente zu besorgen.

Die Anatomie spielte also in Halle ebenso eine Rolle für ihn wie in Altdorf. So begleitete ihn seine „anatomische Vergangenheit", deren Grundstein er in Altdorf gelegt hatte, an den Ort seines neuen Wirkens: Neben den anatomischen Vorlesungen, die er in der Nachfolge des schon zu Schulzes Amtsantritt 72-jährigen Friedrich Hoffmann für die Studenten abhielt,⁹¹ widmete er sich mit noch größerem Eifer seinem zweiten Lehrstuhl für Rhetorik und Orientalistik. Mit Zustimmung und unter der Obhut Friedrich Hoffmanns wollte er ein philologisches Seminar, ein *„Collegium elegantioris litteraturae"*, zur Ausbildung zukünftiger Lehrer einrichten, was aber an finanziellen Mitteln scheiterte.⁹²

Auch in den folgenden Jahren war Schulze auf verschiedenen Tätigkeitsfeldern aktiv. Seine Verpflichtungen als Universitätsprofessor, welche die Betreuung von Dissertationen⁹³ genauso wie den Unterricht der Studenten umfassten, forderten einen Großteil seiner Arbeitskraft.⁹⁴ Dazu kamen vielfältige außerberufliche Aktivitäten: Seine führende Funktion in der Redaktion des *Commercium litterarium*, die damit verbundenen zahlreichen Korrespondenzen mit anderen Ärzten und Gelehrten⁹⁵ und vor allem die Rezensions- und Korrekturarbeiten müssen recht arbeitsintensiv gewesen sein, wie aus den Briefen ab 1732 ersichtlich wird.⁹⁶

Ein Bereich, der in den vorliegenden Briefen an Trew nicht zur Sprache gebracht wurde, weil hier keine gemeinsamen Interessen vorlagen, war Schulzes Beschäftigung mit der Numismatik. Dieses Interesse verband ihn wiederum mit zwei anderen Hallensischen Gelehrten, Johann Peter von Ludewig (1670-1743)⁹⁷ und Martin

---

⁹⁰ UBE BT Schulze 56 (53).
⁹¹ Vgl. Brucker (1755), o. S.
⁹² Vgl. Kaiser (1987a), S. 11.
⁹³ Vgl. UBE BT Schulze 44 b (43): Hier wandte sich Schulze mit der Bitte an Trew, ihm doch „mit Materialien an die Hand zu gehen", da er eine Dissertation mit dem Titel *„De valetudine salis cultorum"* (Über den Gesundheitszustand der Salzarbeiter) betreute. Insgesamt wurden über 80 Dissertationen von Schulze betreut und unter seinem Vorsitz geschrieben, s. Sauer-Haeberlein (1969), S. 125 f.
⁹⁴ Vgl. UBE BT Schulze 58 (55).
⁹⁵ Vgl. UBE BT Schulze 45 (43). Dies ist nur eine von mehreren Belegstellen für Schulzes Korrespondenzen.
⁹⁶ Vgl. UBE BT Schulze 58 (55). Schulze klagte darüber, aufgrund seiner vielen Vorlesungen und Dissertationsprojekte zu wenig Zeit zu haben; er könnte einen Gesellen gut gebrauchen.
⁹⁷ Johann Peter von Ludewig war zu dieser Zeit Kanzler der Universität Halle; s. Kaiser (1987d), S. 150.

Schmeizel (1679-1747),[98] die auch bei der Redaktion der „Wöchentlichen Halleschen Anzeigen" beteiligt waren und Schulze über das gemeinsame Bemühen auf dem Gebiet der Münzforschung wesentlich mit einbezogen.[99] Die Zusammenarbeit mit Schmeizel wurde darüber hinaus zum Ausgangspunkt der im Laufe seiner Halleschen Jahre zunehmend wachsenden Kontakte nach Ungarn, die in seinen Briefen an Trew wiederholt Erwähnung fanden.[100] Schulzes Sammlung, die vor allem aus griechischen und römischen Münzen bestand, erreichte einen Umfang von ungefähr 3.000 Münzen. Seine numismatischen Studien fanden besonders in der Petersburger Akademie der Wissenschaften Interesse und Anerkennung; der gesamte 16. Band der *„Commentarii Academiae Scientiarum Imperialis Petropolitanae"* [101] enthielt numismatische Abhandlungen von Schulze.

Schulzes Interesse für die Medizingeschichte schlug sich in zahlreichen von ihm betreuten Dissertationen nieder, so z.B. in einer Arbeit über die soziale Stellung der Ärzte bei Griechen und Römern vom Jahre 1733.[102] 1739 gab Schulze das Blankaartsche Lexikon in einer bearbeiteten Neuedition heraus,[103] im gleichen Jahr auch eine Neuedition der Aphorismen von Herman Boerhaave (1668-1738).[104] Sein drittes literarisches Vorhaben im gleichen Zeitraum umfasste eine verbesserte und ergänzte Überarbeitung der Werke des Cornelius Celsus, der wiederholt Gegenstand in seinen Vorlesungen war. Er konnte dieses Unternehmen jedoch nicht mehr fertigstellen.[105]

Ein anderer Schwerpunkt in Schulzes Vorlesungen war die Pharmazie. Während des Studienbetriebs „las er [Schulze] alle Tage zwey Stunden über einen ganzen Begriff der Arzneykunst, den er auch, da er viel Beyfall fand beständig fortsetzte".[106] Dabei war es seine Absicht, den angehenden Medizinern die Herstellung geeigneter Medikamente

---

[98] Martin Schmeizel war zuerst Professor für öffentliches Recht und Geschichte in Jena, ab 1731 in Halle; s. Kaiser (1987 b), S. 151.

[99] Vgl. Kaiser (1987a), S. 12.

[100] Näheres dazu findet sich im Zusammenhang mit dem *Commercium* im Kap. 4.2 dieser Arbeit.

[101] S. Kaiser (1987 b), S. 155.

[102] *„Excursio in antiquitates ad servi medici apud Graecos et Romanos conditionem eruendam"*, Schulze (1733 d).

[103] *„Stephani Blancardi lexicon medicum renovatum, varie auctum emendatumque"*, Schulze (1739 b). Es handelte sich hierbei um ein viel benutztes medizinisches Lexikon. Vgl. Sauer-Haeberlein (1969), S. 135.

[104] *„Aphorismi de cognoscendis et curandis morbis Hermanni Boerhaaue"*, Schulze (1739 a) und dazu s. Van Lieburg (1987).

[105] Vgl. Brucker (1755), o. S.

[106] Ebenda, o. S.

beizubringen, wobei er hauptsächlich das pharmazeutische Standardwerk dieser Zeit, das *Dispensatorium Brandenburgicum*[107], heranzog. Den Inhalt dieser Vorlesungen veröffentlichte er 1735 unter dem Titel „*Praelectiones de viribus et usu medicamentorum quae in officinis pharmacopolarum parata pro-stant*".[108]

Gerade vor dem Hintergrund seines großen Engagements und seines guten Verhältnisses zu Hoffmann waren die Erwartungen an Schulze, das geistige Erbe Hoffmanns weiterzuführen, groß. Nach dessen Tod im Jahre 1742 rückte Schulze zwar auf den dritten Platz in der Fakultät auf, musste sich aber weiterhin in der Hierarchie hinter Juncker und Alberti einordnen, die beide Vertreter der Lehre Stahls waren. Diese Konstellation dürfte es für Schulze sehr schwer gemacht haben, innerhalb der Fakultät im Geiste Hoffmanns die iatromechanische Lehren zu vertreten und die Doktoranden zu betreuen, die zu den Anhängern Hoffmanns gehörten.[109] Sein Bestreben, diesen Anforderungen gerecht zu werden, hatte zur Folge, dass Schulze sich zunehmend aus dem gesellschaftlichen Leben zurückzog.[110] Der Tod Hoffmanns bedeutete für Schulze nicht nur einen Einschnitt in sein eigenes berufliches Leben, mit der Mitteilung vom Ableben Hoffmanns an Trew endete auch ihre Korrespondenz.[111]

Die lange Liste seiner Veröffentlichungen zeigt, dass er neben medizinischen Themen sowohl die Pharmakologie als auch die pharmazeutische Chemie und die Geschichte der Medizin in seine Forschungen mit einbezog. Neben seiner Begeisterung für die Medizinhistorik war er zugleich für alles Neue aufgeschlossen und setzte naturwissenschaftliche Methoden zur Erklärung medizinischer Sachverhalte ein. Die etwa 120 von ihm verfassten und betreuten Dissertationen aus verschiedenen naturwissenschaftlichen Bereichen[112], die größtenteils unter seinem Namen

---

[107] S. Dispensatorium (1713). Das *Dispensatorium Brandenburgicum* war das amtlich-verbindliche Arzneimittelbuch für Brandenburg-Preußen, das zum Vorbild für viele Pharmakopöen in Deutschland wurde. Schulze machte sie zur Grundlage seiner physiologischen Vorlesungen.

[108] „Vorlesung von den Kräften und dem Gebrauche der in den Apotheken zu findenden Arzney-zubereitungen", Schulze (1735).

[109] Vgl. Kaiser (1987 a), S. 13.

[110] Vgl. Eder (1912), S. 44 sowie Brucker (1755), o. S.

[111] Im seinem letzten Brief an Trew vom 20. November 1742 setzte Schulze Trew in Kenntnis von dem Trauerfall und betonte, „was für einen Verlust diese Universitaet und die Medizinische Welt neulich erlitten haben". UBE BT Schulze 72 (69).

[112] Titel wie „*De saponis usu medico*" (Von dem medizinischen Gebrauch der Seife) (1736) oder die bereits erwähnte Arbeit „*De viribus et usu medicamentorum*" (Über die Kräfte und den Nutzen der Medikamente) (1735) geben Aufschluss über Schulzes Betätigung auf pharmako-logischem Gebiet. Andere Dissertationen betreffen physikalisch-chemische Themen wie „*De metallorum analysi per calcinationem*" (Über die Analyse von Metallen mit Hilfe von Kalk) (1738) oder beschäftigten sich mit medizinhistorischen

veröffentlicht wurden, geben eine Vorstellung von der ununterbrochenen Schaffenskraft Schulzes und rechtfertigen die Bezeichnung seiner Person als Universal-Gelehr-ten.[113]

Sein stetiger Arbeitswille wirkte sich allerdings auch auf seine Gesundheit aus: In der Autobiographie Schulzes bei Brucker ist zu lesen, dass Schulze in seinen letzten Lebensjahren von mehreren chronischen Leiden wie einem Nierenleiden, Gelenkbeschwerden und Hämorrhoiden geplagt und zunehmend geschwächt war. Zwei Jahre nach dem Tod Hoffmanns verstarb Schulze im Alter von 57 Jahren während eines Kuraufenthaltes in Lauchstädt.

Einen Grund für diesen recht frühen Tod mag man in seinem rastlosen Bemühen um die Wissenschaften sehen, das ihn davon abhielt, „sich nach seinem Wunsche von der Arbeitslast zu befreyen"[114], so dass er seine Gesundheit zugunsten seiner vielen sich selbst auferlegten Verpflichtungen vernachlässigte. Er gilt – damals wie heute – als Universalgelehrter des 18. Jahrhunderts.

Fragestellungen, etwa „*De morbis verni temporis ad ductum Hippocratis sect. III*" (Über die Krankheiten des Frühlings nach Anleitung des Hippokrates, 3. Abschnitt) (1737). Zu weiteren Dissertationen und Publikationen Schulzes s. Sauer-Haeberlein (1969), S. 123 f.
[113] Vgl. Zimmermann (1987), S. 14.
[114] Brucker (1755), o. S.

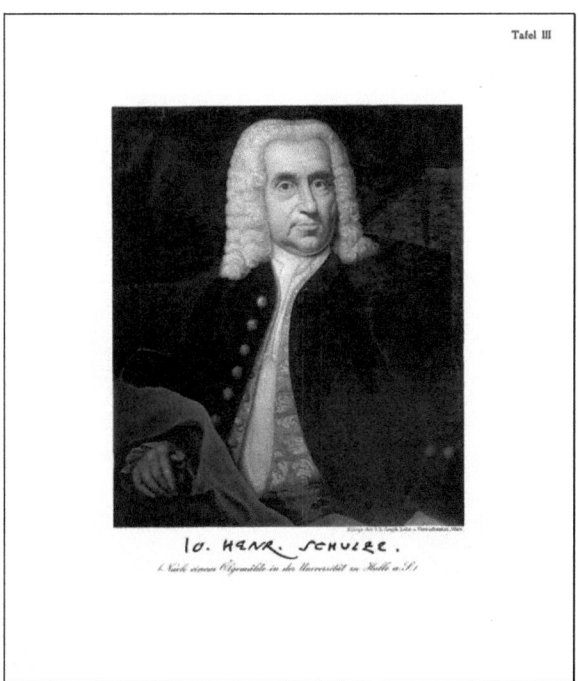

Abb. 3 Bildnis Schulzes nach einem Ölgemälde von Gabriel Spizel um 1742 (Universitätsmuseum Halle).

3.2. Christoph Jacob Trew (1695-1769)

Die Biographie des Nürnberger Arztes Christoph Jacob Trew sowie seine vielfältigen Briefkorrespondenzen sind bereits durch Wissenschaftler wie Eleonore Schmidt-Herrling, Julius Pirson und Hubert Steinke erschlossen, vor allem aber durch die detaillierten Untersuchungen von Thomas Schnalke, auf die ich mich im Folgenden stützen werde.[115]

Christoph Jacob Trew wurde am 26. April 1695 in Lauf bei Nürnberg geboren. Sein Vater war Apotheker in Lauf. Er ließ seinen Sohn ab 1711 an der Universität Altdorf Medizin studieren. Unter seinen Lehrern hatte neben Christoph Moritz

---

[115] Vgl. Brucker (1755), o. S., Schmidt-Herrling (1937, 1940), Pirson (1953), Schnalke (1995, 1997) und Steinke (1999).

Hofmann (1653-1727) und Johann Jacob Baier besonders der seit 1710 in Altdorf als Professor für Anatomie und Botanik lehrende Lorenz Heister einen prägenden Einfluss auf Trew.[116] Bei ihm hörte Trew Anatomie und Chirurgie, wobei vor allem die Anatomie in Trews weiterer medizinischer Laufbahn eine wichtige Rolle spielen sollte. Aber auch der Hang zur Sammlertätigkeit auf verschiedensten Gebieten, wie der Botanik oder der Mineralienkunde, wurde von seinem Lehrer Heister in ihm während der Zeit seines Studiums gleichsam angelegt. Fünf Jahre nach Beginn seines Studiums verteidigte Trew seine medizinische Doktorarbeit mit dem Titel *"De chylosi foetus, additis observationibus anatomicis"*[117] unter Heisters Vorsitz.

Im Jahre 1716 eröffnete Trew in Lauf eine ärztliche Praxis, wollte sich hier aber nicht für längere Zeit niederlassen und brach im Frühjahr des folgenden Jahres zu einer dreijährigen *Peregrinatio academica* auf.[118] Er reiste über Würzburg und Frankfurt weiter nach Zürich, Bern und Lyon, um schließlich für 13 Monate in Paris zu bleiben. Dort besuchte er die Universitäten, Bibliotheken und botanischen Gärten, hörte Vorlesungen von bekannten medizinischen Gelehrten und sammelte Erfahrung im Sezieren und Präparieren. Von 1719 bis 1720 schließlich hielt er sich in Danzig und Königsberg auf, wo er, wie auch schon an den vorher genannten Reisezielen, zahlreiche Kontakte für seine späteren Korrespondenzen knüpfte.

Beflügelt von den vielen Eindrücken der Studienreise kehrte er 1720 nach Nürnberg zurück. Er trug sich mit der Absicht, sich für die Professur der Chirurgie an der Universität Altdorf zu bewerben, die durch Heisters Weggang nach Helmstedt frei geworden war. Doch seine dahingehenden Hoffnungen zerschlugen sich mit der Berufung Johann Heinrich Schulzes aus Halle auf die vakante Professur in Altdorf. Nun ergriff der Nürnberger Magistrat die Gelegenheit, mit Trew einen viel versprechenden und engagierten jungen Arzt nach Nürnberg zu holen. Dieser nahm das Angebot an und eröffnete 1721 in Nürnberg eine binnen kurzer Zeit gut frequentierte Praxis. Ab diesem Zeitpunkt war er Mitglied im *Collegium medicum*[119] und hatte innerhalb dieser

---

[116] Zum Verhältnis von Heister und Trew s. Ruisinger / Schnalke (2004).

[117] „Über das Verdauungssystem des Ungeborenen, mit Beifügung anatomischer Beobachtungen", Trew (1715).

[118] Die *Peregrinatio* war die Voraussetzung für jeden Arzt, der sich im reichsstädtischen Gebiet Nürnbergs niederlassen wollte. Im Falle Trews wurde diese durch ein Stipendium von 400 Gulden von der Reichsstadt Nürnberg sowie durch familiäre Unterstützung ermöglicht. S. Pirson (1953), S. 450-452.

[119] Das 1592 gegründete *Collegium medicum* war eine Vereinigung aller in Nürnberg auf Dauer praktizierenden akademisch ausgebildeten Ärzte sowie der Medizinprofessoren der Altdorfer Universität; zur Geschichte des Nürnberger Medizinalwesens s. Wittwer (1792), Gröschel (1977), Knefelkamp (1989).

Organisation die Aufsicht über das anatomische Theater und den botanischen Garten.[120] Er nutzte diesen Aufgabenbereich und hielt selbst anatomische und botanische Unterrichtsstunden in beiden Einrichtungen für Mediziner und Hebammen ab, je nach Jahreszeit abwechselnd in der freien Natur oder im anatomischen Theater. Die dabei gewonnenen Forschungsergebnisse auf anatomischem und botanischem Gebiet veröffentlichte er in zahlreichen Schriften.[121]

Im Jahre 1733 entschloss er sich nach seiner schon Jahre andauernden Beschäftigung mit der Anatomie dazu, ein mehrbändiges anatomisches Tafelwerk herauszugeben, das auf der Basis der bisher dazu veröffentlichten Literatur die von ihm gewonnenen Erkenntnisse an Hand von Kupfertafeln dem Leser präsentieren sollte.[122] Letztlich kam es jedoch nie zur Verwirklichung dieses großen Vorhabens, lediglich ein Teil wurde in Form der „Osteologie" herausgegeben.[123]

Schon zu seinen Studienzeiten hatte Trew zahlreiche Kontakte geknüpft. Aufgrund seiner mannigfaltigen naturkundlichen Interessen stand er von Nürnberg aus in regelmäßigem Briefwechsel mit anderen Gelehrten, was sich an der Zahl der in der Trew-Sammlung erhaltenen Korrespondenzen belegen lässt.[124] Da die Einkünfte aus seiner Praxis ihm zwischen 1720 und 1730 den Aufbau einer anatomischen und botanischen Sammlung sowie die Einrichtung einer Bibliothek mit medizinischen und naturhistorischen Werken ermöglichten und er sich so einen Namen unter den führenden Gelehrten seiner Zeit schaffen konnte, pflegte und erweiterte er auf dieser Grundlage zugleich seine bereits bestehenden Kontakte zur gelehrten Welt.

Dieses Netzwerk konnte er 1731 als Basis für den Aufbau einer Gelehrtenzeitschrift heranziehen, deren Redaktion in Nürnberg ihren Sitz haben sollte. Diese setzte sich aus dem Initiator Trew sowie seinen Nürnberger Kollegen Johann Christoph Götze (1688-1733)[125], Johann Christoph Homann (1703-1730),[126] Christoph

---

[120] Vgl. Schnalke (1995), S. 12.

[121] Trew (1724, 1726, 1727); außerdem sind in der Trew-Sammlung fünf Vorlesungsankündigungen erhalten (UBE BT Trew Amtliche Berichte […] Beil. b-f, 17. März 1723 bis 25. Juli 1730).

[122] Trew gab 1733 einen Prospekt mit der Ankündigung dieses Werkes heraus; s. Trew (1733); vgl. dazu auch Schnalke (1997), S. 32.

[123] Trew (1740, 1747).

[124] In der Briefsammlung Trew der UB Erlangen-Nürnberg sind 4.831 Briefe an Trew und 873 Briefentwürfe Trews an seine Briefpartner erhalten; s. Schnalke (1997), S. 50-52.

[125] Johann Christoph Götze (1688–1733) promovierte 1711 in Altdorf und praktizierte seit 1713 in Nürnberg als Arzt; er war maßgeblich an der Redaktion des *Commercium* beteiligt.

[126] Johann Christoph Homann (1703-1730) wurde 1729 Mitglied im Nürnberger *Collegium medicum*.

Wilhelm Preißler (1702-1743)[127] und schließlich Johann Heinrich Schulze zusammen. Mit diesem redaktionellen Kern gab Trew ab 1730 über 15 Jahre hindurch wöchentlich das „*Commercium litterarium ad rei medicae et scientiae naturalis incremen-tum institutum*"[128] heraus, in dem wissenschaftliche Artikel von Gelehrten aus ganz Europa veröffentlicht wurden. Aus unterschiedlichen, sowohl persönlichen als auch organisatorischen Gründen musste 1745 die Herausgabe der Zeitschrift eingestellt werden.[129]

Schon vorher hatte die Redaktion der Zeitschrift auch unter Trews vielfältigen Verpflichtungen zu leiden: seine Mitgliedschaften in der Kaiserlichen Akademie der Naturforscher *Leopoldina*, der Akademie der Wissenschaften in Berlin sowie der *Royal Society* in London erforderten ebenfalls sein Engagement. Dabei führte sein Mitwirken in der *Leopoldina* dazu, dass er 1744 zum Direktor der *Ephemerides,* der *Leopoldina*-Zeitschrift ernannt wurde.[130] Diese Aufgabe erfüllte er bis zu seinem Tod im Jahre 1769.

Neben diesen zeitaufwändigen Redaktionsarbeiten führte Trew seine lukrative Praxis in Nürnberg, so dass er den mehrfachen Angeboten verschiedener Universitä-ten, unter anderem auch der neu gegründeten Universität Göttingen, eine Absage erteilte;[131] eine Professur hätte ihm nicht nur in finanzieller Hinsicht, sondern auch in seiner Selbständigkeit als freier Wissenschaftler Einschränkungen auferlegt.[132] Er wurde 1736 zum Leibarzt am Ansbachischen Hof ernannt, behandelte Patienten weit über Franken

---

[127] Christoph Wilhelm Preißler (1702-1733) promovierte in Marburg und wirkte seit 1730 in Nürnberg als Arzt; er war Mitbegründer des *Commercium* sowie Mitglied der *Societas Physico-Medica*; von ihm sind zwei Briefe an Götz in der Trew-Sammlung erhalten. S. DBA (1982) M 979, S. 59 (Jöcher, Bd. 3, 1751).

[128] Zum vollständigen Titel s. Literaturverzeichnis (6.1). In der von Tilman Rau 2006 vorgelegten, grundlegenden Dissertation über diese Zeitschrift wird ihr Titel wie folgt übersetzt: „Austausch von Briefen, zur Förderung der Medizin und Naturwissenschaft, eingerichtet, auf dass was letzthin beobachtet, ausgeübt, geschrieben oder vollbracht wurde, prägnant und in verständlicher Weise dargestellt werde." Rau (2006), S. 37. Zur Bedeutung des *Commercium* im Rahmen der Schulze-Korrespondenz s. Kap.4.2.

[129] S. Rau (2006), S. 84 f.

[130] S. Schnalke (2002), S. 95 f. *Ephemerides* war der Kurztitel der von der *Leopoldina* herausgegebenen Zeitschrift. Sie wurde 1652 von J. L. Bausch zur Förderung der Heilkunde und der Naturwissenschaften gegründet. Bald wurde die Akademie vom Kaiser anerkannt und mit Privilegien versehen. Ihr voller Titel lautete nun: „*Sacri Romani Imperii Academia Caesareo-Leopol-dina Naturae Curiosorum*". An ihrer Spitze stand der aus dem Kreise der Adjunkten gewählte Präsident sowie der mit den gleichen Rechten ausgestattete *Director Ephemeridum*, der für die Herausgabe des in Jahrgangsbänden erscheinenden Journals verantwortlich war.

[131] Vgl. Schnalke (1997), S. 104.

[132] Ebenda, S. 108.

hinaus und bekleidete zweimal das Amt des Dekans des Nürnberger *Collegium medicum*.

Trew hatte sich nach dem Scheitern seiner Bewerbung an der Altdorfer Universität ganz bewusst gegen eine Universitätslaufbahn entschieden und hierdurch mehr Freiraum für seine Tätigkeit als praktischer Arzt und seine Sammlerleidenschaft gewonnen. Unter diesen zufriedenstellenden Umständen bestand kein Grund für ihn, Schulze als seinem ehemaligen Konkurrenten um die Professur in Altdorf mit Missgunst zu begegnen; vielmehr entwickelte sich schon bald nach Schulzes Ankunft in Altdorf ein freundschaftliches Verhältnis zwischen beiden.

Im Laufe der Jahre 1720 bis 1730 wandte sich Trew immer mehr von seiner Lehrtätigkeit ab, die er vor allem im Zuge seiner Lehrveranstaltungen und der Neuanschaffungen von Präparaten für das Anatomische Theater pflegte, und widmete sich zunehmend der Botanik.[133] Über den Grund des Vorzugs, den Trew der Botanik vor der Anatomie gab, findet sich bei Pirson folgendes Zitat aus einem Brief Trews an Bernard de Jussieu (1699-1777): „Ich habe stets das theoretische Studium mit Vergnügen getrieben. Im Winter habe ich mich bis jetzt der Anatomie hingegeben. Da aber die anatomischen Untersuchungen immerwährende Anspannung fordern, die meine beruflichen Verpflichtungen nicht mehr erlauben, habe ich die spärliche Mußezeit, die mir zur Verfügung steht, der Botanik allein gewidmet."[134] Die Botanik wurde zum Ziel seiner Sammlerleidenschaft und zugleich zum Bindeglied zwischen ihm und anderen Botanikern, deren Arbeiten im *Commercium litterarium* veröffentlicht wurden.

Neben seiner erfolgreichen Tätigkeit als Herausgeber des *Commercium* und der *Ephemerides* gehörte zu Trews Verdiensten der Aufbau einer umfangreichen, wohlgeordneten Sammlung von Handschriften, Büchern, Mineralien, Pflanzen und anatomischen Präparaten. Diese naturhistorischen Sammlungen sowie seine 34.000 Werke umfassende Bibliothek, die manchen zeitgenössischen Gelehrten zu einer Reise nach Nürnberg veranlasst hatte, vermachte Trew 1768 der Altdorfer Universität. 1818 ging die Sammlung in den Besitz der Universität Erlangen über, wo sie zu einem Großteil in Form von Büchern, Briefen und naturkundlichen Zeichnungen erhalten ist und heute in der Universitätsbibliothek aufbewahrt wird.[135]

---

[133] Zum Wandel von Trews wissenschaftlichem Profil und der besonderen Rolle der Botanik vgl. Ruisinger / Schnalke (2004).
[134] Trew an Bernard de Jussieu (UBE BT Trew 684), zitiert nach Pirson (1953), S. 465.
[135] Vgl. dazu Schmidt-Herrling (1940), Schnalke (1995) sowie Keunecke (1996).

Der kinderlos gebliebene Trew verwendete sein erworbenes Vermögen auch auf die Unterstützung von Nürnberger Künstlern und genoss weit über die Grenzen Nürnbergs hinaus großes Ansehen. Zur Bedeutung Trews äußerten sich bis heute zahlreiche Autoren. Zeitgenössische Gelehrte wie Albrecht von Haller, der Trews botanische Werke in seiner zwei Bände umfassenden Bibliographie aufführte[136], oder Christian Gottlieb Ludwig (1709-1773) lobten Trews große Sorgfalt und fachliche Kompetenz, aber auch seine Menschenfreundlichkeit, durch die viele andere Gelehrte in den Genuss seiner Sammlung kamen.[137] Wissenschaftler des 19. und 20. Jahrhunderts würdigten ebenfalls sein Lebenswerk;[138] im Jahre 1940 erfolgte eine genaue Untersuchung und Katalogisierung seiner Sammlungen.[139] Der Medizinhistoriker Gunter Mann bescheinigte Trew eine neue Sicht der Anatomie im Sinne der Aufklärung,[140] die sich von der barocken Liebe zum Kuriosen abwandte und die Objekte des wissenschaftlichen Interesses in ihrer natürlichen unveränderten Form darstellte.

Durch die vorliegende Korrespondenz ist es möglich, aus der Warte eines anderen Gelehrten, der sowohl auf freundschaftlicher als auch auf kollegialer Ebene mit Trew verkehrte, „die schillernde Figur Trews"[141] aus einer neuen Perspektive kennenzulernen.

3.3. Das Verhältnis zwischen den Gelehrten

Gerade unter den eher ungünstigen Voraussetzungen, unter denen sich Trew und Schulze kennengelernt hatten – beide hatten sich um die Professur in Altdorf beworben – erscheint es interessant, die Entwicklung und Art ihrer Freundschaft[142] auf der Basis ihrer Korrespondenz näher zu untersuchen. Der vorliegende Briefwechsel, der am 28. Juni 1722 mit dem ersten Brief des zu diesem Zeitpunkt bereits zwei Jahre als Professor in Altdorf tätigen Schulze an den Nürnberger Arzt Jacob Trew begann, gewährt uns

---

[136] S. Haller (1772), Bd.2, S. 201.
[137] Ludewig (1770), S. 712.
[138] Vgl. Ziehl (1857) sowie Pagel (1934).
[139] S. Schmidt-Herrling (1940).
[140] Mann (1964), S. 3-48.
[141] Schnalke (1997), S. 45.
[142] Zum Freundschaftsbegriff in der Frühaufklärung vgl. Aymard (1991), Meyer-Krentler (1991) sowie v. a. Steinke (1999).

Einblick, wie sich ihr persönlicher und wissenschaftlicher Austausch auf vorwiegend schriftlicher Ebene vollzog.

Die Wurzeln dieser lange währenden Freundschaft lagen in der Anfangsphase der zehn Jahre andauernden Professorentätigkeit Schulzes in Altdorf. Aus den ersten vier Jahren ihrer Korrespondenz sind in der Trew-Sammlung nur vier Briefe Schulzes an Trew erhalten, deren Inhalt sich hauptsächlich auf Gespräche bei gegenseitigen Besuchen und medizinische Werke sowie die Zusendung anatomischer Präparate bezog. Erst im Jahre 1726 kristallisierte sich aus den Briefen ein weiterer, für einen rein fachlichen Austausch eher ungewöhnlicher Berührungspunkt heraus, der jedoch ein sehr starkes Bindungspotential für die Korrespondenz und das Verhältnis der beiden Briefpartner haben sollte.

Der wohlhabende Arzt aus Nürnberg war für Schulze nicht nur Ansprechpartner für wissenschaftliche Themen, sondern auch für seine finanziellen Nöte. Wie aus einem Brief Schulzes von 1730 hervorgeht[143], lagen die Hauptursachen für seine permanente Geldnot in dem verhältnismäßig geringen Gehalt, das die Reichsstadt Nürnberg ihren Professoren anwies[144], und darin, dass er kaum Zusatzeinnahmen, weder aus ärztlicher Praxis noch aus Sektionen, erhalten hatte. Dies ließ ihm wenig Spielraum für die Anschaffung von Literatur: Schulze war es nicht möglich, die nötigen Bücher für seine wissenschaftlichen Arbeiten selbst zu erwerben, so dass er auf die literarischen Leihgaben von Freunden angewiesen war.[145]

Am 6. September 1726[146] formulierte Schulze seine missliche Lage erstmals schriftlich gegenüber seinem Freund – er bat um die Summe von 50 Talern, die Trew direkt auf das Konto eines wohl in Nürnberg tätigen Kaufmanns überweisen sollte. Dass Schulze dabei auf „ein gütiges Versprechen"[147] hinwies, legt die Vermutung nahe, dass er schon vorher eine gewisse Absprache über dieses Anliegen mit Trew getroffen haben musste. Immerhin trat Schulze mit der Bitte um eine nicht unbeträchtliche Geldsumme an einen Kollegen heran, der sich ebenfalls auf die Stelle in Altdorf beworben hatte, was vermuten lässt, dass ursprünglich eine gewisse Konkurrenzsituation zwischen den beiden geherrscht haben dürfte. Zwischenzeitlich musste sich also ein vertrauensvolles

---

[143] UBE BT Schulze 33 (31).
[144] Das Durchschnittsgehalt für Professoren betrug etwa 200 Gulden im Jahr, zusätzliche Einnahmen waren durch das Angebot von Mittagstischen für Studenten und der Behandlung von Pa-tienten möglich. Vgl. Goez (1993), S. 13.
[145] Vgl. UBE BT Schulze 13 (11).
[146] UBE BT Schulze 9 (7).
[147] Ebenda.

Verhältnis zwischen Schulze und Trew entwickelt haben. Da Schulze in seinen Briefen mehrmals Bezug auf Besuche bei Trew in Nürnberg nahm, haben sich die beiden wohl gelegentlich in Nürnberg getroffen.[148]

Aus besagtem Schreiben Schulzes vom 6. September 1726 wird deutlich, dass es ihm sehr wichtig war, Trew von seiner Zuverlässigkeit und zukünftigen Liquidität zu überzeugen. Zu diesem Zweck verwies er auf sein regelmäßiges Einkommen,[149] von dem er die Rückzahlungen leisten könne, sowie auf den Fortgang der geplanten *„Historia medicinae"*, aus deren Veröffentlichung er ebenfalls eine Verbesserung seiner finanziellen Lage erhoffte. Seine Erwartungen hinsichtlich des Erlöses aus der Verlegung dieses Werkes waren groß, so dass er 1727 mit einem Verleger namens Lochner über die Publikation des Buches verhandelte und Trew entrüstet über die auftretenden Schwierigkeiten berichtete: „Es ist gar zu schlecht was Er für einen bogen geben will und müßte ich mich schämen wenn es ein Mensch erführe daß man mir nur einen Gulden für einen gedruckten Bogen von einer so langen und weit-läuffigen Arbeit gebothen hätte."[150]

Als Konsequenz daraus bat er Trew, sich doch nach einem besseren Angebot umzusehen und versicherte ihm, er wäre ihm sehr dankbar, wenn er „was Leidentliches zu Wege bringen" könnte. Einen Monat später trat Schulze mit der Bitte an Trew heran, er möge mit einem Verleger mit dem Namen Monath über das geplante medizinhistorische Werk verhandeln, um es möglichst bald herauszugeben.[151] Dieses Werk erschien 1728 in Leipzig bei einem Verleger namens Monath, es lässt sich jedoch nicht mit Sicherheit aus den Briefen erschließen, ob Trew mit diesem oder mit dem Verleger gleichen Namens in Nürnberg in Kontakt stand.[152]

Während der Verhandlungen für die Drucklegung musste Schulze Trew mehrmals um ein Darlehen angehen. Im Januar des Jahres 1727 ersuchte er Trew um finanzielle Unterstützung: „Im vergangenen Herbste habe bereits die Freyheit und das Vertrauen zu Meinem Herrn Bruder gewonnen, Ihnen meine Noth etwas umständlich zu entdecken; […] mich aber die Noth treibet anderweitige Hülffe zu suchen: habe Meinem Bruder

---

[148] S. hierzu UBE BT Schulze 3 (1), 9 (7).

[149] Vgl. hierzu UBE BT Schulze 9 (7); Schulze versicherte hier, dass er Anfang August eine Summe von ca. 90 Gulden von seinen Vorgesetzten erhalten müsse, die er zur Abzahlung der 50 Taler verwenden wollte.

[150] Dieses und das folgende Zitat sind entnommen aus UBE BT Schulze 11 (9).

[151] Vgl. UBE BT Schulze 13 (11).

[152] Schulze (1728).

nochmals angehen, und inständigst bitten wollen, mir mit Rath und Hülffe beyzustehen."[153]

Im weiteren Verlauf des Briefes erläuterte Schulze die Höhe des Kredites, den ihm Trew zur Verfügung stellen sollte, und die Möglichkeiten der Rückzahlung. Er beteuerte Trew an dieser Stelle, „zur Versicherung danckbarlicher Bezahlung meine auf nächstinstehendes Quartal *Laurentii* gefällige Besoldung à 92 Gulden anzuweisen".

Doch er machte Trew noch einen weiteren Vorschlag: Wenn es für diesen möglich sei, ihm die beträchtliche Summe von 100 Talern zu leihen, könnte er sie in Raten zu je 50 Gulden im Vierteljahr zurückzahlen. Er versicherte ihm zugleich, dass er seine Schulden baldmöglichst begleichen würde, und verwies auf die Einnahmen aus dem Druck der *Historia medicinae*: „wozu desto eher gelangen werde, wenn die *Historia medicinae* zum Stand kommen sollte, womit ich endlich alle *debita* zu tilgen fähig werden könnte".

Dieses Anliegen trug Schulze in einem vier Seiten umfassenden Brief vor, der inhaltlich in zwei Abschnitte aufgeteilt war. Im ersten Teil ging es um den fachlichen Austausch mit Trew: Neben einem kurzen Bericht über die Schwierigkeiten der Konservierung anatomischer Präparate[154] und die Erfahrungen eines Kollegen übersandte Schulze, möglicherweise als Zeichen seiner Dankbarkeit hinsichtlich der finanziellen Hilfe, mehrere Objekte für Trews geologische Sammlung. Da er selbst keine eigene Sammlung dieser Art unterhielt, ließ er Trew einige Mineralien aus dem Erzgebirge um Meißen zukommen, mit der bescheidenen Anmerkung, dass er hoffe, „daß Ihr *institutum* diese geringe Brocken nicht verschmähe, sondern denselben Platz laße."[155]

Die Verbesserung seiner finanziellen Lage, die er Trew gegenüber (anlässlich seiner anhaltenden Geldnöte) in optimistischer Weise in Aussicht stellte, trat jedoch, wie wir aus der Korrespondenz wissen, vorerst nicht ein. Die hohe Dichte der Briefe an Trew in der ersten Hälfte des Jahres 1727[156] war neben der Notwendigkeit fachlicher Mitteilungen vor allem darin begründet, dass Schulze gezwungen war, Trew mehrfach um eine Erweiterung seines Kredits anzugehen bzw. ihn daran zu erinnern. Trew hingegen, von dem für das Jahr 1727 nur ein Briefentwurf erhalten ist,[157] ließ mit einer

---

[153] UBE BT Schulze 12 (10); auch die folgenden Zitate sind diesem Brief entnommen.
[154] Näheres hierzu im Kap. 4.1 dieser Arbeit.
[155] UBE BT Schulze 12 (10).
[156] UBE BT Schulze 14 (12), 15 (13), 16 (14), 17 (15), 18 (16), 19 (17).
[157] UBE BT Trew 696.

Antwort auf sich warten, wie man auch den Worten des besorgten Schulze vom 6. März desselben Jahres entnehmen kann: „Ich bin in hohem Grade beunruhigt, weil Ihr mir bis jetzt keine Antwort gebt und ich fürchte, dass Ihr ungehalten wart über mein Vertrauen in Euch, das mich bewogen hat, Euch mit wiederholten Bitten um Hilfe zu ersuchen".[158] Anscheinend hatte Schulze zu diesem Zeitpunkt den Brief Trews vom 1. März 1727 noch nicht erhalten, aus dem hervorging, dass Trew sich für seine Nachlässigkeit in der Korrespondenz entschuldigte.[159] Trew selbst hatte bei vielen Korrespondenzpartnern den Ruf, seine Antwortschreiben lange hinauszuzögern,[160] was aber in seinem Briefwechsel mit Schulze niemals Gegenstand der Diskussion war. Es finden sich auf Seiten Trews in der Korrespondenz keine eindeutigen Belege für die Regelung der finanziellen Angelegenheiten, so dass man von einer persönlichen Klärung der Sache ausgehen kann.

Schulzes Situation war umso schwieriger, weil außer Trew noch andere Personen, darunter zwei Ärzte aus Nürnberg und ein Kantor aus Glaucha bei Halle, beteiligt waren, bei denen sich Schulze bereits Geld geliehen hatte. Trew sollte mit ihnen in Schulzes Auftrag verhandeln und dessen Schulden mit einem Kredit begleichen.[161] Dass es hier schon mehrfach zu Aufschüben von Seiten Schulzes gekommen sein musste, lässt uns bereits sein Brief vom 26. Januar 1727 erahnen, in dem er andeutet, dass einer seiner Schuldner in Nürnberg, Dr. Winckler, bereits auf ihn zornig sei.[162] Mit dem Schreiben Schulzes vom 14. Mai 1727 erhalten wir den Beleg, dass Trew schließlich seinen drängenden Bitten entsprochen hatte: Hier bedankte sich Schulze bei Trew für das Darlehen und versprach, ihm „lebenslang höchst verbunden" zu sein.[163]

Besondere Unannehmlichkeiten mutete Schulze Trew im Sommer desselben Jahres zu, als es mit einem Gläubiger namens Martini[164] aus Nürnberg Schwierigkeiten

---

[158] Im Original: „*Admodum angor quod adeo nihil mihi respondes, et vereor ut aegre tuleris meam in TE confidentiam, quae me permovit ut iteratis precibus a TE auxilium petierim.*" UBE BT Schulze 15 (13).

[159] „*promissi immemor videar*" („es mag so aussehen, dass ich mich nicht an mein Versprechen erinnere"), UBE BT Trew 697.

[160] Vgl. Steinke (1999), S. 35 und S. 146.

[161] UBE BT Schulze 13 (11); 12 (10); 17 (15). Schulze hatte wohl schon Geldanleihen bei einem gewissen Magister Martini, einem der Nürnberger Ärzteschaft angehörenden Dr. Winkler sowie einem Kantor aus Glaucha, einer Vorstadt von Halle, getätigt.

[162] UBE BT Schulze 12 (10).

[163] UBE BT Schulze 18 (16).

[164] Johann August Martini war „vierter College in dem Egidischen Gymnasio"; er starb 1752. S. Will, Bd. 3 (1757), S. 587. Weitere biographische Angaben konnten nicht gefunden werden.

gab. Dies ist aus dem Brief vom 6. Juni 1727[165] zu erschließen, in dem Schulze sein Vorhaben, die Angelegenheit selbst vor Ort zu schlichten, darlegte, zugleich jedoch ankündigte, dies noch um eine Woche verschieben zu müssen. Er beruhigte Trew folgendermaßen: „Indeßen wolle sich Mein Herr bruder wegen des Herrn Magister Martini keine sorgsamen Gedanken machen, weil ich denselben zu befriedigen alles mögliche anwenden werde".[166] Diese „Affäre" zog sich von Mai bis August 1727 hin, da Schulze immer wieder eine Entschuldigung vorbrachte, warum er nicht selbst nach Nürnberg kommen und mit Martini verhandeln konnte, sei es, weil er in seinen Pflichten an der Universität festgehalten wurde oder aufgrund eigener Erkrankung.[167]

Auf den Brief Trews vom 1. März 1727[168] folgte erst zwei Jahre später das nächste in der Trew-Sammlung erhaltene Schreiben Trews an Schulze.[169] Es herrschte also ein relativ langes Schweigen von Seiten Trews, das die Frage unbeantwortet lässt, ob es in diesem Zeitraum Schreiben Trews an Schulze gab, die verloren gingen, oder der Kontakt in der für Schulze so entscheidenden und prekären Frage weiterer Anleihen bei Trew auf anderem Wege stattfand. Es besteht aber auch die Möglichkeit, dass Trew hiermit die Absicht verfolgte, den Hilfegesuchen Schulzes auszuweichen. Die in den folgenden Jahren gewechselten Briefe sprechen nicht für eine Verbesserung der finanziellen Situation Schulzes: In den Jahren 1727 bis 1730 wandte er sich mehrfach an Trew, der ihm bei der Rückzahlung von verschiedenen Raten behilflich sein sollte.

Die langwierigen Verzögerungen bei der Rückzahlung seiner Schulden waren auch mitbegründet in familiären Schicksalsschlägen, die Schulze ebenfalls genötigt hatten, Trew um Beistand gegenüber seinen Schuldnern zu bitten: „nehmlich mir die freundschafft zu erweisen und mit Herrn Engellanden[170] zu reden, daß Er mich gütigst wolle entschuldigen, daß dieses Quartal nicht habe einhalten können, indem der unverhoffte Todesfall mir so viel Ausgaben verursacht hat, daß mir bis *dato* unmöglich habe rathen noch helffen können, bis etwa eine nächst anscheinende Glückes-Sonne, wovon ietzo, da noch nicht alles ausgemacht ist, nicht melden darff, höher aufsteiget und meinen kümmerlichen Umständen, nach Gottes Willen, ein ander Ansehen

---

[165] UBE BT Schulze 19 (17).

[166] Ebenda.

[167] Vgl. UBE BT Schulze 22 (20); hier beschrieb Schulze sehr ausführlich eine heftige Mandelentzündung bei sich selbst und die durchgeführte Therapie.

[168] UBE BT Trew 696.

[169] UBE BT Trew 697 vom 7. März 1729.

[170] Die Rede ist von dem Nürnberger Apotheker Michael Christoph Engelland; mit dessen Tochter war Johann Wilhelm Widmann (1690-1753) verheiratet; s. Will, Bd. 4 (1758), S. 236. Näheres s. UBE BT Schulze 12 (10) Zu Widmanns Biographie s. UBE BT Schulze 58 (55).

giebet."[171] Finanzielle Schwierigkeiten und Geldnöte prägten einen Großteil der von Schulze im Jahre 1727 an Trew verfassten Schreiben und setzten sich in den folgenden Jahren fort. Im Jahre 1730 bat er Trew um einen Mantel aus Seide, den er zu einer festlichen Universitätsveranstaltung benötigte, ohne über die finanziellen Mittel für eine solche Anschaffung zu verfügen.[172]

Liest man die Briefe ab 1730, so erhält man den Eindruck, dass Schulze in seinem Privatleben unter widrigen Umständen zu leiden hatte, die ihn immer wieder dazu zwangen, Trews Hilfe in Anspruch zu nehmen.[173] Während es 1729 mit dem Tod eines seiner Kinder ein familiärer Schicksalsschlag war, der ihn in größere finanzielle Nöte brachte, so waren es im Dezember 1730 der Ausfall von anatomischen Vorlesungen und fehlende Einnahmen aus der ärztlichen Praxis, die Schulze in ernstliche Schwierigkeiten brachten.[174] Zu dieser Zeit hatte Trew bereits das *Commercium litterarium* gegründet und die Redaktionsarbeit für die neu gegründete Zeitschrift war in vollem Gang. Nachdem sich Schulze, der bereits erfolglos bei Friedrich Herel (1686-1752) vorstellig geworden war,[175] in zwei kurz aufeinander- folgenden Briefen mit der Bitte um ein Darlehen von 25 Talern an Trew gewandt hatte, antwortete dieser am 23. Dezember 1730.[176] Soweit aus dem Schreiben hervorgeht, hatte sich Trew bei Herel für Schulze eingesetzt, so dass Schulze sich noch am gleichen Tag mit einem Antwortschreiben bei Trew mit den Worten bedankte: „Wegen des überschickten sage hertzlich danck: es war recht noth."[177] Aus der Korrespondenz wird zwar nicht ganz klar, von welchem der beiden Nürnberger Ärzte und in welcher Höhe Schulze aus seiner Misere geholfen wurde, jedoch erwähnte Schulze in den folgenden Briefen diesen Notstand nicht mehr, der wohl offensichtlich zunächst behoben war. Die Briefe vom Dezember des Jahres 1730 sind die letzten uns vorliegenden Belege, in denen Schulze Trew um Geld bitten musste.

Trews Vermittlerrolle war aber noch in anderer Hinsicht gefragt: Schulze, der, wie wir aus der Korrespondenz wiederholt erfahren, mit anderen gelehrten Ärzten in

---

[171] UBE BT Schulze 27 (25).
[172] UBE BT Schulze 29 (27).
[173] Vgl. hierzu UBE BT Schulze 27 (25).
[174] Vgl. UBE BT Schulze 33 (31); 34 (32).
[175] UBE BT Schulze 33 (31). Der Arzt Friedrich Johann Herel d. Ä. (1686-1752) studierte Medizin in Altdorf und promovierte dort 1706. Er wurde 1707 Mitglied des Nürnberger *Collegium me-dicum*; sein Sohn gleichen Namens (1711-1772) promovierte 1733. S. Will, Bd. 2 (1756), S. 93 und Schmidt-Herrling (1940), S. 277.
[176] UBE BT Trew 698.
[177] UBE BT Schulze 35 (33).

schriftlichem Kontakt stand, hatte mit dem Helmstedter Professor Lorenz Heister eine Absprache getroffen. Er sollte sich um die Herausgabe der neuen – nunmehr vierten – Auflage des Heisterschen *Compendium anatomicum*[178] kümmern, dessen Druck – wie schon bei der Erstausgabe 1717 und der *Editio altera* 1719 – von dem Altdorfer Drucker Kohles übernommen werden sollte.[179] Allerdings nahm die Sache eine unerwartete Wendung, weil der Nürnberger Drucker Weber anbot, den Auftrag schneller zu erledigen. Schulze lehnte daraufhin eine weitere Betreuung des Vorhabens ab, da ihm die Entfernung nach Nürnberg dabei ein Hindernis sei und er Heister so nur verärgern würde. So fragte er Trew, ob er sich vor Ort der Sache annehmen könnte. Offensichtlich blieb man schließlich doch bei dem Altdorfer Drucker Kohles.[180]

Da Schulze in finanziellen Angelegenheiten und anderen organisatorischen Belangen immer wieder die Hilfe und Unterstützung Trews gesucht hatte, verspürte er eine starke Verpflichtung Trew gegenüber und war bemüht, ihn immer über die ihm bekannten aktuellen naturkundlichen und medizinhistorischen Neuigkeiten in Kenntnis zu setzen oder, soweit es ihm möglich war, bei verschiedenartig gelagerten Fragestellungen, sein Wissen zur Verfügung zu stellen. Die Vorgehensweise, im Anschluss an seine Bitten um ein Darlehen stets auf irgendeine Weise die wissenschaftliche Ebene zu betreten, wird in den von Schulze verfassten Briefen wiederholt erkennbar; er griff die fachliche Diskussion über anatomische Werke aus der Bibliothek Trews auf,[181] und versuchte, Trew mit geographischen und botanischen Informationen zu dienen.[182]

Was letzteres Interessengebiet Trews betraf, nahm Schulze 1727 ein Gespräch während eines Besuchs bei Trew in Nürnberg zum Anlass, sich über die Aloe-Pflanze zu informieren und den Forschungsstand an Hand einiger Autoren wie z.B. Clusius (1609 - 1726), die sich mit dieser Pflanze und ihrer Geographie bereits beschäftigt hatten, an Trew weiterzugeben.[183] Wie aus der Korrespondenz zu schließen ist, hat es sich in diesem Fall um einen durchaus effektiven Wissensfluss gehandelt, denn Trew

---

[178] S. Heister (1727).
[179] Vgl. UBE BT Schulze 12 (10).
[180] S. Heister (1727).
[181] Vgl. UBE BT Schulze 9 (7). S. Santorini (1724).
[182] UBE BT Schulze 10 (8). Hier versicherte Schulze, er erhalte demnächst Berichte von Reisenden aus Westindien.
[183] UBE BT Schulze 13 (11). – Zu Trews botanischen Interessen s. Schnalke (1997), Ruisinger / Schnalke (2004).

brachte im gleichen Jahr eine Abhandlung über die Amerikanische Aloe heraus.[184] Unter diesem Aspekt gewinnt die Korrespondenz an Ausgewogenheit, da Trew seinerseits von dem breit gefächerten Wissen Schulzes profitierte.

Auf medizinhistorischem Terrain und in der Pharmakologie war Schulze Trew durch sein langjähriges Studium in Halle und sein großes Interesse auf diesem Gebiet überlegen. Daher wandte sich Trew mit derartigen Fragen bevorzugt an den literarisch sehr bewanderten Schulze, der während seiner Altdorfer Zeit die Universitätsbibliothek wohl um viele Bücher bereichert hatte.[185] Im Februar 1729 hatte Trew Schulze darum gebeten, bestimmte Dissertationen für ihn zu besorgen, die dieser auch unverzüglich nach Nürnberg schicken ließ.[186] In seinem Brief vom 7. März 1729[187] bat sich Trew mehrere medizinhistorische Werke aus der *„Bibliotheca publica"*, also der Altdorfer Universitätsbibliothek aus, und wünschte dabei explizit, das gesamte Werk des französischen Anatomen Jean Riolan (1577-1657)[188] zu erhalten, obwohl Schulze ihm bereits mündlich sowie daraufhin schriftlich die erbetenen Informationen zu diesem Werk mitgeteilt hatte.[189]

Im Gegenzug übersandte Trew Schulze in seinem schon erwähnten Brief vom 7. März 1729 eine detaillierte Beschreibung seiner Beobachtungen im Zusammenhang mit den Nabelschnurgefäßen, zu denen Schulze einige Jahre später, und zwar 1733, eine Dissertation publizierte.[190] Trew teilte Schulzes Interesse hinsichtlich des kindlichen Blutkreislaufes, zu dem er bereits 1715 ein illustriertes anatomisches Ma-nuskript verfasst hatte.[191] Seine in diesem Brief mitgeschickten Ausführungen und anatomischen Illustrationen belegen, dass Trew Schulze während der gesamten Korrespondenz als

---

[184] Trew (1727).

[185] Vgl. Kaiser (1987a), S. 11.

[186] S. UBE BT Schulze 26 (24).

[187] UBE BT Trew 697.

[188] Jean Riolanus (1577-1657) lebte in Paris und war dort seit 1613 Professor für Anatomie und Botanik. Er war Leibarzt Heinrichs IV. und Ludwigs XIII. Er verfasste auf dem Gebiet der Anatomie exakte Beschreibungen verschiedener Strukturen wie z.B. der Menisken oder des Mesen-teriums, war aber gleichzeitig ein ernst zu nehmender Gegner Harveys, da er eine eigene These des Blutkreislaufs vertrat. Riolans Hauptschriften sind etwa *„Anthropographia et osteologia"* (1626) oder *„Anatomia humani foetus historia"* (1618). S. Kestner (1740), S. 712.

[189] S. UBE BT Schulze 26 (24).

[190] "*Dissertatio inauguralis medica de vasis umbilicalibus natorum et adultorum.*" S. Schulze (1733).

[191] Vgl. Schnalke (1995), S. 182.

wissenschaftlichen Diskussionspartner schätzte.[192] Auf diese Weise gelang es Schulze – trotz seiner wiederholten Bitten um finanzielle Unterstützung – durch den in seinen Briefen gepflegten fachlichen Dialog und die Bereitschaft, Trew über aktuelle Entwicklungen auf verschiedenen Forschungsbereichen zu informieren, das Band ihrer Freundschaft stets zu erhalten.[193] Wenn er beispielsweise einen seiner zahlreichen Schützlinge nach Nürnberg an Trew empfahl, damit dieser ihm zu Beginn der ärztlichen Laufbahn seine reichen naturkundlichen Sammlungen zeigte,[194] so ersuchte Schulze Trew hiermit um einen „Freundschaftsdienst", der gleichzeitig die Möglichkeit mit sich brachte, dass Trew mit den angehenden Ärzten neue Assistenten oder Autoren für das *Commercium* gewinnen konnte.

Sowohl das 1731 begonnene Projekt des *Commercium litterarium* als auch Schulzes Wechsel nach Halle ein Jahr später brachten einen Wandel in der Korrespondenz mit sich: Sie definierte sich von nun an zu einem Großteil über die gemeinsame Arbeit für die medizinische Zeitschrift und umfasste in diesem Abschnitt 36 Briefe aus einem Zeitraum von 11 Jahren. Unter Berücksichtigung der Tatsache, dass Schulze Trew für seine Unterstützung und Geduld zu großer Dankbarkeit verpflichtet gewesen sein muss, erscheint das spätere Engagement Schulzes, der innerhalb des *Commercium* als zweiter Direktor galt, für die Zeitschrift in einem besonderen Licht.[195] Während ihrer brieflichen Kontakte im Rahmen des *Commercium* lassen sich Beweise einer herzlichen Verbundenheit, wie sie uns in den Anfangsjahren der Korrespondenz begegnen,[196] nicht mehr in der gleichen Intensität finden. Möglicherweise hat sich das Verhältnis zwischen den beiden Ärzten über die 11 Jahre gewandelt: Durch die zunehmenden Verpflichtungen und den immensen Zeitdruck, unter dem sie durch die wöchentliche Herausgabe des *Commercium* standen, beschränkte sich der Briefwechsel auf die „Tagesgeschäfte"; die Mitteilung privater Angelegenheiten nahm zu Gunsten der für die Redaktion bestimmten Informationen und Rezensionen merklich ab. Dass sich die Kollegen vereinzelt auch außerhalb des *Commercium* Freundschaftsdienste

---

[192] Vgl. zu den anatomischen Ausführungen und der anschließenden Skizze UBE BT Trew 695.

[193] In seinem Brief vom 16. Dezember 1730 bedankte sich Schulze zunächst für die „so vielfältig erwiesene höfflichkeiten und liebe" bei ihrem letzten Zusammensein; s. UBE BT Schulze 33 (31).

[194] S. UBE BT Schulze 63 (60).

[195] S. UBE BT Schulze 44a (42). Die Aufgaben Schulzes innerhalb dieser Zeitschrift sollen in Kap. 4.2 dieser Arbeit eingehend untersucht werden.

[196] Vgl. UBE BT Schulze 9 (7). Schulze bedankte sich hier bei Trew für „so viele edle Liebe und Freundschafft", die dieser ihm im vergangenen Jahr habe zukommen lassen.

erwiesen, lässt sich einem Brief Schulzes vom 28. Januar 1734 entnehmen, in dem er eine Liste der für Trew auf einer Auktion ersteigerten Bücher aufführte.[197]

Für die Veränderung in der Beziehung zwischen den Briefpartnern könnten noch weitere Gründe verantwortlich gewesen sein: Zum einen bestand nun zwischen ihnen eine räumliche Distanz, die gelegentliche Besuche, wie sie in Altdorf stattgefunden hatten, unmöglich machte. Zum anderen war Schulzes finanzielle Lage in Halle weitaus besser, sodass er unabhängig von Trews Gunst geworden war und ihm keine Rechenschaft über seine privaten Verhältnisse geben musste.

Trews Erwartungen in die Mithilfe Schulzes bei der Redaktion waren groß, so dass er ihm neben Johann Christoph Götze einen leitenden Posten in der Redaktion übertrug. Schulze nahm diese Aufgabe sehr ernst, allerdings finden sich innerhalb der Korrespondenz genug Belege dafür, dass er den zeitlichen Vorgaben seiner redaktionellen Aufgaben oft nicht gerecht werden konnte und sich wiederholt für Verzögerungen entschuldigen musste.[198]

Schulze war besonders nach dem Tod von Götze 1733 für Trews Unternehmen unverzichtbar geworden, wie ihm Trew in seinem vorletzten erhaltenen Briefentwurf aus dem Jahr 1733 folgendermaßen versicherte: „werde Mein HochEdel Herr bruder von selbsten überzeuget seyn daß wir deßen beytrag und beyhielffe ins künfftige desto benöthigter seyn."[199] Somit dürfen wir annehmen, dass Trew den Hallenser als einen wichtigen Mitarbeiter und Kollegen schätzte und ihm seine zeitweilige Nachlässigkeit verzieh. Ihm war wohl bewusst, dass sie auf wissenschaftlichem Gebiet viele Gemeinsamkeiten besaßen, durch ihre jeweilige berufliche Position aber unterschiedliche Zugangsmöglichkeiten dazu hatten.

Während Schulze sich als Universitätsprofessor zeitlebens den Verpflichtungen des Lehrbetriebs und den finanziellen Gegebenheiten unterordnen musste, konnte Trew als „Selbständiger" seine Zeit und finanziellen Mittel freizügiger einsetzen.

Trotz dieser offensichtlichen Unterschiede zwischen den beiden Gelehrten war ihr Verhältnis jedoch, im Vergleich zu anderen Korrespondenzen Trews, die größtenteils auf einer fachlich-distanzierten Ebene blieben,[200] viel persönlicher und blieb, wie es

---

[197] UBE BT Schulze 62 (59).
[198] Vgl. UBE BT Schulze 65 (62), 68 (65).
[199] UBE BT Trew 708 vom 23. November 1733.
[200] Als Beispiel für eine derartige Korrespondenz ist der von Steinke analysierte Briefwechsel Trews mit Albrecht von Haller anzuführen; s. Steinke (1999).

Schulze bereits in seinem ersten Brief an Trew als Wunsch formuliert hatte, von „humanitaet und Freundschafft" geprägt.[201]

---

[201] UBE BT Schulze 3 (1).

4. Die Themen der Korrespondenz

4.1. Die Anatomie

„Ich bin höchstens verbunden für die geneigte *Communication* des anheute per Kästlein ins Preißlerische[202] Haus *remittirten praeparati anatomici.*"[203]

So bekundete Schulze in einem Brief an Trew aus dem Jahre 1726 seine Dankbarkeit für dessen Übersendung eines anatomischen Präparates. Die Anatomie sollte nur eines von mehreren Wissenschaftsgebieten sein, auf denen sich die beiden Mediziner in den folgenden vierzehn Jahren austauschten. In den ersten Jahren ihrer Korrespondenz nahm sie jedoch einen sehr wichtigen Stellenwert innerhalb ihres fachlichen Briefgespräches ein. Dies erklärt sich aus der Tatsache, dass Trew schon als Student von Lorenz Heister an die Anatomie herangeführt und für diese Wissenschaft, die seiner zeichnerischen und visuellen Begabung entsprach, begeistert werden konnte.[204]

In der Folgezeit, sowohl im Verlauf seiner *Peregrinatio academica* zu den wichtigsten Universitäten Europas als auch in seinem Wirkungskreis in Nürnberg als Lehrer und Forscher, konzentrierte sich Trew in seiner wissenschaftlichen Tätigkeit vor allem auf die Botanik und die Anatomie. Dazu standen ihm auch in Nürnberg alle Voraussetzungen zur Verfügung, die ihm eine Universität der damaligen Zeit geboten hätte: ein anatomisches Theater, Leichen zur Durchführung anatomischer Sektionen und ein großer Kreis an Zuhörern.[205]

Schulze hatte sein anatomisches Interesse bei seiner Begegnung mit dem Anatomen Heinrich Henrici (1673–1728) während seiner Studienzeit in Halle entdeckt. Er war jedoch, auch wenn er in Friedrich Hoffmann einen gelehrten und angesehenen Professor als Lehrmeister hatte, nicht in derselben Intensität in die Anatomie eingeführt

---

[202] Es ist wohl Johann Daniel Preißler (1666-1737) gemeint, der die Anatomie für Künstler von Carlo Cesio ins Deutsche übersetzt hat. Sein Sohn Christoph Wilhelm (1702-1734) promovierte in Marburg zum Doktor der Medizin und wirkte seit 1730 als Arzt in Nürnberg. Er war Mitglied im *Collegium medicum* und Mitarbeiter in der Redaktion des *Commercium litterarium*. Es sind zwei Briefe von ihm an Johann Christoph Götz in der Trew-Sammlung erhalten. S. DBA (1982) M 979, S. 59 (Jöcher, Allg. Gelehrtenlexikon, Bd. 3, 1751), sowie Schmidt-Herrling (1940), S. 478, und Grieb Bd. 3 (2007), S 1172 f.

[203] UBE BT Schulze 8 (6). Hier nimmt Schulze Bezug auf das Schreiben Trews vom 02.03.1726 (UBE BT Trew Nr. 694).

[204] Vgl. Ruisinger (2004), S. 202.

[205] Wie aus verschiedenen erhaltenen Ankündigungen seiner anatomischen Kurse hervorgeht, handelte es sich bei seinen Schülern um Wundarztgesellen, Hebammenschülerinnen, Apothekerlehrlinge sowie Künstler; vgl. Schnalke (1995), S. 54 f.

und in ihr unterrichtet worden wie Trew von dem chirurgisch bewanderten Lorenz Heister. Diese Annahme gründet darauf, dass Hoffmanns Interessen vor allem in der konservativen medizinischen Therapie nach den Richtlinien seines in der *Medicina rationalis systematica*[206] formulierten Systems lagen.

Wir dürfen jedoch annehmen, dass Schulze in der Anatomie in einem damals für einen Medizinstudenten üblichen Rahmen unterrichtet worden war und sich auf diesem Gebiet hinreichend qualifiziert hatte, um in Halle anatomische Vorlesungen zu übernehmen[207] und schließlich im Jahre 1720 die Nachfolge von Lorenz Heister als Professor für Anatomie und Chirurgie in Altdorf anzutreten. Zweifelsohne gewann die Anatomie für Schulze mit dem ihm übertragenen Amt zunehmend an Bedeutung, war sie doch nun neben der Chirurgie sein eigentliches Lehrfach an der Universität Altdorf.

Obwohl aus der Korrespondenz nicht ersichtlich wird, in welcher Absicht und von wem der beiden Ärzte der erste Schritt zur Kontaktaufnahme ausging – waren sie doch ursprünglich Konkurrenten um die Nachfolge Heisters in Altdorf gewesen – so begründete doch der beiderseitige Wille zu einem für beide Briefpartner Nutzen bringenden Austausch auf gemeinsamen wissenschaftlichen Interessengebieten eine Freundschaft, die sich über einen Zeitraum von fast 20 Jahren nachvollziehen lässt.

Man kann die Korrespondenz, wie bereits in der Einleitung zu dieser Arbeit erläutert, inhaltlich in drei Themenkomplexe aufteilen, die sich zugleich chronologisch in die Biographie Schulzes einfügen. Da die Anatomie den Ausgangspunkt der Korrespondenz darstellte und in den ersten fünf Jahren ihr Schwerpunktthema war, soll ein kurzer geschichtlicher Abriss der Anatomie dazu beitragen, ihre Bedeutung im 18. Jahrhundert ermessen zu können.

Die Grundlagen der neuzeitlichen Anatomie sind wie in nahezu jedem kulturellen Bereich in der Antike zu suchen.[208] Nach Aristoteles, der im 4. Jahrhundert v. Chr. lebte und zum Zwecke seiner Naturforschungen die ersten anatomischen Sektionen an Tieren durchführte, waren es in der ersten Hälfte des 3. Jahrhunderts vor allem die beiden Ärzte Erasistratos von Keos (ca. 310/300–240 v. Chr.) und Hero-philos von Chalkedon (330/320–260/250 v. Chr.) in Alexandria, die durch ihre systematischen anatomischen Studien am Menschen die Humananatomie begründeten und ihre Nomenklatur bis in

---

[206] S. Hoffmann (1730). In diesem Werk strebte Hoffmann eine Vereinigung von Theorie und Praxis in der Medizin unter Berücksichtigung der natürlichen Vorgänge im Körper an.
[207] Vgl. Brucker (1755), o. S.
[208] Vgl. hierzu Wittern-Sterzel (1995), S. 22 f.

unsere Zeit entscheidend prägten.[209] In der Folgezeit stagnierte dieser Forschungszweig bis zur Zeit des Galen von Pergamon (129–209). Im Zuge der Systematisierung medizinischen Wissens arbeitete dieser auch das bis dahin bekannte anatomische Wissen auf und machte selbst bei seinen zahlreichen Tiersektionen wichtige Entdeckungen. Er bezeichnete die Anatomie als „unentbehrliche Grundlage jeglicher klinischen Tätigkeit".[210] Seine beiden bedeutenden Werke „*De usu partium corporis humani*"[211] und „*De anatomicis administrationibus*"[212] stellten eine Zusammenfassung seiner eigenen medizinischen Forschungsergebnisse und des von ihm teilweise geprüften medizinischen Wissensstandes seiner Zeit dar. Damit hatte Galen die Grundlage für die anatomische Lehre der folgenden tausend Jahre gelegt.

Zu Beginn des 14. Jahrhunderts nahm der Bologneser Medizinprofessor Mon-dino dei Luzzi (um 1275–1326)[213] die Tradition der Humansektionen wieder auf und verhalf der Anatomie durch sein Werk „*Anathomia*" zu mehr Praxisbezogenheit. Allerdings verfolgten die Anatomen in Bologna mit ihren Sektionen eher das Ziel, das anatomische Buchwissen an der Leiche zu veranschaulichen. Im Gegensatz zu dieser althergebrachten Art des Unterrichts vollzog Andreas Vesal (1514–1564)[214] als erster eine Wende auf diesem Weg: Da der in Padua lehrende Chirurgieprofessor erkannt hatte, dass die Anatomie von Galen auf Tiersektionen basierte, entschloss er sich, „eine Menschenanatomie"[215] zu schreiben. Mit seinem Werk „*De humani corporis fabrica*"[216] legte er nicht nur den Grundstein für die Anatomie der Neuzeit, sondern durch die darin enthaltenen Illustrationen zur Osteologie und Myologie auch die Grundlage für die bis heute andauernde Verbindung von Anatomie und Kunst.[217] Zeichnungen erfüllten in der Anatomie einen doppelten Zweck – einmal die Weitergabe der an der Leiche gemachten Entdeckungen und zum anderen die künstlerische Darstellung der Strukturen.

---

[209] Vgl. ebenda, S. 29.

[210] Vgl. Weisser (1991), S. 23.

[211] Galenus (1533).

[212] Galenus (1551).

[213] Mondino dei Luzzi war Anatom und Professor in Bologna; s. Trevisano (2001), S. 223.

[214] Der Flame Andreas Vesal lehrte an den Universitäten Bologna, Basel und Padua.

[215] Vgl. Wittern-Sterzel (1995), S. 46.

[216] Vesal (1543).

[217] Vgl. Roberts (1992), S. 144-157. – Dem Zusammenspiel von Anatomie und Kunst begegnen wir auch bei Trew: In seinem (allerdings gescheiterten) Vorhaben eines osteologischen Tafelwerks ebenso wie in einem der Briefe Trews an Schulze sollten Trews detaillierte Zeichnungen zur besseren Veranschaulichung anatomischen Wissens dienen; s UBE BT Trew 695.

Andreas Vesal war für die Weiterentwicklung der Anatomie in zweifacher Hinsicht maßgebend: Zum einen schuf er mit der zeichnerischen Darstellung eine weitere Publikationsform dieser visuell ausgerichteten Wissenschaft, zum anderen brach er als erster die bis dahin uneingeschränkt anerkannte Autorität der Galenischen Schriften, indem er aufgrund von eigenen anatomischen Studien an menschlichen Leichen Falsches korrigierte.

Im Zuge der zunehmenden Bedeutung der Anatomie förderten auch viele Universitäten nördlich der Alpen diese Wissenschaft durch Errichtung eigener *Theatra anatomica*. In Basel, wo Vesal sein anatomisches Werk drucken ließ, wurde bereits 1589 ein anatomisches Theater errichtet, in Altdorf erfolgte 1650, in Berlin dagegen erst 1713 der Bau solcher Lehrstätten.[218] Nürnberg hatte bereits 1625 einen Zergliederungssaal zur Ausbildung von Wundärzten und Hebammen im vormaligen Dominikanerkloster eingerichtet, 1678 wurde im Refektorium des Katharinenklosters ein anatomisches Theater nach dem Vorbild Paduas erbaut.[219] Hier erfolgte die Umsetzung der anatomischen Lehre durch das *Collegium medicum*, einer der „frühesten verfassten Ärzteschaften im deutschen Sprachraum".[220] Die Mitglieder des *Colle-gium medicum* waren für die Bestallung von Wundärzten und Badern, Barbieren und Hebammen zuständig und förderten deren Ausbildung durch Lehrveranstaltungen im anatomischen Theater oder im *Hortus medicus*.[221] 1677 wurde im Katharinenkloster ein neues anatomisches Theater errichtet, in dem Trew ab 1721 anatomische Kurse abhielt.[222]

An Schulzes Arbeitsstätte in Altdorf gab es seit der Professur für Chirurgie und Anatomie von Moritz Hoffmann (1622-1682)[223] um 1650 ein anatomisches Theater, das

---

[218] Zur Bedeutung der Anatomie an deutschen Universitäten s. Tasche (1989). Er führt in einer chronologischen Tabelle alle anatomischen Theater in Deutschland von 1500-1730 auf und beschreibt für die einzelnen Universitäten die räumlichen und personellen Gegebenheiten.

[219] S. Diefenbacher (1999), S. 69.

[220] Vgl. Wittwer (1792) sowie Diefenbacher (1999), S. 187.

[221] Der *Hortus medicus* lag im Garten des Kartäuserklosters, also auf dem Gelände, auf dem heute das Germanische Nationalmuseum steht. Ab 1708 wurde er von einem eigenen Gärtner betreut und diente der Nürnberger Ärzteschaft für botanische Studien; s. Diefenbacher (1999), S. 461.

[222] S. Schnalke (1995), S. 221.

[223] Moritz Hoffmann studierte in Padua und brachte von dort die Idee des anatomischen Theaters nach Altdorf; außerdem gilt er als der eigentliche Entdecker des Ausführungsganges der Bauchspeicheldrüse, der aber nach dem Namen seines Mentors, des Professors für Anatomie Johann Georg Wirsung benannt wurde. Er war Professor der Chirurgie, Anatomie und Botanik in Altdorf ab 1648; unter ihm entstand dort das Chemische Labor. S. Burghard (2007).

80 Zuschauer fassen konnte. Neben den Räumlichkeiten für anatomische Demonstrationen beherbergte das anatomische Theater auch naturwissenschaftliche Sammlungen. Zudem verfügte die Universität in Altdorf neben der obligatorischen Bibliothek über einen *Hortus medicus*, ein *Theatrum chymicum* und ein *Observatorium*, womit sie zu den am besten ausgestatteten Universitäten ihrer Zeit gehörte.[224] Besonders durch Lorenz Heister erfuhr die Anatomie in Altdorf eine große Bereicherung, da Heister, der von 1710 bis 1720 den Lehrstuhl für Chirurgie und Anatomie in Altdorf innehatte, sowohl zahlreiche anatomische Präparate als auch eigene chirurgische Instrumente mitbrachte. Während seiner Amtszeit wurden in Altdorf die meisten anatomischen Sektionen durchgeführt.[225] Problematisch war allerdings die Versorgung mit Leichen. Erschwerend wirkte sich aus, dass die Freie Reichsstadt Nürnberg über eine eigenes *Theatrum anatomicum* verfügte, und es daher bei der Zuweisung der Leichen zu einer Konkurrenzsituation zwischen Stadt und Universität kam.[226]

Trew hingegen genoss nach der Übertragung der Leitung des *Hortus medicus* und des *Theatrum anatomicum*, welches in der Nähe seines Hauses hinter dem Katharinenkloster lag, beste Voraussetzungen für seine anatomischen und botanischen Studien. Er hielt in beiden Einrichtungen in regelmäßigen Abständen öffentlich Unterricht, asservierte aber auch anatomische und botanische Präparate für seine private Sammlung und konnte sie bei Gelegenheit Kollegen und Wissenschaftlern, die ihn besuchten, präsentieren.[227]

Gerade diese unterschiedlichen Voraussetzungen könnten den Austausch auf anatomischem Gebiet, der 1722 begann, für Schulze und Trew umso interessanter gemacht haben. Im Folgenden sollen diese Themen aus der Korrespondenz herausgegriffen und eingehender erläutert werden.

In dem ersten uns erhaltenen Brief an Trew vom 28. Juni des Jahres 1722 bedankte sich Schulze im Rückblick auf ein stattgehabtes „Treffen unter Kollegen" in Nürnberg für die ihm entgegengebrachte Herzlichkeit.[228] Bei diesem Besuch hatte Trew Schulze ein Buch über Kopfwunden aus seiner Bibliothek versprochen, woran dieser ihn in seinem Schreiben nochmals erinnerte. Bei dieser Gelegenheit ersuchte er Trew auch um Zusendung von Schädelpräparaten, die er bei der Betreuung einer Dissertation

---

[224] Vgl.Tasche (1989), S. 12-19.
[225] Ebenda, S.12.
[226] S. Goez (1993), S.3.
[227] Vgl. Schnalke (1997), S.31.
[228] UBE BT Schulze 3 (1).

über die Schädelhöhlen mit dem Titel „*De cavitatibus ossium capitis*" benötigte.[229] Der Respondent[230] Reininger war der Überbringer dieses Briefes und sollte das Buch und die Knochenpräparate von Trew in Empfang nehmen. Entgegen seiner in vielen späteren Briefen auffallenden Säumnis in der Korrespondenz schickte Schulze mit dem Brief vom 23. Juli 1722[231] die Präparate zurück, konnte aber seine versprochene Gegenleistung, die mittlerweile fertiggestellte Dissertation, wegen des noch ausstehenden Druckes nicht mitsenden. Zum Ausgleich legte er dem Brief die Dissertation eines anderen Respondenten mit dem Titel „*De Elaterio*"[232] bei.

Als Schulze sich vier Jahre später erneut an Trew als anatomischen Mentor wandte[233], ging es um anatomische Präparate von den Nabelschnurgefäßen, die den Anstoß zu einer sieben Jahre andauernden fachlichen Diskussion über dieses Thema geben sollten: Am 1. März 1726 erinnerte Schulze Trew an die bereits versprochenen anatomischen Präparate von Nabelschnurgefäßen. Er erhielt sie zusammen mit einem Schreiben Trews vom 20. März 1726, in dem dieser den Wert eines dieser Präparate besonders betonte: „*[...] est autem rarissimum musei nostri, uterus scilicet Virginis 20 circiter annorum simul autem aptissimum ad dubia TUA solvenda.*"[234] Nachdem Schulze die entliehenen Präparate ungefähr zwei Wochen zum Studium behalten hatte, sandte er sie am 5. April 1726 an Johann Daniel Preißler (1666-1737), einen Künstler aus Nürnberg, der sie abzeichnen und danach an Trew zurückgeben sollte.[235] Aus Anlass der Rücksendung wollte Schulze wissen, welche umliegenden Strukturen vor der Herstellung der Präparate bestanden hätten und wandte sich aus diesem Anlass am gleichen Tage an Trew: „Sonsten bitte mir bey guter Muße eine kleine Nachricht aus ob vom *peritoneo* nicht noch etwas, bis zum Nabel hinan, weggenommen worden, und wie lang Mein Herr bruder das *Spatium* bis zum Nabel hinauf etwa selbst schätzen."[236] Dies legt nahe, dass er sich mit diesem Thema intensiver beschäftigen wollte und

---

[229] Reininger (1722).
[230] Die Respondenten waren die Verteidiger der Inauguraldissertationen.
[231] UBE BT Schulze 4 (2).
[232] „Über das Abführen". Diese Dissertation ist bei Sauer-Haeberlein unter den Arbeiten gelistet, die zwar nicht seinen Namen tragen, aber von Georg Andreas Will Schulze zugeschrieben werden. S. Haeberlein (1969) S. 143.
[233] Aus der Zwischenzeit sind uns nur zwei Briefe von Schulze an Trew erhalten. Vermutlich fand ihr Kontakt in dieser Zeit in Form von persönlichen Treffen statt.
[234] „Es ist aber ein ganz seltenes Stück aus unserem Museum, ein Uterus nämlich von einer ca. zwanzig Jahre alten Jungfrau, gleichzeitig aber sehr geeignet, Deine Zweifel zu beheben." UBE BT Trew 694.
[235] UBE BT Schulze 8 (6).
[236] Ebenda.

möglicherweise schon seine erst im Jahre 1733 publizierte Arbeit zu den Nabelschnurgefäßen plante.[237]

Trew, der sich selbst bereits im Jahre 1715 im Rahmen seiner Inauguraldissertation mit dem Blutkreislauf von Ungeborenen beschäftigt hatte,[238] antwortete wiederum sehr rasch. Bedenkt man die häufige Nachlässigkeit Trews in seiner Korrespondenzführung, die für seine Briefpartner ein ärgerliches, aber meist klaglos erduldetes Problem darstellte[239], ist es umso bezeichnender, dass er nur einen Monat später einen Brief verfasste[240], der nochmals eingehend auf die Struktur, die anatomischen Begrenzungen und die Terminologie der Nabelschnurgefäße einging. Anhand einer beschrifteten Zeichnung im Anhang desselben Briefes erläuterte er seine Ausführungen und bestätigte hiermit gleichzeitig sein zeichnerisches Talent, das er in anderen Veröffentlichungen bereits unter Beweis gestellt hatte.[241] Sowohl seine relativ schnelle Antwort als auch die Ausführlichkeit seiner Erläuterungen geben Anlass zu der Annahme, dass Trew sich dem Anatomieprofessor Schulze gegenüber als anatomisch versierter Arzt ausweisen und diese Position durch eine dementsprechend detaillierte Antwort unterstreichen wollte.

Drei Jahre später, im Februar 1729, gab die Anatomie der Nabelschnurgefäße wiederum Anlass zum wissenschaftlichen Dialog zwischen Schulze und Trew. Nun standen Beobachtungen im Mittelpunkt, die Trew im Zusammenhang mit der Abbindung der Nabelschnur bei Säuglingen gemacht hatte. Schulze wusste, dem Brief nach zu schließen, schon von diesen Beobachtungen,[242] wollte aber Genaueres darüber erfahren und bat Trew nochmals um „einige umständliche Nachricht" über dieses Thema.[243] Trew kam dieser Bitte in seinem Brief vom 1. März 1729 nach.[244] Darin berichtete er über zwei unterschiedliche medizinische Fälle aus seinem Umfeld, die beide die Frage aufwarfen, welche Gefahr das Unterlassen des Abbindens der Nabelschnur bei Neugeborenen mit sich bringe. Der erste Fall betraf einen Säugling, der

---

[237] S. Schulze (1733).
[238] S. Schnalke (1995), S. 182.
[239] Vgl. Steinke (1999), S. 35.
[240] S. UBE BT Trew 695.
[241] Vgl. Trew (1724). Hier befasste sich Trew mit der Kopfverletzung eines jungen Zigeuners und fügte seiner Arbeit ebenfalls Illustrationen bei. S. dazu Schnalke (1995), S. 24.
[242] Eine Publikation seiner Beobachtungen lässt sich erst für das Jahr 1734 nachweisen: „Observa-tiones et animadversiones in questionem de necessaria funiculi umbilicalis deligatione", Com-mercium 4 (1734), S. 218-221.
[243] UBE BT Schulze 26 (24).
[244] Vgl. UBE BT Trew 696.

nach der Geburt eine Zeit lang mit abgerissener Nabelschnur gelegen hatte, so dass es dadurch zwar zu einem beträchtlichen Blutverlust gekommen war, das Kind aber keinen Schaden erlitten hatte. Der zweite Fall beschrieb genau das Gegenteil: Es handelte sich um ein uneheliches Kind, das die Mutter kurz nach der Geburt vor dem Findelhaus in Nürnberg abgelegt hatte, wo es zu lange unbemerkt geblieben war und infolge der herrschenden Kälte wenige Stunden, nachdem man es gefunden hatte, an Unterkühlung gestorben war. Dass die Nabelschnur abgeschnitten und danach nicht abgebunden worden war, es aber trotzdem zu keinem Blutverlust gekommen war, erregte Trews besonderes Interesse: Er konnte sich selbst davon überzeugen, weil das Kind ihm zur Sektion ins anatomische Theater übergeben wurde, wo er feststellte, dass weder die Nabelschnurgefäße noch die Iliakalgefäße von einer besonders großen Menge Blutes angefüllt waren und daher kein postpartaler Blutfluss in Richtung Nabelschnurgefäße stattgefunden haben konnte. Schulze bedankte sich „für die gütige *Communication* Ihrer *observationum novissimarum de umbili-co*"[245], schloss aber keine weiteren Nachfragen an. Seine Ausdrucksweise lässt darauf schließen, dass er sich durch Trew auf den neuesten Stand gebracht fühlte.

Dass dieses Thema ihn aber nicht ruhen ließ, zeigen die unter seinem Namen veröffentlichten Dissertationen aus dem Jahre 1733.[246] Wie Schulze im Mai dieses Jahres nach Nürnberg berichtete[247], hatten seine revolutionären Überlegungen zum Blutfluss in den Nabelschnurgefäßen an der Universität Halle eine heiße Diskussion entfacht.

Der in Halle seit 1718 lehrende außerordentliche Anatomie- und Chirurgieprofessor Heinrich Bass (1690-1754)[248] hatte in einer öffentlichen Vorlesung Schulzes Thesen zur Physiologie der Nabelgefäße zu widerlegen versucht, worauf einer der Studenten Schulzes für diesen Stellung bezogen hatte. Auch Friedrich Hoffmann, der zu dieser Zeit in Berlin weilte, war an der aktuellen Fachdiskussion interessiert und hatte Neuigkeiten dazu aus Berlin zu melden. Er kündigte Beobachtungen von Hofrath

---

[245] UBE BT Schulze 27 (25).

[246] „*Dissertatio inauguralis medica de vasibus umbilicalibus natorum et adultorum*" (Medizinische Dissertation von den Nabelgefäßen neugeborener und erwachsener Menschen) Schulze (1733 c) sowie „*Dissertatio inauguralis medica, qua problema an umbili deligatio in nuper natis absolute necessaria sit in partem negativam resolvitur*" (Medizinische Dissertation, in der die Fragestellung, ob die Abbindung der Nabelschnur bei Neugeborenen unbedingt notwendig ist, verneint wird), Schulze (1733 a).

[247] UBE BT Schulze 58 (55).

[248] Hier handelt es sich um Heinrich Bass (1690-1754), der in Halle außerordentlicher Professor für Anatomie, Chirurgie und Geburtshilfe war; s. Hirsch, Bd. 1 (1929), S. 371. S. hierzu ausführlicher UBE BT Schulze 58 (55).

Johann Theodor Eller (1689-1760)[249] an, des leitenden Arztes des Charité-Krankenhauses, die Schulzes medizinische Behauptungen durch von Eller ausgeführte Experimente unterstützen könnten. Kurz darauf sandte Eller seine Forschungsergebnisse und medizinischen Ansichten an Schulze, nachdem dieser ihm bereits seine davon handelnden Dissertationen[250] hatte zukommen lassen. Zu Beginn seiner Ausführungen zeigte sich Eller solidarisch mit Schulze und erfreut über das übereinstimmende Ergebnis ihrer wissenschaftlichen Bemühungen:

„Ich habe in denen beyden, die *de structura et resectione funiculi umbilicalis* handeln, nicht wenig Vergnügen verspüret, um so viel me[h]r, da seither einigen Jahren bereits *casu* auf eben dieselben gedancken gerathen."[251]

Im Folgenden beschrieb Eller, der im gleichen Jahr ebenfalls eine Observation zu diesem Thema im *Commercium* veröffentlichte[252], seine an der Charité durchgeführten Experimente: Diese beruhten auf der fünf Jahre zurückliegenden Hausgeburt seiner Frau mitten in der Nacht, bei der er selbst bei der Entbindung helfen musste, weil die Hebamme nicht gleich zur Stelle war. Wegen der Eile und des fehlenden Lichtes band er die Nabelschnur des Neugeborenen nicht sorgfältig ab und der Faden löste sich, so dass das Kind mehr als eine halbe Stunde mit unverschlossener Nabelschnur lag. Zu Ellers Überraschung fand er das Kind „munter und schreiend" und konnte auch „keine *Haemorrhagie*" feststellen. Daraufhin führte Eller bei Tieren gleichartige Experimente durch, die ihn in seinen Beobachtungen bestätigten. Aufgrund seiner schon erwähnten Stellung als Direktor an der Charité waren seine Möglichkeiten damit aber noch nicht erschöpft. Seit sechs Jahren gab es an der Charité separate Räume für die Entbindung unehelicher Kinder, wo Hebammen unter Anleitung der Chirurgen ihre praktischen

---

[249] Johann Theodor Eller (1689-1760) studierte Jurisprudenz und Medizin in Halle, Leiden, Amsterdam und Paris. 1721 wurde er zum Anhalt-Bernburgischen Leibarzt ernannt. Ab 1727 leitete Eller als teilhabender Direktor die Charité in Berlin und war Direktor der medizinischen Klasse der *Societas Scientiarum Brandenburgica*. Er schrieb 1730 ein Werk mit Anleitungen zu Operation und Therapie. Vgl. DBA (1882) M 277, S. 331-334 (Meusel, Bd. 3, 1804). Die Charité, im Jahre 1710 vor den Stadtmauern Berlins als Quarantäne- und Pesthaus gegründet, diente bald als Garnisons- und allgemeines Krankenhaus zur Ausbildung von Militärärzten, wurde 1724 dem *Collegium medico-chirugicum* angegliedert und erhielt 1727 von Friedrich Wilhelm I. den Namen Charité („Barmherzigkeit"; die Behandlung war für Bedürftige kostenlos). Das Haus, das über etwa 400 Betten verfügte, von denen ca. 300 durch Pflegebedürftige belegt waren, war zugleich praktischer Ausbildungsort für die Medizinstudenten des *Collegium medico-chirurgicum*. S. Winau (1987), S. 82.

[250] S. Anmerkung 248 dieser Arbeit.

[251] S. UBE BT Schulze 59 (56). Die folgenden Zitate sind diesem Brief entnommen.

[252] „*De funiculo umbilicali non ligato*" (Über die nicht abgebundene Nabelschnur), s. *Commercium* 3 (1733), S. 377-379.

Fähigkeiten erweitern konnten.[253] Eller ordnete „einige *Experimenta*" bei Frauen an, die in der Charité entbunden hatten, was wohl ein riskantes Unterfangen war, jedoch bei seiner Zielgruppe – sozial und gesellschaftlich wenig angesehenen Frauen[254] – akzeptiert werden konnte. Sein erstes Experiment führte er bei „einer unehelichen Person"[255] durch; er ließ das Kind 25 Minuten liegen, ohne die Nabelschnur abzubinden, konnte dabei jedoch, entgegen der gängigen Vorstellung, keinen Blutverlust des Neugeborenen feststellen. Auch im Verlauf von zwei weiteren Experimenten erhielt er dasselbe Ergebnis. Eller betonte, dass er „denen einfältigen Müttern"[256] keinen Schrecken einjagen wollte und deshalb die Zeit des „Versuchs" nicht sehr großzügig bemessen habe. Hier klingt ein Bedürfnis des Arztes an, sich für seine nicht ganz ungefährlichen Experimente bei Neugeborenen zu rechtfertigen. Bei all seinem wissenschaftlichen Eifer war er sich der ethischen Problematik bewusst, ordnete diese letztlich aber dem medizinischen Erkenntnisgewinn unter.[257]

Die von ihm beschriebenen Ergebnisse, die Schulze an Trew weitergab, sah Eller als Beweis für den selbständigen Verschluss der Nabelschnurgefäße. Anatomisch hatte er dafür folgende Erklärung, die er allerdings nicht am anatomischen Präparat beobachtet, sondern in seinen „Gedanken geheget"[258] habe: Durch die gerundete Lage des Feten in der Gebärmutter könne das Blut durch die Iliakalgefäße in die Nabelschnurgefäße fließen, nach der Geburt würde durch die Streckung von Wirbelsäule und unteren Extremitäten eine Unterbrechung dieses Zuflusses erfolgen.[259] Angesichts der Tatsache, dass Trew und Schulze sich über mehrere Jahre hinweg

---

[253] Vgl. Winau (1987), S. 93; dazu auch die Beschreibung Ludwig Formeys über die verschiedenen Abteilungen der Charité im Jahre 1796: „Es [die Charité] besteht nämlich [...] aus einem Krankenhause und einer Anstalt, worin arme Schwangere, verheiratete und unehelich Geschwängerte einige Zeit vor der Entbindung aufgenommen, verpflegt, entbunden und erst nach den Wochen entlassen werden." Formey (1796), S. 265 f.

[254] Die Mehrzahl der Frauen, welche die Charité zur Entbindung aufsuchten, hatten kein Einspruchsrecht, da sie ledig, ohne Zuhause und mittellos waren und der Charite nach der Entbindung zu Dank verpflichtet waren oder sogar ihren Aufenthalt mit entsprechender Arbeitsleistung bezahlen mussten. Vgl. hierzu Winau (1987), S. 93.

[255] UBE BT Schulze 59 (56).

[256] UBE BT Schulze 59 (56).

[257] Vgl. Winau (1987), S. 85. Zum moralischen Diskurs über das medizinische Menschenexpe-riment im 19. Jahrhundert vgl. Elkeles (1996).

[258] UBE BT Schulze 59 (56).

[259] Ebenda. Tatsächlich kontrahieren sich nach heutigem Forschungsstand die beiden Umbilikal-arterien kurz nach der Geburt, jedoch nicht aufgrund der veränderten Körperhaltung des Feten, sondern wohl durch den Abfall lokal gebildeter Prostaglandine, die auch für das Offenhalten des *Ductus arteriosus Botalli* zuständig sind. Vgl. Lütjen-Drecoll (1996), S. 404.

wiederholt über die Thematik austauschten, stellt sich die Frage, inwieweit die beiden Mediziner zu ihren Schlussfolgerungen aufgrund eigens angestellter Forschung gekommen waren und ob sie auf dem Gebiet der Geburtshilfe wirklich praktische Erfahrung hatten. Ein Briefentwurf Trews vom 19. April 1726[260], der eine Skizze zur anatomischen Topographie der Nabelschnurarterien enthält, legt dies nahe. Trew bemühte sich, seinen Wissenstand durch graphische Erläuterungen zu verdeutlichen und Schulze mitzuteilen.

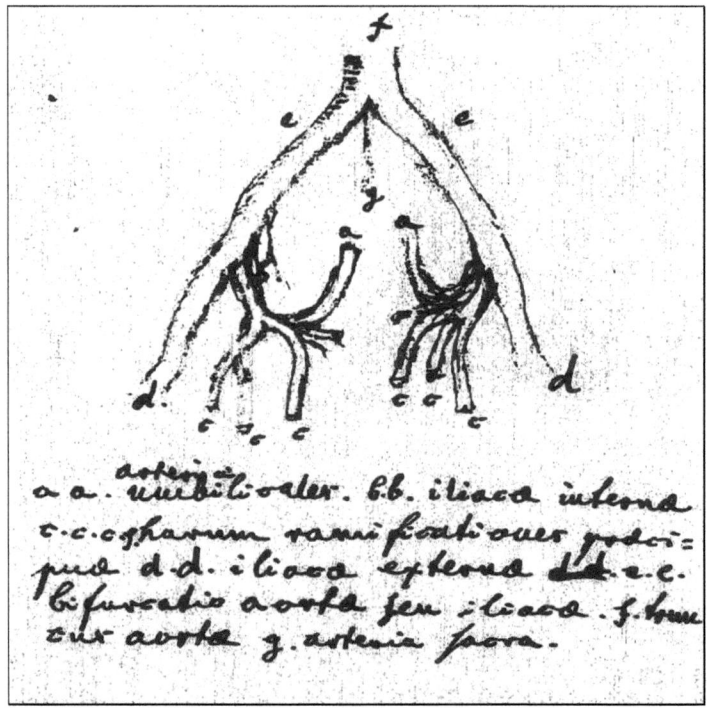

Abb.4   Die Skizze Trews aus dem oben genannten Brief von 1726 zeigt die Abgänge der großen Beckenarterien und deren Verzweigung.

An dieser Stelle erleichtert ein kurzer Blick auf den Stand der Geburtshilfe zu Schulzes Zeit das Verständnis für den Hintergrund ihrer Forschungen. Eller hatte als Arzt an der Charité ständigen Kontakt mit einer Vielzahl von Patienten, darunter auch

---

[260]   UBE BT Trew 695.

den dort entbindenden Frauen. Ein Universitätsprofessor wie Schulze, der keinen Zugang zu einem Krankenhaus mit Entbindungsanstalt hatte, kam hingegen nur in seltenen Fällen mit der Geburtshilfe in Berührung.

Die Lehre der Geburtshilfe im Rahmen der chirurgischen Vorlesungen gestaltete sich an den einzelnen Universitäten sehr unterschiedlich: Während Göttingen seit 1751 über eine eigene Entbindungsanstalt verfügte[261], wurde in Halle, Schulzes zweitem Wirkungsort, erst 1811 eine solche Einrichtung gegründet. Ärzte wie Schulze und Trew, die keinen geregelten Zugang zu klinisch-geburtshilflichen Einrichtungen hatten, beschränkten sich bei ihrer Tätigkeit auf die Demonstration der weiblichen Anatomie an der Leiche, die hausärztliche Betreuung privater Schwangerer oder die Anwesenheit bei Geburten innerhalb der eigenen Familie.

Im Gegensatz zu Schulze, der in seinen Briefen nie etwas über eigene Beobachtungen oder Experimente auf dem Gebiet der Geburtshilfe erwähnte, konnte Trew immerhin von zwei Fällen in diesem Zusammenhang berichten, von denen er mit dem einen persönlich in Berührung gekommen war.[262] Weder Schulze noch Trew hatten den Schritt getan, ihre Beobachtung durch Experimente zu bestätigen und damit die bisherige Lehrmeinung über die Physiologie der Nabelgefäße zu widerlegen. Eller, der als leitender Arzt an der Charité und als Professor im *Collegium medico-chirurgicum*[263] die Autorität der medizinischen Lehre mit den Möglichkeiten eines Krankenhauses von der Größe der Charité verbinden konnte, führte aus Anlass eines medizinisch interessanten Einzelfalles aus seinem häuslichen Umfeld Experimente an Neugeborenen durch. Bevor er sich zu diesem Schritt entschieden hatte, stellte er zuerst „*reflexiones [...]* über die Geburth der Thiere"[264] an und versuchte, mit Hilfe seiner anatomischen Kenntnisse über die Lage eines Feten im Mutterleib und der Beobachtung der Handgriffe der Hebammen eine Bestätigung für seine Annahme zu erhalten, dass sich die Nabelschnurgefäße nach der Geburt von alleine verschließen. Erst als er sich ziemlich sicher war, entschloss er sich der verbliebenen Unsicherheit „durch

---

[261] Vgl. Schlumbohm (1998), S. 36.

[262] Vgl. UBE BT Trew 696.

[263] Das *Collegium medico-chirurgicum* wurde 1723 von König Friedrich Wilhelm I. mit dem Ziel gegründet, „die anatomischen Übungen mit anderen medizinischen, chirurgischen, botanischen und chymischen zu vervollständigen". Vgl. Winau (1987), S. 64 und 65. Es gab sechs Professorenstellen, eine davon für Anatomie; diese sollte durch Unterricht am anatomischen Theater gerade Chirurgen mit den Grundkenntnissen über den menschlichen Körper und seine Funktion ausstatten.

[264] UBE BT Schulze 59 (56).

entscheidend Beweisthümer abzuhelffen"[265] und führte seine Experimente an den Neugeborenen lediger Mütter durch.

Schließlich ist die wissenschaftliche Position des *Commercium* interessant. Nachdem Schulze und Eller ihre Erkenntnisse im Zusammenhang mit den Nabelschnurgefäßen im *Commercium* publiziert hatten, äußerten sich andere Ärzte in der gleichen Zeitschrift zu diesem Thema sehr skeptisch und zeigten die Gefahren bei Nichtabbinden der Nabelschnur auf.[266] Um keinerlei Risiko einzugehen, entschied sich Trew letztlich in einer von ihm veröffentlichten Stellungnahme aus dem Jahre 1734 dazu, die Empfehlung zum Abbinden der Nabelschnur zu geben.[267]

Der briefliche Austausch zwischen Schulze und Eller beschränkte sich jedoch nicht auf die Frage der Nabelschnurdiskussion. Ein weiteres Wissensgebiet, das in ihrer Korrespondenz zur Sprache kam, war die Frage der anatomischen Präparationstechnik.[268]

Für die anatomische Lehre und Forschung war es von großer Bedeutung, mit bestimmten Techniken Gefäßverläufe darzustellen oder anatomische Strukturen freilegen und haltbar machen zu können.[269] Im 17. und 18. Jahrhundert war die Präparationstechnik durch bekannte Anatomen wie Frederik Ruysch (1638-1731)[270], Abraham Vater (1684-1751) oder Johann Friedrich Meckel (1724-1774) in ihren Möglichkeiten ausgebaut und verfeinert worden; allerdings war keiner der Genannten gerne bereit, die Rezepturen für seine Injektionsflüssigkeiten preiszugeben.[271]

Als Schulze 1732 an die Universität Halle kam, lehrte dort bereits seit mehreren Jahren der angesehene Anatom Johann Friedrich Cassebohm (1699-1743).[272] In dieser

---

[265] S. ebenda.
[266] Vgl. hierzu Peter Christian Burgmanns Observation „*De morte ex funiculo umbilicali non ligato*" (Über den Tod aufgrund einer nicht abgebundenen Nabelschnur), *Commercium* 4 (1734), S. 385 f. S. *Commercium* 3 (1733), S. 377-379.
[267] Vgl. hierzu Trews „*Observationes et animadversiones in quaestionem de necessaria funiculi umbilicalis deligatione*" (Beobachtungen und Wahrnehmungen bezüglich der Frage, ob eine Abbindung der Nabelschnur notwendig ist), *Commercium* 4 (1734), S. 218-221.
[268] Zum genauen Herstellungsverfahren verschiedener Präparate s. Schultka (2003), S. 55.
[269] Vgl. hierzu Müller-Dietz / Salaks (1992), S. 21.
[270] Einer der berühmtesten Anatomen dieser Zeit war Frederik Ruysch, der sowohl eine Injektionsmasse, mit der er sehr weit in die Gefäße vordringen konnte als auch eine besondere Technik der Gefäßfreilegung entwickelte; vgl. Sturm (2007), S. 380.
[271] Vgl. Schultka (2003), S. 66.
[272] Im Vorlesungsverzeichnis der Universität Halle aus dem Jahre 1732 ist Johann Friedrich Cas-sebohm unter den Extraordinarien aufgeführt. Es wird angekündigt, dass er in privaten Kollegien über die Methode der Sektion sowie der Konservierung lehren werde. VVUH

Zeit war die Anatomieprofessur auf ein unbezahltes Extraordinariat zurückgestuft worden. Ob das *Theatrum anatomicum*, das Cassebohms Vorgänger Daniel Coschwitz (1679-1729) 1727 auf eigene Kosten hatte errichten lassen, zu Schulzes Zeit für die Durchführung von Sektionen genutzt wurde, ist unklar, da seine Nutzung an die weitere Abbezahlung des Kaufpreises gebunden war.[273]

Wie aus dem ersten Brief Schulzes von Halle nach Nürnberg im Jahre 1732[274] hervorgeht, hatte Cassebohm den Ruf, einerseits äußerst ungern etwas von seinen eigenen anatomischen Entdeckungen preiszugeben, andererseits diejenigen anderer für sich zu beanspruchen. Schulze fühlte sich jedoch allem Anschein nach dem ehrgeizigen Kollegen gegenüber gewappnet und versicherte Trew, dass er jenem „den narcaristischen Geist benehme".[275]

Ein Jahr später hatte sich wohl bereits ein gewisses Vertrauen zwischen den beiden Kollegen eingestellt, denn Schulze konnte Trew am 25. Oktober 1733 mitteilen, dass er von Cassebohm einiges von der streng geheim gehaltenen Injektionstechnik Frederik Ruyschs erfahren habe.[276] Cassebohm hatte über den in Berlin lehrenden Anatomieprofessor Franz August Buddeus (1695-1753), der seine Information wiederum von Eller erhalten hatte, etwas von der Injektionstechnik in Erfahrung gebracht.[277] Schulze bezeichnete seine höchst wertvollen Informationen als ein Geheimnis, das ihm entdeckt worden sei („*arcanum, ut mihi revelatum est*"). Das Geheimnis bestünde in den für die Präparation entscheidenden Substanzen Firnis und Zinnober, die „laulicht injiciret" werden sollten. Der Zinnober wurde als Farbstoff zur Darstellung von Gefäßen genutzt, der Firnis hatte wohl stabilisierende Eigenschaften und wurde zur Haltbarmachung der Präparate verwendet.[278]

Wie wertvoll eine gute Mixtur des Injektionsmaterials für einen Anatomen war und auf welche Weise versucht wurde, das entsprechende Rezept geheim zu halten,

---

(1732), S. 14. – In der historischen Einordnung der Halleschen Anatomie für das 18. Jahrhundert bei Völker (1979) findet Schulzes Name keine Erwähnung.

[273] Vgl. Kaiser (1979), S. 42-43, sowie Stukenbrock (2001), S. 100.
[274] UBE BT Schulze 56 (53). Zur Biographie Cassebohms s. ebenda.
[275] Ebenda. - Mit „narcaristisch" ist wohl „narzisstisch" gemeint.
[276] Frederik Ruysch hielt seine Injektionstechniken bis zu seinem Tode im Jahre 1731 streng geheim; danach veröffentlichte ein Assistent von ihm die Rezeptur; s. Schultka (2003), S. 66.
[277] UBE BT Schulze 59 (56). Die folgenden zwei Zitate sind diesem Brief entnommen.
[278] Vgl. Schultka (2003), S. 64.

wird aus einem anderen Brief Schulzes des Jahres 1730 ersichtlich:[279] Er hatte in einer Dissertation von Heinrich Albert Nicolai (1701-1733) eine Anmerkung über die Ruyschianische Injektion gelesen, die mittels eines Geheimcodes verschlüsselt war und die er nun an Trew mit dem Vorschlag weitergeben wollte, nach der angegebenen Rezeptur eine entsprechende Injektionsmasse herzustellen. Da der Geheimcode aber nicht die vollständige Rezeptur zu enthalten schien, war die Frage über die Herstellung der Farbe nicht geklärt; Schulze gab diese offene Frage an Trew weiter und wollte dessen Beobachtungen dazu abwarten: „Wie aber werden wir Farbe hervorbringen? Zinnober oder Mennige werden nicht tief genug eindringen. Oder vielleicht wird eine Tinctur von brasilianischem Holz, aus dem die rote Druckerschwärze, wie wir zu sagen pflegen, hergestellt wird, diesem Ziel dienen."

Drei Jahre später erhielt Schulze von Cassebohm neue Anregungen in der Präparationsfrage. Dieser hatte ihm Präparate gezeigt, die mit den viel versprechenden Ruyschianischen Materialien hergestellt worden seien; Schulze jedoch hatte von einem Kollegen aus Nürnberg gehört, dass die Ruyschianische Injektionstechnik nicht von dauerhaftem Bestand sei. Aus diesem Anlass erkundigte sich Schulze bei Trew, der offensichtlich ein Werk mit dem Titel „De iniectione" geplant hatte, nach dem Fortschritt dieses Publikationsvorhabens.[280] Dass unter den Anatomen, die sich mit der Injektionstechnik beschäftigten, auch Ellers Name von Schulze genannt wurde, war sicherlich kein Zufall. Als Professor im *Collegium medico-chirurgicum* in Berlin musste dieser nicht Vorgesetzte um Erlaubnis zur Herstellung anatomischer Präparate von Leichen bitten; durch die Anbindung der Charité an die medizinische Lehre war die Verfügbarkeit von Körpern Verstorbener gewährleistet. Die hohe Sterblichkeit der Patienten in der Charité,[281] wo überwiegend die arme Bevölkerung versorgt wurde, ließ zahlenmäßig genügend Leichen anfallen. Diese durften ebenso wie die Hingerichteten der Anatomie zur Verfügung gestellt werden.[282] Ellers anatomischer Eifer ist umso verständlicher, bestand doch das erklärte Ziel des *Collegium medico-chirurgicum* darin,

---

[279] UBE BT Schulze 30 (28). Das folgende Zitat in Übersetzung ist diesem Brief entnommen. Im Original lateinisch: „*Cinnabaris aut minium haud satis profunde penetrabunt. An forte tinctura ligni Brasiliani, quo atramentum rubrum, ut loqui solemus, conficitur, huic scopo inserviet.*"

[280] S. UBE BT Schulze 59 (56). Schulze fragte in diesem Brief folgendermaßen nach einer Arbeit Trews zur Injektionstechnik „Wie stehets um des Herrn bruders *tractat de iniectione?*" Dieses Vorhaben wurde von Trew nie in die Tat umgesetzt; es existiert keine Arbeit Trews mit diesem Titel.

[281] Vgl. Winau (1987), S. 97.

[282] Vgl. Waldeyer (1960), S. 518.

„praktische und theoretische Unterweisungen zu verbinden"[283] und den anatomischen Unterricht am Objekt zu veranschaulichen. Während es zu diesem Zeitpunkt der Korrespondenz speziell um die Kunst der Gefäßinjektion ging, hatte sich Schulze bereits zu einem früheren Zeitpunkt mit der Herstellung anderer anatomischer Präparate beschäftigt. Nicht nur die Anfertigung von Trockenpräparaten zu Anschauungszwecken, sondern auch die Konservierung von Feuchtpräparaten in alkoholhaltiger Flüssigkeit war zu dieser Zeit bereits ein gängiges Präparationsverfahren, allerdings durchaus nicht immer von Erfolg gekrönt. Obwohl in Schulzes Briefen kein Hinweis darauf zu finden ist, dass er über eine eigene anatomische Sammlung verfügte, hatte er wohl allem Anschein nach im Rahmen seiner Tätigkeit als Anatom an der Universität Altdorf hin und wieder die Möglichkeit zur Herstellung anatomischer Präparate, was ihn dazu veranlasst haben könnte, Überlegungen zu den besten Präparationstechniken anzustellen.[284] Wie Schulze in einem Brief aus dem Jahr 1727 berichtete, hatte er „aus dem anatomirten Hansel von Rasch[285] (auf welchen eine *Inscription* beygehet) viel starke *polypos* bekommen".[286] Nachdem er diese an einen Herrn Schmid aus der Nürnberger Mohrenapotheke weitergegeben habe, sei es diesem passiert, dass die in Weingeist eingelegten Polypen sich nach mehreren Tagen aufgelöst hätten.[287] Auch ein anderer Kollege aus Eisenach habe Ähnliches bei ebenfalls in Weingeist konservierten Polypen beobachtet. Da der Zweck des Weingeistes – die Haltbarmachung der Präparate – damit verfehlt worden war, ist davon auszugehen, dass hier kein ausreichender Zusatz anderer Substanzen verwendet worden war, der die Zersetzung der Präparate hätte verhindern können.[288] Diese Zusätze bestanden aus Salpeter- sowie Salzsäure, Zuckerlösung und Kali und wurden durch den Weingeist ergänzt; man verwendete sie besonders für die Aufbewahrung von Gehirn-Präparaten.[289]

Obwohl wir aus der Diskussion über anatomische Präparate und aufgrund des Tätigkeitsfeldes der beiden Briefpartner auf ein großes beiderseitiges Interesse für die

---

[283] Ebenda, S. 65.
[284] Zudem fand Schulze, als er in Altdorf eintraf, eine bereits von seinem Vorgänger Lorenz Heister angelegte anatomische Sammlung vor. Vgl. Tasche (1989), S. 18.
[285] Rasch ist ein Weiler ca. 2,5 km südöstlich von Altdorf.
[286] Vgl. UBE BT Schulze 12 (10).
[287] Vermutlich handelte es sich bei diesen „Polypen" um die damals vieldiskutierten „Herzpolypen", die wohl postmortale intrakardiale Blutgerinnsel darstellten. Vgl. Meckel (1828), S. 166 f.
[288] Vgl. hierzu Schultka (2003), S. 53 f.
[289] Vgl. ebenda, S. 54.

Anatomie schließen können, begegnen wir nur an zwei Stellen innerhalb der Korrespondenz der Beschreibung eines anatomischen Befundes auf der Grundlage eigenhändig durchgeführter Sektionen. Dabei war es in beiden Fällen Schulze, der Trew über seine Beobachtungen informierte und ihn um eine Stellungnahme bat, was die Art der Sektion oder die vorgefundenen Strukturen betraf.

In seinem Brief vom 10. September 1723[290] sprach Schulze von einer neuen Technik, mit der er den Lymphsammelstamm eines Leichnams präpariert habe, die er jedoch entgegen seiner Vorankündigung in späteren Briefen nicht mehr erwähnte. Über die Umstände und das Ziel dieser Sektion können wir nur spekulieren: Sie könnte im Rahmen einer Lehrsektion stattgefunden haben, an der die Studenten gegen ein Honorar teilnehmen konnten.[291] Betrachtet man jedoch den Zeitpunkt des Briefes, der im September 1723 verfasst wurde, erscheint dies unwahrscheinlich, da zu dieser Jahreszeit aufgrund rascher Verwesung keine anatomischen Kurse oder öffentlichen Demonstrationen durchgeführt wurden.[292] Die Sektion könnte Schulze stattdessen zur Verfolgung eigener Forschungszwecke und möglicherweise auch zur Herstellung anatomischer Präparate gedient haben. Angesichts der Tatsache, dass es sich bei dem Verstorbenen nicht um einen hingerichteten Verbrecher, einen verstorbenen Mittellosen oder einen anderen Angehörigen der typischerweise der Anatomie zugeleiteten sozialen Gruppen gehandelt hatte,[293] sondern um einen persönlichen Bekannten Schulzes, nämlich seinen „*hospes*", darf dies jedoch angezweifelt werden. Möglicherweise handelt es sich bei dieser Sektion weniger um eine „anatomische Zergliederung" im eigentlichen Sinne, sondern eher um eine Obduktion, bei der die Eröffnung des Leichnams dazu dienen sollte, Hinweise auf die Todesursache zu erhalten.

Für die Herstellung von anatomischen Präparaten war eine entsprechende Ausrüstung mit Instrumenten erforderlich, die bezahlt werden musste, und zwar an den meisten Universitäten von den Anatomieprofessoren selbst.[294] Wie es sich in Altdorf mit der Kostenübernahme verhielt, ist leider nicht nachzuvollziehen, allerdings ist davon auszugehen, dass dort die Situation nicht anders war als an vielen deutschen Universitäten, wo die Professoren für Unterricht, Materialien und Instrumente selbst

---

[290] UBE BT Schulze 5 (3). Schulze berichtet hier, den Leichnam seines „Gastfreundes" (*hospitis*) seziert zu haben.

[291] Dieses betrug z.B. in Helmstedt um diese Zeit 2 Taler pro Sektion. Vgl. Stukenbrock (2001), S. 101.

[292] Vgl. Stukenbrock (2001), S. 120.

[293] Ebenda, S. 124.

[294] Vgl. Stukenbrock (2001), S. 100.

aufkommen mussten. So berichtete der Anatom Ackermann aus Kiel 1776, dass er für die Anschaffung von Werkzeugen „allein über zweihundert Taler bezahlt habe".[295] Folglich wurde ein Teil der Ausstattung anatomischer Einrichtungen aus den privaten Mitteln des jeweiligen Lehrstuhlinhabers finanziert und musste bei einem Wechsel neu angeschafft werden. Als Beispiel für die Kosten einer Sektion zu dieser Zeit sei auf eine Aufstellung der verschiedenen Einzelposten von Lorenz Heister aus dem Jahre 1726 hingewiesen, in der er eine Gesamtsumme von 15 Talern und 20 Gulden nannte. Der finanzielle Aufwand für eine einzelne Sektion lässt sich in etwa einschätzen, wenn man von einem Jahresgehalt der Professoren zwischen 200 und 600 Talern ausgeht.[296]

Sieben Jahre später berichtete Schulze seinem Nürnberger Korrespondenten erneut von einer Sektion.[297] Hierin erfahren wir einiges über die Widrigkeiten, mit denen ein Anatom zu kämpfen hatte. Schon die einleitenden Worte des Briefes geben einen Einblick, wie schwierig die Bedingungen für anatomische Sektionen gewesen sein müssen: „Was sprichwörtlich gesagt zu werden pflegt, dass häufig in einem Augenblick geschieht, was man nicht in einem Jahr erhoffte, dies ist mir zuteil geworden, dass sich nämlich eine Bäuerin in der Nacht von Sonntag auf Montag erhängte, die ich mit der Zustimmung des Herrn *Praefecten* und der angesehenen Herren Provinzialbeamten zur Sektion erhalten habe."[298]

Dieser Aussage zufolge musste die Versorgung der Universität Altdorf mit Leichen zu Schulzes Zeiten schon ziemlich schlecht gewesen sein. Um diese Situation besser einschätzen zu können, ist sie vor dem rechtlichen Hintergrund zu dieser Zeit zu sehen: Für anatomische Sektionen in Frage kamen neben den Leichen von Hingerichteten die Selbstmörder, wobei hier ortsabhängig unterschieden wurde zwischen Personen, die bereits zur Hinrichtung verurteilt waren, und denen, die sich aus anderen Gründen das Leben genommen hatten. Im Laufe des 18. Jahrhunderts kam es an vielen Universitäten zu einem Leichenmangel, der besonders die betroffenen Anatomen zu Beschwerden bei der Obrigkeit veranlasste und eine Erweiterung der in Frage kommenden Zielgruppen nötig machte.[299] So ließ man in mehreren deutschen

---

[295] LA SH (Landesarchiv Schleswig-Holstein): *Pro Memoria* von Ackermann vom 7. April 1777, zitiert nach Stukenbrock (2001), S. 100.
[296] Vgl. Stukenbrock (2001), S. 98-100.
[297] UBE BT Schulze 34 (32). Das folgende Zitat ist diesem Brief entnommen.
[298] Im Original lateinisch: „*Quod dici proverbio solet accidere saepe in puncto, quod non speretur in anno, id mihi subito contigit, ut femina rustica semel suspenderet nocte inter diem solis & luna[e], quam favore Domini Praefecti & Illustrium Dominorum Provincialium ad dissecandum impetravi.*"
[299] Vgl. Stukenbrock (2001), S. 127 f.

Städten, darunter Kiel, Göttingen und Nürnberg, Ende des 18. Jahrhunderts auch tot Aufgefundene und Verunglückte für die Anatomie zu, allerdings unter der Voraussetzung, dass sich die Familienangehörigen, soweit vorhanden, damit einverstanden zeigten.[300] In der Folgezeit kam in vielen Städten die Bevölkerungsgruppe der armen Bürger, deren Begräbniskosten im Falle einer Sektion von der Anatomie übernommen wurden, und die Gruppe der verstorbenen ledigen Schwangeren hinzu, jedoch mit vielfältigen Einschränkungen und abhängig von den jeweiligen örtlichen Gesetzen.[301] So ist für Nürnberg schon aus dem Jahr 1710 ein Erlass erhalten, der bei Zustimmung der Verwandten eine Ablieferung von verstorbenen Spitalinsassen zur Anatomie vorsah.[302]

Schulzes Freude über diesen „Glücksfall" dürfte nicht zuletzt den mit der Sektion verbundenen Geldeinnahmen gegolten haben und wurde durch den Umstand getrübt, dass einige seiner Medizinstudenten schon in die Weihnachtsferien abgereist waren und von den verbliebenen elf nur sechs bereit waren, vor Abschluss der Sektion das Hörergeld zu zahlen.[303]

Nichtsdestoweniger begann Schulze den Sektionskurs. Bereits zwei Tage später konnte er eine interessante Beobachtung an Trew berichten, die er bei der Eröffnung des Unterbauches gemacht hatte: Im Bereich des Enddarmes fand er kurz oberhalb des Schließmuskels einen Tumor von Nussgröße sowie mehrere „Säckchen und Wasserblasen".[304] Im Bereich der Gebärmutter dagegen fand sich eine vermehrte Gefäßzeichnung, Blutfülle, ein narbiges Ovar und ein Eileiter mit anhängenden Bläschen. Schulze beschrieb die Lokalisation und die Größe dieser Strukturen im

---

[300] Ebenda, S. 46. Insgesamt zur Beschaffung der Leichen für die Anatomie s. ebenda, S. 37-76. Auch für Nürnberg gibt es Belege von 1751, gemäß denen die Leichen Verunglückter für die Anatomie der Universität Altdorf zugeführt werden sollten. S. Sta AN D 2/IV–Heilig-Geist-Akten, Nr. Sch 82/11.

[301] Der Begriff „Arme" bezog sich auf Personen niedrigen Standes sowie Bettler, deren Begräbniskosten in Städten ohne eine medizinische Universität normalerweise von der Armenkasse übernommen wurden. Gerade bei dieser Gruppe musste die Anatomie mit der Angst und dem Unbehagen der Betroffenen rechnen, die lieber die Stadt verließen als mit dem Gedanken an eine Sektion nach dem Tod zu leben.

[302] S. Sta AN D2/IV-Heilig-Geist-Akten, Nr. 4147. Ebenfalls aus dieser Zeit ist ein Fall überliefert, bei dem eine an Melancholie leidende Frau schließlich im Gefängnis an einer Gallenkolik verstorben war und von dem damaligen Nürnberger Anatomen Osterhausen für das anatomische Theater erbeten und bewilligt worden war. Da die Verwandten der Toten zustimmten, wurde sie der Anatomie übergeben. S. Sta AN B 13 – Schöffenamt, Nr. 1411: „Die hysterische und melancholische Anna Johanna Kathrina Heichel (Heuchel), deren Cadaver Dr. Osterhausen für das Theatr. anat. (Anatomie) erbat." 1784-1791.

[303] S. UBE BT Schulze 34 (32).

[304] UBE BT Schulze 35 (33).

Detail, war sich allerdings nicht im Klaren darüber, was davon pathologisch sei und was er als normalen anatomischen Befund ansehen sollte. Ohne eine eigene Stellungnahme oder Verdachtsdiagnose zu äußern, wandte sich Schulze an Trew mit der Frage, was dieser über seine anatomischen Schilderungen denke.[305]

In seinem Antwortschreiben vom 23. Dezember 1730 ging Trew jedoch nicht auf diesen Sektionsbefund ein, sondern äußerte sein Bedauern über die mangelnde Teilnahme und das fehlende Interesse der Studenten.[306] Ungeachtet der ausgebliebenen Resonanz berichtete Schulze erneut von dieser Sektion, und zwar in seinem Brief vom 4. Januar 1731.[307] Schulze hatte bei der Freilegung des Skeletts an den Lendenwirbelkörpern Sesambeine entdeckt, eine „Curiosität", die er Trew unbedingt mitteilen wollte, bevor er die Sektion abschloss. Hiermit wird zugleich die Dauer der Sektion ersichtlich, denn Schulze gab an, einen Tag vorher bei der Präparation des Skeletts, die zur Aufgabe der Studenten gehörte, selbst geholfen zu haben. Die gesamte Sektion hatte also etwa zwei Wochen gedauert, was durchaus im Bereich des Üblichen lag, und hatte sich offensichtlich über die ganzen Weihnachtsferien hingezogen, so dass die Studenten Prioritäten setzen und auf ihre Ferien zugunsten dieser Gelegenheit verzichten mussten.[308] Dies zeigt, dass Sektionen an der Universität Altdorf sowohl für Studenten als auch für Professoren eine nicht alltägliche Möglichkeit zur Anwendung der praktischen Anatomie darstellten. Für seine zweite Wirkungsstätte in Halle sind uns keine Belege für von Schulze durchgeführte Sektionen in den Briefen überliefert.

Schulze betrachtete Trew in Fragen der Anatomie als erfahrenen Fachmann, an den er sich entweder als Fragender oder als Berichtender wenden konnte, in der Hoffnung, eine fundierte Stellungnahme zu erhalten. Er tauschte mit Trew anatomische Präparate aus und erwartete, dass dieser per Brief oder beim nächsten persönlichen Treffen sein fachliches Urteil zu Beschaffenheit und Ätiologie abgab und ihm an seinen eigenen anatomischen Präparaten die entsprechenden Strukturen erläuterte. Dies galt in umgekehrter Weise, wenn Schulze seine Sektionsbefunde schilderte und mit Trew mögliche Diagnosen diskutierte. In seiner Zeit in Halle war Schulze bestrebt, die Präparationstechnik zu verfeinern und versuchte Trew in den Austausch diesbezüglicher

---

[305] Ebenda: „*Quid sentis de hoc?*" (Was denkst du darüber?)
[306] S. UBE BT Trew 698.
[307] S. UBE BT Schulze 36 (33).
[308] Stukenbrock (2001) gibt eine durchschnittliche Dauer von 2-3 Wochen für die Sektion einer Leiche in den Wintermonaten an. Aufgrund der fehlenden Konservierungsmöglichkeiten war eine Sektion selbst in den Wintermonaten zeitlich sehr beschränkt; s. ebenda, S. 116.

Informationen mit einzubeziehen.[309] Besonders intensiv war ihr wissenschaftlicher Dialog über die Anatomie der Nabelschnurgefäße und die hieraus resultierenden Konsequenzen für die Lehre und Praxis in der Geburtshilfe. Als dritter Diskussionsteilnehmer wird dabei der Berliner Professor und Arzt an der Charité, Johann Theodor Eller, greifbar.

Durch seine vielseitige wissenschaftliche Tätigkeit im Rahmen seiner Professur an der Universität und die dementsprechende zeitliche Einschränkung konnte Schulze sich nicht in dem Maß der anatomischen Forschung widmen, wie es Trew als „wissenschaftlich ambitionierter ärztlicher Praktiker" tat.[310] Unabhängig davon, ob es sich um Dissertationen mit vorwiegend anatomischem Inhalt, anatomische Mitteilungen anderer Wissenschaftler oder seine eigenen anatomischen Entdeckungen handelte, die er an Trew weitergab, bewegte ihn dabei stets das Bestreben, den Fluss anatomischen Wissens zwischen Nürnberg und Altdorf bzw. Halle aufrecht zu erhalten.

Neben der Bedeutung der Anatomie für das persönliche Verhältnis der Korrespondenten lässt sich durch die Briefe Schulzes eine Vorstellung von der beachtlichen Position der Anatomie für die Universität Altdorf zu Schulzes Zeit gewinnen. Seit der Neugründung der Universität Erlangen im Jahr 1743 verlor die Universität Altdorf zunehmend an Bedeutung, was sich sowohl in den sinkenden Studentenzahlen als auch der Abnahme der Zahl der anatomischen Lehrveranstaltungen abzeichnete.[311] Eine 1729 vom Nürnberger Rat eingesetzte Kommission zur Beurteilung der Bedingungen an der Altdorfer Universität kritisierte im Jahre 1743 in ihrem Abschlussbericht die ungenügende Ausstattung mit Instrumenten sowie die mangelhafte Einrichtung und Versorgung des anatomischen Theaters.[312] Auch die Studenten beklagten in der Folgezeit die zusehends schlechteren Bedingungen der medizinischen Lehre in Altdorf.[313] Diese Entwicklung mag ein Hinweis dafür sein, dass Schulze am Ende einer Ära bedeutender Anatomen wie Moritz Hoffmann oder Lorenz Heister an der Universität Altdorf stand, deren Stern Mitte des 18. Jahrhunderts wohl bereits zu sinken begonnen hatte.

---

[309] Ob Trew darauf einging, lässt sich auf der Basis der Korrespondenz nicht belegen.
[310] Schnalke (2003), S. 31.
[311] Vgl. Goez (1993), S. 5. 1728 betrug die Zahl der Immatrikulationen 68, im Jahr 1738 immatrikulierten sich nur noch 53 Studenten.
[312] UBE AUA 30, zitiert nach Goez (1993), S. 8.
[313] Folgende Quelle aus dem Nürnberger Stadtarchiv aus dem Jahre 1807 macht die Notstände deutlich: „Den Vortrag einiger die Medizin zu Altdorf Studierender betreffend, das dortige anatomische Theater mit Leichnamen zu versorgen", Nürnberg 1807. S. AUA Faszikel 190. Nürnberg *Acta Academica*.

4.2. Das *Commercium litterarium*

Zum Gründungszeitpunkt der von Trew ins Leben gerufenen Nürnberger Gelehrtenzeitschrift *Commercium litterarium*[314] im Herbst des Jahres 1730 hatte Schulze bereits zehn Jahre an der Universität Altdorf eine Professur für Anatomie und Chirurgie inne und sollte dort noch bis zum Herbst des Jahres 1732 tätig sein. Während der letzten zwei Jahre seiner Tätigkeit an der Universität in Altdorf, gleichzeitig der Anfangsphase des *Commercium,* welches ab 1731 wöchentlich in Nürnberg herausgegeben wurde, schrieb er 26 Briefe an Trew. Von Beginn seines Amtsantrittes in Halle 1732 bis zum letzten von Schulze an Trew gerichteten Schreiben aus dem Jahre 1742, also über einen Zeitraum von zehn Jahren, sind nur 14 Briefe Schulzes an Trew in der Trew-Sammlung erhalten. Damit liegt der Schwerpunkt der Korrespondenz eindeutig in der Zeit, als Schulze an der Universität Altdorf lehrte. Welche Umstände Schulze nach seinem Wechsel nach Halle an einer häufigeren Korrespondenz gehindert haben, ist in der Biographie Schulzes näher erläutert.[315] Die über den gesamten Zeitraum geschriebenen 17 Briefe Trews an Schulze,[316] die zwar nicht in die Edition Eingang fanden, jedoch inhaltlich berücksichtigt wurden, stammen größtenteils aus der für die Korrespondenz günstigen Altdorfer Phase: Über den Zeitraum vom März 1727 bis zum Dezember 1731 sandte Trew 13 Briefe an Schulze nach Altdorf,[317] was gemessen an der Gesamtzahl von insgesamt 17 Briefen Trews an Schulze mehr als zwei Drittel ausmacht. Davon wiederum datieren zwölf Briefe aus den für das *Commercium* entscheidenden Anfangsjahren 1730 und 1731 und heben somit die Bedeutung des brieflichen Austauschs über das *Commercium* hervor.

Die Tatsache, dass die Redaktionsarbeit einen Großteil der in diesem Zeitraum entstandenen Briefinhalte einnahm, lässt die Bedeutung Schulzes für das Fortbestehen der Zeitschrift und seine unverzichtbare Funktion innerhalb der Nürnberger Sozietät erkennen. Dies soll im Folgenden anhand der Quellen eingehend dargestellt werden.

---

[314] Organisation, Aufbau und Inhalt des *Commercium litterarium* (1731-1739 und 1740-1745) sind ausführlich erläutert bei Rau (2006).

[315] S. Kap. 3.1.

[316] Vgl. UBE BT Trew 694-709 sowie UBE BT Schulze 46 (irrtümlich von Schmidt-Herrling den Briefen Schulzes zugeordnet).

[317] UBE BT Trew 697-709.

Dabei werden auch die Veränderungen berücksichtigt, die sich durch Schulzes Ortswechsel von Altdorf nach Halle für den Charakter der Korrespondenz ergaben.

Die Zeitschrift *Commercium* wurde von 1731 bis 1745 von Trew in Nürnberg verlegt, ihre Redaktion hatte sich schon ein Jahr vor Erscheinen der Zeitschrift zur Gründung derselben zusammengefunden und nannte sich „Sozietät" (Gemeinschaft). Indem ihre Gründer den Akademiegedanken zu verwirklichen versuchten, zogen sie eine Parallele zu anderen wissenschaftlichen Vereinigungen im 18. Jahrhundert.[318] An der Gründung der Zeitschrift waren neben ihrem Direktor Christoph Jacob Trew auch Schulze und drei weitere Nürnberger Ärzte beteiligt – Götze, Homann und Preißler.[319] Nach dem baldigen Tod Homanns wurde als dessen Nachfolger Georg Nicolas Stock (1701-1753)[320] bestimmt, der allerdings 1739 aus der Sozietät austrat. Auch Götze und Preißler starben während der ersten Jahre des Bestehens des *Com-mercium*. Als spätere Mitarbeiter kamen Georg Leonhard Huth (1705-1761)[321] und Johann Ambrosius Beurer (1716-1754)[322] hinzu. Insgesamt waren zehn Personen an der Redaktion der Zeitschrift beteiligt, von denen nur Schulze Hochschulprofessor war, während die übrigen Mitglieder, einschließlich Trew, der Nürnberger Ärzteschaft angehörten. Fünfzehn Jahre nach Gründung der Sozietät in Nürnberg musste die Zeitschrift wegen redaktioneller Schwierigkeiten und Trews neuen Verpflichtungen in der Kaiserlichen Akademie der Naturforscher, der *Leopoldina*, eingestellt werden.[323]

---

[318] Zu dieser Entwicklung vgl. Hartmann (1977) und Zaunstöck (1999).

[319] S. Kap. 3.2 dieser Arbeit.

[320] Georg Nikolaus Stock studierte in Altdorf Medizin, kehrte nach einer mehrjährigen Studienreise 1729 nach Nürnberg zurück und ließ sich dort als praktischer Arzt nieder. S. DBA (1982) M 1230, 57 f. (Will, Bd. 3, 1757, S. 778). Zu einer ausführlichen Biographie s. UBE BT Schulze 52 (49).

[321] Georg Leonhard Huth kehrte 1733 von einer mehrjährigen Studienreise nach Nürnberg zurück und eröffnete in seiner Vaterstadt eine ärztliche Praxis. 1734 trat er in die Redaktion des *Commercium* ein. S. DBA (1982) M 583, S. 386 (Will, Bd. 2, 1756, S. 210-213). Zu einer ausführlichen Biographie s. UBE BT 39 (37).

[322] Johann Ambrosius Beurer (1716-1754) machte ab 1716 eine Apothekerlehre in Regensburg. 1735 wurde er Mitglied des *Collegium medico-chirurgicum* in Berlin. 1739 übernahm er die Nürnberger Spital-Apotheke von seinem Vater Christoph Daniel Beurer, s. Schmidt-Herrling (1940), S. 46. Eine ausführliche Biographie Beurers ist im Rahmen des am Institut für Geschichte und Ethik der Medizin in Erlangen durchgeführten Dissertationsprojekts von Dominik Henglein zur Korrespondenz zwischen Beurer und Trew erstellt worden.

[323] Im Jahre 1744 wurde Trew, der bereits seit 1727 Mitglied in der *Leopoldina*-Akademie war, Direktor der *Ephemeriden*. Damit war er Hauptverantwortlicher für die Herausgabe dieser Zeitschrift. Zu den Hintergründen der Beendigung des *Commercium*, zu denen auch die sehr verspätete Zusendung der Register- und Übersichtsblätter gehören dürfte, vgl. Rau (2006), S. 86 f.

Das *Commercium* stellte nach der Gründung der *„Academia naturae curiosorum"* 1652 in Schweinfurt und dem ab 1670 von dieser Akademie herausgegebenen Journal *Ephemerides*[324] die zweite von Franken ausgehende Bemühung um die Veröffentlichung naturwissenschaftlicher Themen in regelmäßigen Abständen dar. Während die *Ephemeriden* inhaltlich ein breiteres Spektrum aufwiesen, konzentrierte sich das *Commercium* stärker auf rein medizinische Themen und war, um Gelehrte in ganz Europa anzusprechen, vollständig in lateinischer Sprache verfasst.[325] Die *Leopoldina* und damit auch die Redaktion der *Ephemeriden* veränderten wiederholt ihren Sitz je nach Präsidenten[326], das *Commercium* blieb während der Zeit seines Bestehens von Anfang bis Ende an Trew und damit an die Stadt Nürnberg gebunden. Der Kern der Redaktion bestand ebenfalls aus ortsansässigen Nürnberger Ärzten, den Mitgliedern der Sozietät, die sich wöchentlich einmal im Trew'schen Haus trafen.[327] Schulze bezeichnete diese Treffen als „Mittwochs-Con-vent".[328]

Einzig Schulze konnte wohl an solchen Treffen aufgrund der Distanz Altdorfs zu Nürnberg nicht immer teilnehmen, mehrfach hatte er jedoch schon vor Gründung des *Commercium* erwähnt, dass er Trew in Nürnberg besucht habe.[329] Es lässt sich also davon ausgehen, dass Schulze den Treffen der Sozietät in Nürnberg während seiner Zeit in Altdorf beiwohnte, soweit es ihm seine Verpflichtungen ermöglichten.

Vor allem aber unterschieden sich die Zeitschriften in der Art der Publikation: Die *Ephemeriden* erschienen nur einmal im Jahr, die Herausgeber des *Commercium* hingegen hatten es sich zur Aufgabe gemacht, jede Woche ein *specimen*[330] herauszugeben. Das Abonnement musste für ein Jahr vorausbezahlt werden; die

---

[324] Zur Gründung der Akademie der Naturforscher und den ersten 40 Jahren ihres Bestehens vgl. Barnett (1995) sowie Parthier (1994).

[325] In den *Consultationes*, den Ankündigungsschreiben, die im Gründungsjahr des *Commercium* 1730 über Buchhändler in Frankfurt und Leipzig veröffentlicht wurden, kündigte man der gelehrten Welt die Absichten der Zeitschrift an. So sollte aktuelles Wissen aus den Naturwissenschaften, aus Anatomie Physiologie, Pharmazie, Botanik, Mineralogie und der Physik an die Leser herangetragen werden. Diese Bereiche waren, anders als heute, integrale Bestandteile der Medizin; s. Rau (2006), S. 43.

[326] S. dazu Schnalke (2002), S. 97.

[327] S. Pirson (1953), S. 479.

[328] Vgl. u. a. UBE BT Schulze 63 (60).

[329] S. UBE BT Schulze 9 (7).

[330] *Specimen* – eigentlich „Probestück", hier „Exemplar", ab dem 2. Jahrgang (1732) als *„hebdomas"* bezeichnet (ein Zeitraum von sieben Tagen, Woche), da die Zeitschrift wöchentlich erschien.

Exemplare konnten am Ende eines Jahres nach Erhalt der Register von den Abonnenten zu einem Jahrband zusammengefasst werden.[331]

Während der vierzehn Jahre ihres Bestehens erschien ausnahmslos jede Woche eine Ausgabe. Dies ist vor dem Hintergrund des damaligen Post- und Transportsystems eine bemerkenswerte Leistung und machte insbesondere ein gut funktionierendes Abonnementsystem notwendig.[332] Die Lieferung der Zeitschrift an die Abonnenten, die in ganz Europa ansässig waren und sich aus medizinisch und naturwissenschaftlich Gebildeten rekrutierten, wurde durch die Assistenten gesichert, die das *Commercium* in verschiedenen Städten Europas vertraten.[333] Neben den Lesern und den Autoren der Artikel verkörperten sie die dritte der unverzichtbaren Säulen, auf denen die Organisation der Zeitschrift aufgebaut war. Die Zahl der Assistenten betrug über die Jahre des Bestehens im Durchschnitt 24; diese gehörten weitgehend dem Berufsstand der Ärzte an. Je nach Anzahl der Abonnenten, die vor Ort versorgt werden mussten[334] und die Kosten für den Versand selbst trugen, empfingen die Assistenten die Zeitschriften-Exemplare in Form von Paketen unterschiedlichen Umfangs.

Hinsichtlich des Versands war man zugunsten der Kostensenkung – die Postzustellung war zu damaliger Zeit recht teuer und manchmal auch langwierig – auf Flexibilität und Einfallsreichtum bedacht. Durchreisenden und Händlern, unter ihnen besonders den Buchhändlern, gab man, wenn sich die Möglichkeit bot, die zu versendenden Bögen mit, die diese an ihrem Zielort den Assistenten weiterreichten. Auch die regelmäßig stattfindenden Messen in Leipzig und Frankfurt wurden für diese Zwecke genutzt.[335]

Parallel zum Versand der fertigen Ausgaben mussten aber auch neue Artikel für die nächste Ausgabe in der Redaktion eingehen und redigiert werden. Der erste Schritt zur Veröffentlichung eines Artikels im *Commercium* war die Zusendung nach

---

[331] Pirson (1953, S. 479) gibt als Preis je nach Papierqualität 2¼ bis 3 Reichsgulden für einen Jahrband an. Die Wochenausgaben bestanden aus einem zusammengefalteten Druckbogen, der auf acht Seiten bedruckt war (Oktav-Format).

[332] Die Höhe der Auflage (und damit der möglichen Leser) schätzte Rau (2006) aufgrund der Absatzzahlen pro Assistent auf eine Zahl zwischen 500 und 1000 Exemplaren ein; s. Rau (2006), S. 44.

[333] Vgl. hierzu Rau (2006), S. 55-59. Die folgenden Angaben zu Vertrieb und Aufbau des *Commercium* sind dieser Arbeit entnommen.

[334] Vgl. hierzu Rau (2006), S. 52. In einem Diagramm ist hier die Verteilung der Leserschaft und des Absatzes in Europa dargestellt.

[335] In den Briefen Schulzes wird besonders diese Gelegenheit zum günstigen Versand an mehreren Stellen erwähnt. Darauf soll in diesem Kapitel an späterer Stelle nochmals eingegangen werden. Vgl. UBE BT Schulze 62 (60).

Nürnberg. Die Gruppe der einreichenden Autoren rekrutierte sich aus verschiedenen akademischen Berufsgruppen; die Beherrschung des Lateinischen war selbstverständliche Voraussetzung.[336] Dabei unterschieden sich die Autoren nochmals in Abhängigkeit der von ihnen eingesandten Rubriken: Während die *Observationes* (Beobachtungen) vor allem von Ärzten eingesandt wurden, die bei Höfen oder Städten angestellt waren, stammten die den *Recensiones* (Besprechungen) zugrunde liegenden Werke überwiegend aus der Feder von Hochschulprofessoren sowie zum Teil aus bereits veröffentlichten Abhandlungen der damals bekanntesten Akademien.[337] In einem zweiten Schritt erfolgte die Zusammenfassung und Herausarbeitung der Kernaussagen. An diesem Punkt nahmen die Redakteure entscheidenden Einfluss auf den publizierten Text, eine Aufgabe, die insbesondere Schulze zufiel. Da die Redakteure bei den verschiedenen Rubriken in unterschiedlich starkem Maß beteiligt waren, sollen diese in ihrer Besonderheit dargestellt werden.[338]

Las man die *Nova* (Neuigkeiten), so fand man sowohl Mitteilungen über Ärzte als auch medizinische Handelsgüter; es wurden verschiedene, am Beginn ihrer Karriere stehende Ärzte genannt. Weiterhin erfuhr man von der Gründung neuer Universitäten und Akademien und konnte Berichte über Neuentdeckungen auf medizinischem Gebiet lesen.

Die *Observationes* deckten das breiteste Spektrum des *Commercium* ab. Aus den Gebieten der Anatomie, Chirurgie, Botanik und Physik über die Pharmazie und die praktische Medizin bis hin zu Meteorologie und Epidemiologie fanden unterschiedlichste naturwissenschaftliche Beobachtungen und Forschungsberichte Eingang in die Zeitschrift. Dementsprechend nahm dieser Teil ungefähr die Hälfte einer Ausgabe des *Commercium* ein.

Auf die *Observationes* folgten die *Recensiones*. Diese Artikel stellten gleichzeitig die für die Redaktion arbeitsintensivsten dar, da sie von Mitgliedern der Sozietät auf der Basis eines bestehenden Werkes erstellt wurden. Der Verfasser wurde dabei jedoch

---

[336] S. Rau (2006), S. 67.
[337] Hier sind vor allem die *Leopoldina*, die *Académie royale des sciences* in Paris, die *Royal Society* in London und die Russische Akademie der Wissenschaften in St. Petersburg entscheidende Bezugsquellen gewesen, mit denen gleichzeitig ein regelmäßiger Austausch der wissenschaftlichen Journale stattfand.
[338] Während die *Observationes* in der Regel vier Seiten einnahmen und von der Redaktion nicht wesentlich verändert wurden, verlangten die *Recensiones* naturgemäß einen wesentlich größeren Arbeitsaufwand. Zu den einzelnen Rubriken des *Commercium* und ihrer Charakteristik vgl. Rau (2006), S. 143 f.

nicht namentlich genannt.[339] Angesichts des breiten Angebots an Themen in dieser Sparte – von medizinischen Fallberichten über botanische Arbeiten bis hin zu Reiseberichten – setzten sie einen breit gefächerter Bildungsstand und entsprechendes Wissen des Redakteurs voraus.[340] Schließlich fassten die *Recensiones* Bücher und Abhandlungen mit unterschiedlichstem naturwissenschaftlichem Inhalt zusammen, die in einem für das *Commercium* geeigneten Umfang präsentiert werden mussten. Um diesem Anspruch gerecht zu werden, zugleich aber auch sehr spezielle Artikel nicht abweisen zu müssen, scheuten sich die Redakteure zuweilen nicht, Artikel stark zu kürzen, so z.B. bei der Besprechung mathematischer Beiträge der Petersburger Akademie der Wissenschaften im *Commercium* aus dem Jahr 1734. Dieser ursprünglich 47 Seiten umfassende Artikel wurde auf wenige Zeilen gekürzt, in denen der Leser das Thema der Ausführungen erfassen konnte.[341]

Als vierten, aber nicht zwingenden Bestandteil einer Ausgabe fand der Leser die *Libri novi*, die Ankündigungen von Neuerscheinungen auf dem Buchmarkt. Ihren Platz hatten sie am Ende eines *Specimen*, denn sie fielen üblicherweise im Vergleich zu den vorhergehenden Rubriken sehr knapp aus. Der Leser fand alle wichtigen Informationen, die für den Erwerb eines Buches ausschlaggebend sein konnten.[342]

Im Folgenden soll der Chronologie der Korrespondenz entsprechend die Bedeutung Schulzes in seiner Funktion als „Redakteur" während der Anfangsphase des *Commercium* sowie über die Jahre seines Bestehens hinweg nachgezeichnet werden.

Im Jahre 1730 wurde in Nürnberg die Sozietät des *Commercium litterarium* gegründet, ab 1731 wurde die Zeitschrift wöchentlich herausgegeben. Gerade in der Anfangsphase spielte die Werbung um Abonnenten und Autoren für die neu gegründete Zeitschrift eine entscheidende Rolle, was oft im Briefwechsel angesprochen wurde. Die Zeitschrift, die bereits vor ihrer Herausgabe mittels der *Consultationes* in der gelehrten Welt angekündigt worden war,[343] verdankte ihren internationalen Bekanntheitsgrad den Kontakten und Bemühungen ihrer Redakteure. Neben Trew, der durch seine *Peregrinatio academica* Kontakte geknüpft und weitläufige Korrespondenzen aufgebaut

---

[339] S. Rau (2006), S.142. Die zugrundeliegenden Texte waren entweder bereits als Buch zu erwerben oder wurden von den Autoren nach Nürnberg an die Redaktion geschickt; vgl. hierzu Rau (2006), S. 143 f.

[340] Zu Rezensionen anatomischer Werke s. *Commercium* 1 (1731), S. 37 f.

[341] S. Rau (2006), S. 146.

[342] Vgl. ebenda, S. 167 f.

[343] S. Rau (2006), S. 44.

hatte, erschloss auch Schulze dem Journal beständig neue Abonnenten und Bezugsquellen für zu druckende Artikel.

Er war vor allem um Kontakte nach Osteuropa, insbesondere nach Moskau und Petersburg bemüht.[344] Dort kamen Schulze möglicherweise seine stets engen Beziehungen zu seiner Heimatuniversität Halle zugute: In Halle pflegten sowohl August Hermann Francke als auch Christian Wolff und Friedrich Hoffmann enge Kontakte nach Petersburg.[345] Die beiden letztgenannten waren bereits 1725 und 1735 Mitglieder der Petersburger Akademie der Wissenschaften geworden. Schulzes Gönner Friedrich Hoffmann hatte regelmäßige wissenschaftliche Beziehungen mit Russland gepflegt und empfahl immer wieder seine Doktoranden dorthin. Bereits im Jahr 1727 erhielt Schulze einen Ruf zum Professor der Chemie und der praktischen Medizin an die Petersburger Universität, lehnte diesen jedoch aus unbekannten Gründen ab. Im Jahr 1739 wurde er als Professor der griechischen und römischen Altertümer ohne Lehrauftrag von der Petersburger Akademie der Wissenschaften aufgenommen. Diese Hochschätzung Schulzes, die ihm aus Russland schon vor seiner Aufnahme in die Akademie entgegengebracht worden war, konnte der Professor aus Altdorf beim Aufbau des Korrespondenz-Netzwerkes für die Belange des *Commercium* dergestalt nutzen, dass gerade über Petersburger Veröffentlichungen im *Commercium* bevorzugt berichtet wurde.[346]

Zwar finden sich in den Briefen Schulzes keine Hinweise für die von der Petersburger Akademie der Wissenschaften erhaltenen, im *Commercium* rezensierten Abhandlungen,[347] jedoch begegnen uns an mehreren Stellen die Namen von Ärzten aus Russland, die im *Commercium* mit Rezensionen und Observationen vertreten waren; von Johann Friedrich Schreiber (1705-1760) beispielsweise erschienen mehrere Artikel in den Jahren 1731 und 1732.[348] Ein weiterer Autor, Abraham Nitzsch (gest. 1749)[349],

---

[344] Vgl. UBE BT Schulze 57 (53).
[345] Zu den Beziehungen nach Russland vgl. Zimmermann (1988), S. 75-78.
[346] Zimmermann (1988), S.76.
[347] Rau zufolge handelt es sich um 40 Abhandlungen (2006), S. 72.
[348] S. UBE BT Schulze 28 (26), 43 (41) und 57 (54). Johann Friedrich Schreiber aus Königsberg studierte in Leipzig Philosophie, Mathematik und Medizin; von Friedrich Hoffmann vermittelt trat er 1731 die Stelle eines Militärarztes in Riga an, ließ sich 1737 als Stadtarzt in Moskau nieder und lehrte ab 1742 als Professor der Anatomie und Chirurgie in Petersburg. S. DBA (1982) M 1138, S. 233-238 (Börner, Bd. 3, 1764) und Kaiser / Völker (1987c).
[349] Abraham Nitzsch (gest. 1749 in Petersburg) aus Danzig schrieb seine Dissertation unter Friedrich Hoffmann in Halle und nahm danach durch dessen Vermittlung die Stelle eines

dessen Observation im Jahrband 1734 des *Commercium* zu finden ist,[350] schickte, ebenfalls aus Petersburg, direkt an Schulze seinen Artikel zur Veröffentlichung.[351] Durch ihren beiderseitigen Kontakt mit Friedrich Hoffmann kannten sich Schulze und Nitzsch und unterhielten eine Korrespondenz, auf der wohl seine Veröffentlichung im *Commercium* basierte. Bedenkt man die Tatsache, dass sich, wie im Falle des russischen Militärarztes Nitzsch, Herausgeber und Autoren des *Commercium* häufig persönlich kannten, so ist anzunehmen, dass eine qualitative Einschätzung der Beiträge in diesem Fall gewiss von vornherein leichter fiel und eine Veröffentlichung demnach eher zu erwarten war.[352]

Schulzes Bestrebungen, seine Korrespondenzpartner als Autoren für das *Commercium* zu gewinnen, waren meist erfolgreich. Dabei verlor er nicht sein kritisches Urteilsvermögen, was Bedeutung und Qualitäten eines Autors anging. Der in Petersburg tätige Universitätsprofessor Friedrich Schreiber, dessen unangemessen hohe Würdigung im *Commercium* schon von anderer Seite kritisiert worden war, erschien Schulze nicht als Autor für das *Commercium* geeignet, da er seine Stellung in Petersburg zwar als sehr wichtig und bedeutend beschrieb, aber die Qualität seiner Texte nicht mithalten konnte. Schulze riet Trew deshalb zu einem vorsichtigen und kritischen Umgang mit dessen Texten.[353] Für einige mit ihm bekannte Autoren war also Schulze in Altdorf bzw. Halle der Bezugspunkt, an den sie ihre Artikel schickten, und nicht Nürnberg, der eigentliche Sitz der Zeitschrift.

Schulze nutzte aber nicht nur seine günstigen Beziehungen zu Osteuropa, sondern versuchte auch, Autoren und Mitarbeiter innerhalb Deutschlands und in anderen europäischen Städten zu finden. Bei der eifrigen „Rekrutierung" dieser Assistenten in den Anfangsjahren beabsichtigte Schulze, die Kollegen über Trew fragen zu lassen, „[…] ob nicht außer Herr Dr. Nicolai in Straßburg und Herr Dr. Grams in Frankfurth noch mehr könnten als Agenten[354] in nahmhafften Orten *publice* gemeldet werden."[355]

---

russischen Militärarztes in Petersburg an. Später wurde er Oberarzt am Generallandhospital in Petersburg. Vgl. Kaiser / Völker (1987c) und Zimmermann (1988), S. 76.

[350] S. *Commercium* 4 (1734), S. 2.
[351] UBE BT Schulze 61 (58).
[352] Vgl. Schnalke (1997), S. 57. Die Korrespondenz zwischen Haller und Trew ist ein weiteres Beispiel dafür, dass sich eine Freundschaft auf der Basis des *Commercium* entwickelte bzw. mit der Möglichkeit zur Publikation eng verknüpft war.
[353] UBE BT Schulze 57 (54).
[354] Die Bezeichnungen „Agenten" und „Assistenten" hatten dieselbe Bedeutung: So wurden innerhalb des *Commercium litterarium* diejenigen Mitarbeiter betitelt, welche in einem bestimmten Gebiet für die Verteilung des *Commercium* an die Abonnenten und die Abrechnung zuständig waren.

Von einem weiteren potentiellen Assistenten, der sich bei ihm gemeldet hatte, gab Schulze selbst Nachricht: „bey mir hat sich der Herr Dr. Büchner aus Erfurt dieser Tagen allhier gar liebreich erbothen unser *Institutum quovis modo* [auf welche Weise auch immer] zu befördern: auch versprochen bey Herrn Dr. Götzen einzukehren, und die bekanntschaft unserer ganzen Societät zu suchen."

Seine Bemühungen um Korrespondenzpartner innerhalb und außerhalb Deutschlands, die Aufsätze zur Veröffentlichung im *Commercium* an Schulze senden sollten, war durchaus erfolgreich: Am 11. März 1731, also ein halbes Jahr nach Gründung der Zeitschrift, legte er seinem Brief an Trew die Korrekturen von *Nova* aus Kiel, Holland und Spanien bei.[356] Zudem konnte er Trew von einem neuen Assistenten namens Möller aus Bremen berichten, der sich bereit erklärt hatte, für seinen Bereich die Verteilung des *Commercium* zu übernehmen und für die Leser der Zeitschrift einen Kontakt vor Ort zu bieten. Für viele junge Wissenschaftler bildete der karrierefördernde Aspekt damals einen starken Anreiz zur Mitarbeit in derartigen Journalen. Es galt durchaus als erstrebenswert, parallel in mehreren Societäten tätig zu sein, um „einen Impuls für den angestrebten sozialen Aufstieg" zu erzielen.[357]

Neben den *Recensiones* von einzelnen eigenständigen Autoren oder bereits veröffentlichten Werken stammt der Großteil der *Recensiones* – insgesamt 270 Beiträge – im *Commercium* aus den Journalen der drei damals in Europa bedeutendsten Akademien in Paris, London und St. Petersburg.[358] Die Bereitschaft dieser konkurrierenden Gesellschaften zur Zusammenarbeit war anfänglich nur zögerlich gegeben. Da das *Commercium* ja nicht die erste Zeitschrift war, die regelmäßig wissenschaftliche Beiträge lieferte, reagierten mehrere bereits bestehende Akademien zunächst mit einem gewissen Konkurrenzdenken auf dessen Gründung. Besonders großen Widerstand erfuhr Trew von dem Altdorfer Professor Johann Jakob Baier (1677-1735), der von 1730 bis 1735 die Präsidentschaft der *Leopoldina* innehatte. Dieser versuchte zuerst direkt, Trew und Götze von ihrem Vorhaben abzubringen, und als er damit keinen Erfolg hatte, wies er alle Mitglieder der Akademie an, das neue Journal zu „boykottieren".[359] Doch aufgrund der gleichzeitigen Mitgliedschaft Trews und anderer

---

[355] Dieses und das folgende Zitat entstammen dem Brief UBE BT Schulze 32 (30).
[356] S. UBE BT Schulze 40 (38).
[357] S. Schnalke (2002), S. 97, sowie Steinke (1999), S. 22. Haller nutzte als aufstrebender junger Wissenschaftler ebenfalls die Möglichkeit von Veröffentlichungen im *Commercium* als eine Karrierehilfe.
[358] S. Rau (2006), S. 72.
[359] Schnalke (2002), S. 100.

Sozietätsmitglieder des *Commercium* in der *Leopoldina* sowie des hohen Ansehens Trews in der Fachwelt konnte Baier nichts gegen die positive Resonanz ausrichten, die dem *Commercium* bald vom In- und Ausland entgegengebracht wurde. Baiers Nachfolger, der von Schulze vermittelte Andreas Elias Büchner (1701-1769), hatte sich sogar selbst seit Erscheinen des *Commercium* als offizieller Assistent für das erfolgreiche Fortbestehen der Zeitschrift eingesetzt.[360]

Wie schwierig die Gratwanderung zwischen Zusammenarbeit und Konkurrenz war, zeigt Schulzes Reaktion auf die Kontaktaufnahme der Pariser Sozietät zum Nürnberger *Commercium*: „Das Erbieten der Parisischen *Societé Académique* ist mir hertzlich angenehm und uns allen sehr *reputirlich*: wir wollen es auch nächstens *inseriren*: aber ietzo, da eben die *recension* von Mons. le Drans buche dran komen ist, möchte ich es nicht gerne *immediate* drauß folgen laßen, weil man uns etwa für parteyisch in der *recension* des gelobten buches ansehen möchte." [361] Trotz der Freude über die positive Resonanz von Seiten der Pariser Akademie wollte Schulze unter keinen Umständen den Anschein erwecken, man sei vom Wohlwollen der Pariser Akademie abhängig; deshalb gab er den Rat, man solle die Rezension des bekannten Pariser Chirurgen Henri-François Le Dran (1685-1770)[362] und das ehrenvolle Angebot der Pariser Akademie nicht in dieselbe Ausgabe stellen. In diesem Zitat wird das Für und Wider der engeren Zusammenarbeit mit anderen Akademien deutlich, zwischen denen Schulze schwankte; eine nähere Verbindung mit anderen Akademien brachte zwar Ansehen und den Vorteil, eine größere Anzahl von „Zulieferern" zur Verfügung zu haben, bedeutete aber auch eine gewisse Gefahr für die Eigenständigkeit des *Commercium*. Schulze ging in seinem Selbstbewusstsein gegenüber der schon Jahre bestehenden Pariser Akademie sogar soweit, dass er Trew im gleichen Brief vorschlug,

---

[360] Ein entsprechender Beleg findet sich in UBE BT Schulze 32 (30). Vgl. den Abdruck der Assistentenlisten des *Commercium*, s. Rau (2006), S. 56. Erst 1744 trat Büchner mit der Bitte an Trew heran, die Nachfolge im Amt des Direktors der *Ephemeriden* anzutreten, was unwillkürlich das Ende des *Commercium* zur Folge haben würde. Trew akzeptierte diese Bedingung zuerst nicht, fügte sich aber ein Jahr später endgültig den äußeren Umständen, die ihn aufgrund seiner großen Verantwortung als Direktor der *Ephemeriden* zu einer endgültigen Aufgabe des *Commercium* zwangen.

[361] UBE BT Schulze 40 (38); die folgenden Ausführungen beziehen sich auf diesen Brief.

[362] Henri-François Le Dran wurde im Jahre 1707 Magister der Chirurgie, war als Operator in Kriegshospitälern in Flandern tätig und kehrte 1717 nach Paris zurück. Er führte die Titel „*Chirurgien jure de Saint-Come*", „*Prevot*" seiner Genossenschaft, „*Chirurgien-major*" der Charité in Paris, „*Démonstrateur de l'anatomie*" sowie „*Chirurgien consultant des camps et armées du roi*". Zu seinen Schülern zählte unter anderen Albrecht v. Haller. Unter seinen Werken finden sich die „*Observations de chirurgie avec des réflexions*" (1731), die 1740 von Trew ins Deutsche übersetzt wurden. S. Hirsch, Bd. 3 (1931), S. 715.

er solle bei Le Dran um die Zusendung der „*Nova littera-ria physica medica*"[363] sowie der zugrunde liegenden Originalarbeiten bitten, da man bisher nur Artikel, die schon publiziert worden waren, aus Paris erhalten habe.

Neben der Pariser Akademie genoss noch eine andere gelehrte ausländische Gesellschaft besonderes Ansehen in der wissenschaftlichen Welt – die *Royal Society* in London.[364] Diese hatte sich offensichtlich noch nicht am *Commercium* und einem Wissensaustausch interessiert gezeigt, so dass Schulze nun 1731 seinerseits den Kontakt herstellen wollte.[365] Drei Monate nach Gründung der Zeitschrift ließ Schulze Trew wissen, dass er seine Bemühungen auch auf die *Royal Society* ausgedehnt hatte. Ein erster Schritt in diese Richtung sollte die Übersetzung von Artikeln aus dem Journal *Philosophical Transactions* sein, für die Schulze in Berlin bereits einen Freund um Mithilfe gebeten hatte. Dies legt nahe, dass Englisch damals nicht als Wissenschaftssprache üblich war, gelang aber offensichtlich, da im *Commercium* dreißig Rezensionen von Artikeln der *Philosophical Transactions* erschienen.[366] Im gleichen Brief prangerte Schulze an, dass von Seiten des *Commercium* auch zur Berliner Akademie der Wissenschaften noch keine Verbindungen hergestellt worden seien. Schulze bat Trew, dem Hofrat Eller ein Exemplar zuzuschicken.[367] In seiner Position als Direktor der medizinischen Klasse der *Societas Scientiarum Brandenburgica*[368] schien Eller der geeignete Mann für die Kontaktaufnahme zur Berliner Sozietät zu sein. Die Anstrengungen Schulzes in dieser Hinsicht zeigen, wie wichtig die Beziehung zu anderen Sozietäten war, machen aber auch die Schwierigkeiten deutlich, mit denen das neue Journal zu kämpfen hatte.

Den Abschluss der Aufbauphase des *Commercium* bezeichnet der einen Monat später geschriebene Brief Schulzes an Trew vom 20. April 1731.[369] Schulze berichtete Trew von der Sendung der Zeitschrift nach Ulm, Magdeburg, in die Altmark

---

[363] „Neuigkeiten aus dem medizinischen und naturwissenschaftlichen Bereich".

[364] Die *Royal Society* wurde 1660 in London gegründet und ist die älteste englische Akademie der Wissenschaften. Sie wurde 1662 durch einen königlichen Erlass mit Korporationsrechten ausgestattet. Seit 1665 gibt die Gesellschaft die *Philosophical Tansactions* heraus. S. Dann (1983), S. 66.

[365] UBE BT Schulze 40 (38); das Folgende bezieht sich auf diesen Brief.

[366] S. Rau (2006), S. 72.

[367] S. UBE BT Schulze 40 (38).

[368] Die Berliner *Societas Scientiarum Brandenburgica* wurde 1711 gegründet; mit dieser Sozietät wurde 1723 das *Collegium medico-chirurgicum* vereinigt, unter Friedrich dem Großen gewann die Sozietät mit dem Namen „Königliche Akademie der Wissenschaften" ab dem Jahre 1740 an Bedeutung. S. Winau (1987), S. 57 f.

[369] UBE BT Schulze 43 (41).

(Brandenburg), nach Wien sowie an einen Korrespondenten in Straßburg, der wiederum in Kontakt mit mehreren ungarischen Ärzten stand. Seine Kontakte beschränkten sich bei weitem nicht nur auf brieflichen Austausch; der in einem Brief aus dem Jahre 1740[370] erwähnte Besuch des Sohnes eines Gelehrten aus Königsberg bei Schulze belegt, dass dieser die Verbindungen zu Korrespondenzpartnern für das *Commercium* nicht nur über den schriftlichen Austausch, sondern auch in persönlicher Form pflegte. Kamen seine Besucher von weither gereist, so bot es sich an, von Altdorf aus die Bekanntschaft mit Trew im nahe gelegenen Nürnberg zu machen. So empfahl Schulze seinen Besucher aus Königsberg Trew mit den Worten, dass er „in allen dingen, sonder[lich] *botanicis, curieux*" sei.[371]

Der Sozietät war es also gelungen, ihr Korrespondentennetz in ganz Europa auszubreiten, was eine große Anzahl und beträchtliche Vielfalt der eingehenden Artikel gewährleistete. Allerdings bleibt unklar, ob die Autoren auch immer Abonnenten der Zeitschrift waren oder ob man ihnen in Einzelfällen einzelne Ausgaben der Zeitschrift kostenlos zukommen ließ; zumindest an einer Stelle der Korrespondenz erhalten wir einen Hinweis, dass Schulze guten Freunden Exemplare der Zeitschrift als Geschenk übersandte.[372] Mit der zunehmenden Anzahl an Autoren erwuchs den Mitgliedern der Nürnberger Sozietät ein größerer Arbeitsaufwand, um aus der Anzahl an Zusendungen die geeigneten auszuwählen und zu rezensieren.

Das *Commercium* bildet mit dem Beginn seines Erscheinens einen inhaltlichen Schwerpunkt in der Korrespondenz Schulzes mit Trew. Schulzes Aufgabenbereich betraf vor allem die Korrektur und Kürzung der aus dem weiten Korrespondentennetz eingehenden Texte sowie das Verfassen von Rezensionen. Fast jedem der an Trew gerichteten Briefe legte er Korrekturbögen mit Rezensionen und Observationen bei.

Um einen Eindruck zu vermitteln von der Fülle der redaktionellen Arbeit, die Schulze zu bewältigen hatte, soll hier der Weg vom zugeschickten Text bis zum abgedruckten Artikel mit Beispielen aus den drei unterschiedlichen Rubriken des *Commercium* aus den Jahren 1731 und 1732 geschildert werden. Dabei lief der organisatorische Ablauf so ab, dass die Mitglieder der Sozietät sich die Arbeit untereinander aufzuteilen versuchten.

Trew bereitete nicht alle Texte, die ihm von Autoren nach Nürnberg geschickt wurden, auch selbst für den Druck vor. In der Korrespondenz finden sich immer wieder

---

[370] S. UBE BT Schulze 70 (67).
[371] Ebenda.
[372] UBE BT Schulze 67 (64).

Hinweise darauf, dass Trew Schulze die zu korrigierenden Texte zuschickte, um sie nach der Rücksendung aus Altdorf gleich zum Druck weiterzugeben; so erhielt Trew die von Schulze korrigierten Artikel im April 1731 in Form von Neuigkeiten, Rezensionen und einer Observation sowie einem Korrekturbogen, den Schulze beilegte, mit der Anmerkung zurück: „Hierbey kommt noch etwas von *Novis*, die *Recensio contraction[is] scripti Schreiberiani: alias Groenlandiae*,[373] und Ihrer *observation*, nebst den Correctur bogen."[374] Von Seiten Trews liegen uns aus diesem Zeitraum zwei Briefe vor, einer vom Februar dieses Jahres, der nächste vom Juni, also vier Monate später.[375] Dass in der Zeit zwischen Schulzes Brief vom April und Trews Schreiben vom Juni persönliche Treffen stattgefunden haben, ist sehr wahrscheinlich, lässt sich aber aus der Korrespondenz nicht bestätigen. Trew jedenfalls legte seinem Brief vom Februar ebenfalls einen Korrekturbogen bei. Zudem erinnerte er Schulze an die Fertigstellung einer Rezension sowie Observation zur nächsten Ausgabe. Im folgenden Schreiben Trews, das im Juni Altdorf erreichte, formulierte er seine Vorstellungen über das, was Schulze zu erledigen habe, recht genau: „bäte ich mir zum nächsten bogen als den ersten des zweyten *semestris* [...] noch eine *recension* aus, daß wir den anfang nicht mit einer *dissertation* machen, etwa wenn es beliebet, die letzt überschickte *orationis Boerhavianae*."[376] Im gleichen Brief rechtfertigte Trew sich, mehrere der offensichtlich von Schulze für das nächste *Specimen* vorgesehenen Observationen aus dieser Ausgabe herausgenommen zu haben, da sonst die besten keinen Platz gefunden hätten.[377]

Dies lässt den Schluss zu, dass Trew in Nürnberg nach Eingang aller Korrekturbögen letztlich darüber entschied, was in der nächsten Ausgabe tatsächlich abgedruckt wurde. Dennoch äußerte sich Schulze selbst mehrfach mit Vorschlägen zur Verteilung der eingehenden Artikel auf die verschiedenen *Specimina* und zur eventuellen Streichung von zugegangenen Texten. Eine derartige Überlegung findet

---

[373] Die Bezeichnung „*Groenlandiae*" bezog sich möglicherweise auf die Person Schreibers, findet sich jedoch nicht im *Commercium*. Die hier von Schulze erwähnte Rezension könnte die mathematischen Abhandlungen Schreibers im *Commercium* von 1731 meinen; s. *Commercium* 1 (1731), S. 150-152.

[374] UBE BT Schulze 43 (41).

[375] UBE BT Trew 699.

[376] UBE BT Trew 700. Mit dem „zweiten Semester" ist die zweite Jahreshälfte gemeint. Es sollte also die Rezension einer Rede des Hermann Boerhaave am Anfang stehen. Dabei handelte es sich wahrscheinlich um die im Juli dieses Jahres abgedruckte Rezension des „*Sermo Boer-haaves*" (Rede Boerhaaves), die „von der ehrenvollen Knechtschaft in der Medizin" handelte; s. *Commercium* 1 (1731), S. 215, erschienen am 4. Juli 1731.

[377] Ebenda.

sich im Brief vom März des Jahres 1731,[378] in dem Schulze abwog, welche Themen der *Nova* in der neuesten Ausgabe erscheinen sollten und was man davon eventuell erst im nächsten Exemplar abdrucken könnte, um den Rahmen dieser Rubrik nicht zu sprengen. Er plante, den Nachruf auf den Kollegen Johannes Jakob Fick (1662-1730)[379] und einen Bericht über die an der Prager Universität lehrenden Professoren, von denen er besonders Johannes Jacob Geelhausen (1692-1737) hervorhob, in die anstehende Ausgabe aufzunehmen. Während sich über Fick in den folgenden Ausgaben des *Commercium* nichts finden lässt, wurde die betreffende Auflistung der Prager Professoren im April desselben Jahres veröffentlicht.[380]

Eine Vorstellung von den Vorarbeiten für die Veröffentlichung von Beobachtungen im *Commercium* vermittelt uns auch die „Entstehungsgeschichte" der Observation des Nürnberger Apothekers Dieterich[381]. Hier kommentierte der besagte Apotheker eine von Schulze verfasste und im *Commercium* veröffentlichte Observation über das *Regulum Antimonii*.[382] In der Korrespondenz machten die „Erinnerungen" des Apothekers Dieterich, wie Schulze diesen Kommentar zu seiner Observation nannte, ihm bereits im April des Jahres 1731 Sorgen, denn er konnte die Vorlage nicht finden und vermutete, den Text, den er schon auf Tauglichkeit fürs *Com-mercium* überprüft hatte, bei Götze in Nürnberg vergessen zu haben. Er bat Trew, ihm doch die erste Version der kurzen Abhandlung, die dieser bereits erhalten hatte, zukommen zu lassen. Der Abdruck des Textes des Apothekers Wolfgang Friedrich Dieterich im *Commercium* erfolgte schließlich Ende April, Schulze hatte also den besagten Text erhalten und

---

[378] UBE BT Schulze 39 (37).

[379] Johannes Jakob Fick war Arzt in Jena; er promovierte 1689, 1715 wurde er Professor für Bota-nik, Chirurgie und Anatomie sowie von 1721 bis 1726 für theoretische Medizin in Jena. Zudem war er Leibarzt des Herzogs von Weimar. S. DBA (1982) M 316, S. 316-317 (Jöcher, Bd. 2, 1750). Der besagte Nachruf auf ihn findet sich im *Commercium* von 1731 unter dem Titel „*Vita et scripta Fickii*"; s. *Commercium* 1 (1731), S. 81-83.

[380] „*Praga accepimus elenchum Excell. Medicinae Professorum in alma Universitate Carolo – Ferdinandea Pragensi nunc viventium.*" (Wir erhielten aus Prag ein Register der jetzt lebenden hervorragenden Medizinprofessoren an der Karl-Ferdinand-Universität in Prag); s. *Commercium* 1 (1731), S. 129, *Specimen* XVII (*Norimbergae a. d. XXV. APRILIS* 1731).

[381] S. UBE BT Schulze 41 (39). Es ist davon auszugehen, dass der besagte Apotheker Diet(e)rich der Besitzer der Nürnberger Apotheke Zum Goldenen Stern (heute: Bindergass-Apotheke zum Gold'nen Stern) gewesen ist, da ein Kupferstich mit folgender Inschrift aus der „Guido von Volckamerischen Norika-Sammlung" Nr. 284 im Nürnberger Stadtarchiv erhalten ist: „*Officina pharmaceutica Dietericiana, quae est Norimbergae, ad Insigne stellae Aureae, in Platea, ut vocant, Victorum.*"; s. Sta AN A 25, Nr. 520.

[382] Der genaue Titel lautete: „*Observatio de regulo antimonii medicinali compendiosissime praepa-rando*", s. Commercium 1 (1731), S. 74-75. *Regulus antimonii (medicinalis)* wird durch Zusammenschmelzen aus Antimonsulfid, Weinstein und Salpeter gewonnen. Wegen der Kristallisation hieß das Präparat auch „*Regulus antimonii stallatus*"; s. Schneider (1962), S.85.

relativ rasch zum Druck befördert.³⁸³ Mit diesem Beispiel ergibt sich neben dem Einblick in die zeitlichen Abläufe ein indirekter Beleg dafür, dass Schulze sich zumindest von Zeit zu Zeit mit den Kollegen in Nürnberg auch persönlich traf, um wichtige Entscheidungen in der Redaktionsarbeit zu fällen. Zugleich bezeugt diese Observation, dass sich neben Ärzten auch Apotheker kritisch im *Commercium* zu Wort melden konnten.

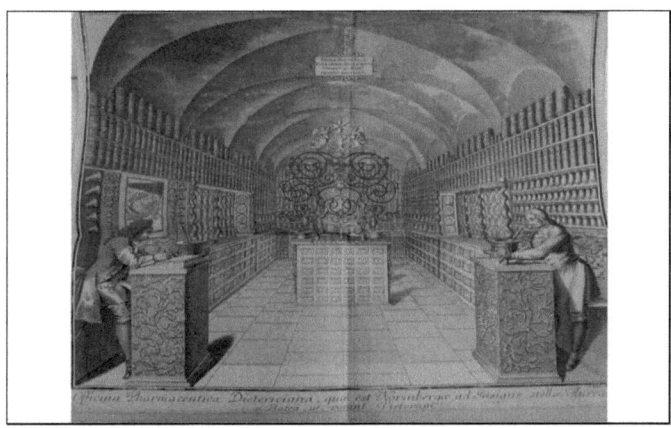

Abb. 5 Kupferstich: Die von Dieterich geleitete Apotheke „Zum Goldenen Stern" in Nürnberg, die als „Officina Pharmaceutica Dietericiana" bezeichnet wurde (heute „Bindergass-Apotheke zum Gold'nen Stern").

Die Vielfalt der Themen in den *Observationes* soll an weiteren Fällen aus der Korrespondenz exemplarisch dargestellt werden. Schulze machte in seinem Brief vom 20. April 1731 den Vorschlag, eine Beobachtung mit dem Titel „*De vino analeptico*" abzudrucken, die ihm von Götze zugesandt worden war.³⁸⁴ Sie handelte von der therapeutischen Wirkung dieses Weines bei einem Ohnmachtsanfall.³⁸⁵ Mit dem Brief hatte jener wohl noch einen weiteren Text mit dem Titel „*Antipodagri-cum*"³⁸⁶ übersandt, den Schulze auch Probe gelesen und für das *Commercium* vorgesehen hatte. Er sah jedoch voraus, dass damit bis Pfingsten gewartet werden müsse, „da sich aber ein

---

³⁸³ S. *Commercium* 1 (1731), S. 132 f.
³⁸⁴ S. UBE BT Schulze 43 (41), auch für das Folgende.
³⁸⁵ Analeptika sind eine Substanzgruppe mit erregender Wirkung, von ἀναληπτικός - erfrischend. Die Wirkung beruhte offensichtlich darauf, geschwächte Personen wieder zu kräftigen. S. *Commercium* 2 (1732), S. 50.
³⁸⁶ „ein Medikament gegen Gicht".

Candidat gefunden hat, der geschwind *expediret* seyn muß",[387] und er sich seiner Aufgabe als Universitätsprofessor in diesem Fall eher verpflichtet fühlte als der unverzüglichen Bearbeitung zugeschickter Artikel. Der Abdruck im *Commercium* ließ tatsächlich sogar über ein Jahr auf sich warten und erschien erst im Juli des Jahres 1732 unter dem Titel „*Podagrae Curatio*".[388] An diesem Beispiel lässt sich der teilweise recht langwierige Weg von der Schreibstube der Redakteure bis zum fertig gedruckten Artikel nachvollziehen.

Neben seiner redaktionellen Tätigkeit betätigte sich Schulze zumindest in Altdorf selbst als Autor für die Zeitschrift und veröffentlichte mehrere Observationen, davon allein vier im Jahr 1731 und eine im Jahr 1743.[389] Seinem wissenschaftlichen Interesse entsprechend bewegen sich die Themen der unter seinem Namen veröffentlichten Abhandlungen vorwiegend auf anatomisch-medizinischem Terrain.

Durch seine korrigierenden Hände dürfte, wie an dem oben angeführten Beispiel gezeigt, ein großer Teil der Observationen anderer Autoren gegangen sein, deren Eignung für den Abdruck im *Commercium* er beurteilte und die er gegebenenfalls nach eigenem Gutdünken änderte. Inwieweit die von Schulze vorgenommenen Änderungsvorschläge in der Endfassung umgesetzt wurden und inwieweit eine Einflussnahme Schulzes auf den Inhalt stattfand, kann nur schwer festgestellt werden, da hierzu der Vergleich mit den Originaltexten fehlt. Es gibt innerhalb der Korrespondenz sowohl Beispiele für als auch gegen die Übernahme seiner Vorschläge: In einem Brief aus dem Jahr 1731 an Trew lieferte Schulze aus dem Gebiet der Pathologie eine genaue Beschreibung krankhafter anatomischer Strukturen auf der Grundlage einer durchgeführten Sektion im Winter des Jahres 1730/ 1731.[390] Nach Schulzes Beschreibung zu schließen, fanden sich bei der weiblichen Leiche verschiedenartige Veränderungen im Bereich der Eierstöcke, die Schulze aber keiner

---

[387] S. UBE BT Schulze 43 (41). Hiermit könnte Schulze meinen, dass ein Kandidat seine Dissertationsarbeit unter seiner Betreuung fertig stellen sollte und dies Vorrang vor seiner Redaktionsarbeit haben musste.

[388] S. *Commercium* 2 (1732), S. 243 f.

[389] „*Observatio de regulo antimonii medicinali compendiosissime preparando*" (Über die sehr vorteilhafte Bereitung des medizinischen schwarzen Spießglases), s. *Commercium* 1 (1731), S. 74; „*Observatio de polyposo concreto in vena iliaca dextra, oedematis causa*" (Über einen harten Polypen in der rechten Beckenvene, die Ursache eines Ödems), s. ebenda, S. 75; „*Observatio de varicibus*" (Über Krampfadern), s. ebenda, S. 196; „*Observatio de ebore fossili vero*" (Über ein echtes fossiles Elfenbeinstück), ebenda, S. 405. „*Observatio de gallo gallinaceo ova ponente*" (Über einen Eier legenden Hahn), s. *Commercium* 12 (1743), S. 49.

[390] UBE BT Schulze 37 (35). Im vorhergehenden Brief wird lediglich ein „*aliquid Novum*" erwähnt, was aber dem gleichen Text entsprechen könnte.

ihm bekannten Krankheit zuordnen konnte, sowie einige außergewöhliche anatomische Befunde am Skelett derselben Leiche. Die Erörterung seiner pathologischen Beobachtungen im Bereich der Gebärmutter des weiblichen Situs ist im *Commercium* des Jahres 1731 unter der Rubrik der Observationen nachzulesen.[391] Schulze teilte Trew im Folgebrief mit, er habe inzwischen die weitere Sektion des Leichnams, dessen Beschreibung Grundlage für seine anatomischen Ausführungen war, bis zur Präparation des Skeletts durchgeführt. Dabei habe er eine bemerkenswerte Auffälligkeit in Form von zusätzlichen Sesambeinen an den Wirbelkörpern entdeckt, die er außer an dieser sonderbaren Stelle nur noch am Daumen gefunden habe. Da in dem publizierten Beitrag des *Commercium* auf diese von Schulze nachgetragene Besonderheit nicht eingegangen wurde, liegt der Verdacht nahe, dass Schulzes Ergänzungen zumindest in diesem Fall keine Beachtung bei der Erstellung der endgültigen Fassung gefunden haben.

Diese Beispiele aus der Pharmakologie und Pathologie zeigen, dass man gerade im Bereich der Observationen bemüht war, ein breit gefächertes Spektrum zu erfassen – die Fächer Botanik, Chemie, Pharmazie und Anatomie waren ebenso vertreten wie Fallberichte aus der Chirurgie und der allgemeinen medizinischen Praxis. Hierbei war es durchaus möglich und erwünscht, der Leserschaft Beobachtungen zu präsentieren, die man nicht zu- oder einordnen konnte.

Anders und problematischer stellte sich die Lage bei einem von Schulze zu bearbeitenden Artikel in den Rezensionen dar, einer vor allem auf Botanik und Ethnologie ausgerichteten Reisebeschreibung Ost-Indiens von Ernst Christoph Barchewitz (gest. 1781)[392]. Diesen Artikel, der ursprünglich von Götze bearbeitet und geprüft worden war, erwähnte Schulze in seinem Brief vom 23. April 1731[393] und übte an der mangelnden Kürzung des Originals durch Götze Kritik. Er tendierte dazu, Trew eher von einem vollständigen Abdruck im *Commercium* abzuraten, weil es wohl schon etliche solcher Reiseberichte gäbe. Im *Commercium* findet sich schließlich ein zweiseitiger Artikel über diese Reisebeschreibung. Auch wenn man in diesem Fall nicht beurteilen kann, ob es sich dabei um die von Schulze gekürzte Version handelt, so zeigt dies doch, dass dieser trotz der räumlichen Entfernung über den schriftlichen Kontakt zu Trew seinen Einfluss geltend zu machen versuchte.

Wenn Schriften für das *Commercium* in der Korrespondenz angekündigt, erbeten oder als Beilage zu einem Brief mitgeschickt wurden, so handelte es sich neben den

---

[391] Vgl. *Commercium* 1 (1731), S. 126.
[392] Zu seiner Biographie s. UBE BT Schulze 44a, b (42).
[393] UBE BT Schulze 44a (42).

Beobachtungen am häufigsten um Rezensionen von Büchern oder Dissertationen. Dass diese auch nach ihrem Abdruck Thema der Korrespondenz sein konnten, lässt sich in einem Brief vom 10. Februar 1732 nachvollziehen.[394] Darin bat Schulze Trew, ihm eine von Johann Wilhelm Agricola (1710-1739)[395] verfasste Abhandlung über chemische Versuche zu Feuer und Wasser, die im *Commercium* rezensiert worden war,[396] „von dem Herrn *Collega*, der sie besitzen mag, auszubitten, und *prima occasione*[397] zu schicken, weil einem vornehmen Gönner etwas drauß soll abschreiben lassen." Die dazugehörige *recensio* gibt, wie es für diese Textgattung üblich war, einen komprimierten Überblick über den Inhalt der in Tübingen 1731 erschienenen Dissertation. Offensichtlich hatte der Text im *Commercium* das Interesse eines Freundes von Schulze geweckt, der jetzt über Schulze einen Auszug aus dem Original erbat. Dies legt nahe, dass Schulze einerseits als Redakteur wissenschaftliche Abhandlungen von verschiedenen Autoren erhielt und dem *Commercium* zur Veröffentlichung in komprimierter Form zuführte, andererseits aber auch selbst seine Verbindung zur Redaktion des *Commercium* nutzte, um bei Bedarf über seine Kontakte Zugang zu Originalquellen zu erhalten.

Für ein weiteres Beispiel begeben wir uns noch einmal an die Anfangsphase des *Commercium* zurück. In einem Brief Schulzes vom Januar des Jahres 1731[398], also erst kurz nach Gründung des *Commercium*, spiegeln sich die Arbeitsabläufe innerhalb der Redaktion wider: Schulze gab Trew den Vorschlag des Altdorfer Professors Jakob Wilhelm Feuerlein (1689-1766) weiter, eine Rezension der Kupfer- Bibel von Johann Jakob Scheuchzer (1672-1733)[399] im *Commercium* zu veröffentlichen. Da dieses Werk

---

[394] S. UBE BT Schulze 54 (51). Das folgende Zitat ist diesem Brief entnommen.

[395] Johann Wilhelm Agricola wurde in Regensburg geboren, promovierte in Tübingen zum medizinischen Doktor und war dann in Regensburg tätig. Es sind 11 Briefe von ihm an Beurer in der Trew-Sammlung erhalten; s. Schmidt-Herrling (1940), S. 2.

[396] S. *Commercium* 1 (1731), S. 182 f.

[397] „bei erster Gelegenheit".

[398] UBE BT Schulze 38 (36).

[399] Johann Jakob Scheuchzer (1672-1733) studierte in Altdorf und ab 1693 in Utrecht, wo er später promovierte. 1696 genoss er während eines kurzen Studienaufenthaltes in Altdorf eine astronomische Ausbildung, kehrte dann nach Zürich zurück und wurde im selben Jahr Stadtarzt am Züricher Waisenhaus sowie Leiter der Kunst- und Naturalienkammer in Zürich; ab 1710 war er Prof. der Mathematik am Gymnasium Carolinum. Er gehörte sowohl der *Lepoldina* als auch der preußischen und englischen Sozietät der Wissenschaften an. Er war neben Albrecht von Haller (1708-1777) der bedeutendste Universalgelehrte der Schweiz. Sein letztes und umfangreichstes Werk war die „*Physica sacra*" auch „Kupfer-Bibel" genannt, in der biblische Geschichten mit naturwissenschaftlichen Erläuterungen und mit zahlreichen Stichen von namhaften

für Schulze offensichtlich nicht verfügbar war, für eine Rezension aber möglichst schnell beschafft werden musste, kam ihm ein Ereignis aus jüngster Zeit gelegen: „Da nun unter des seel. Herrn Dr. Hofmanns Büchern dieses Werck gewesen, würde gut seyn wenn man daßelbige könnte zum *perlustriren* haben".[400] In seinem Antwortschreiben vom 2. Februar 1731 versprach Trew Schulze die Zusendung des erbetenen Werkes: „nächstens soll auch der erste *tomus* von Scheuchzers physikalischer bibel übersandt und wenn es so dann beliebig auch die übrig[en] verstattet werden."[401] Trew war demnach im Besitz des ersten Bandes der Kupfer-Bibel und beabsichtigte, Schulze diesen zukommen zu lassen. Möglicherweise hatte Trew den neu veröffentlichten Band direkt von Scheuchzer erhalten, mit dem er zu dieser Zeit ebenfalls in brieflichem Kontakt stand, wie durch einen Brief Scheuchzers an Trew vom 17. Januar 1731 belegt ist. Schulze erhielt den erbetenen Band einen Monat später von Herel[402]; die Rezension dieses Werkes erschien im *Commercium* 1 (1731), S. 108-112.

Während umfangreichere Werke in Form von Rezensionen im *Commercium* besprochen werden sollten, bot sich für neu verfasste Dissertationen die Rubrik der *Libri novi* zur Erwähnung im *Commercium* an. In seinem Brief an Trew vom 25. Oktober 1733, der ungewöhnlich lang war, fügte Schulze eine ausführliche Liste der an seiner Heimatuniversität Halle verteidigten Dissertationen bei, die er mit zusätzlichen Informationen über den Inhalt der Abhandlungen sowie zur Person des jeweiligen Respondenten versah.[403] Dies sollte die Entscheidung über einen Abdruck im *Commercium* erleichtern.

Kupferstechern dargestellt wurden. S. DBA (1982) M 1099, S. 146-148 (Jöcher, Bd. 4, 1751).

[400] S. UBE BT Schulze 39 (37); hier ist von dem Altdorfer Medizinprofessor Johann Moritz Hoffmann (1653-1727) die Rede. Dieser, in Altdorf geboren, studierte dort und in Frankfurt Medizin und hielt sich von 1672-1674 an der Universität von Padua auf. 1675 promovierte er in Altdorf und hatte ab 1677 die Professur für Anatomie und Chemie inne. Ab 1698 war er zudem Mitglied im Nürnberger *Collegium medicum*. 1713 legte er seine Professur nieder und wurde Hofrat in Ansbach.

[401] S. UBE BT Trew 699.

[402] S. UBE BT Schulze 41 (39).

[403] S. UBE BT Schulze 59 (56). Im Gegensatz zu den meisten Briefen Schulzes, zu denen keine der angekündigten Beilagen erhalten sind, liegt uns hier die „Beifügung" in Form der Liste von Dissertationen vor.

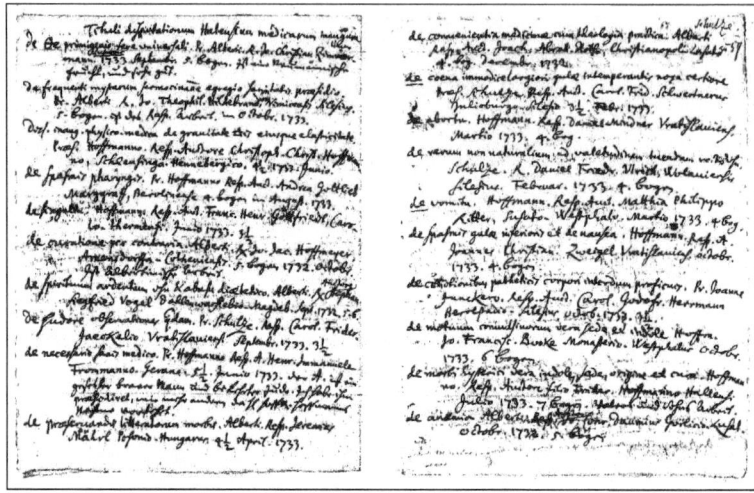

Abb. 6 Die ersten zwei Seiten dieser Liste der Dissertationen aus dem Originalbrief mit der Überschrift *„Tituli disputationum Halensium medicarum inauguralium"*.

Ein Beispiel aus der 26 Dissertationen umfassenden Liste zeigt die Art der Erläuterung, die Schulze dem Titel der Dissertationen anfügte[404]:

„*de morbo Lazari. Hoffm. Auct. Samuel Gottfr. Feige. Keit. Schlesio. Sept[embris]* 1733, 4 bogen.[405] dieses Kind weiß seinen Vater wohl nicht recht. der Resp. bekennt sich dazu, Herr Lic. Scharschmidt hat sie gemacht aus seines seel[igen] Schwiegervaters Dr. Gohls Entwurff. Das Curieuseste ist *pag*.8. lin.1. da dem alten ehrlichen Avicenna[406] wieder seinen Willen Fenster eingesetzt werden. *Pag*. 9 ist surrexurus auch eine schöne Perle der Stilus ist meist den *Actis medic[is] Berolinens[ibus] conform. haec inter nos, non inserens dissertationibus.*"[407]

---

[404] Ebenda.

[405] „Über die Krankheit des Lazarus. [Unter dem Vorsitz von] Hoffmann, verfasst von Samuel Gottfried Feige, Keit, Schlesien. September 1733, 4 bogen."

[406] Es handelte sich hier offensichtlich um ein mehrfaches Plagiat sowie um einen Anachronismus im Zusammenhang mit Avicenna. Außerdem äußerte sich Schulze ironisch über den Schreibstil der Dissertation. Der persisch-islamische Universalgelehrte Avicenna (980–1037) war neben Averroes der bedeutendste Vermittler aristotelischer Philosophie und Naturkunde. Er verfasste zahlreiche Schriften, die ins Lateinische übersetzt wurden, darunter auch den *Canon Medicinae*, der bis ins 17. Jh. als eines der Hauptwerke der medizinischen Wissenschaft galt. Vgl. Kestner (1740), S. 65. Zu Avicenna siehe auch Strohmaier (1999).

[407] „Dies unter uns, nicht den Dissertationen anzufügen!"

Die Anmerkungen zu den einzelnen Dissertationen, oft wie in diesem Beispiel in bildhaft-ironischer Art, sollten ein Urteil über die Qualität der Dissertationen ermöglichen und bewiesen zugleich, dass Schulze den Inhalt genau gelesen hatte und kritisch beurteilen konnte. Während die genannte Arbeit den „Sprung" ins *Commercium* – wahrscheinlich aufgrund ihrer eher schlechten Kritik – nicht schaffte, finden sich zwei andere Dissertationen aus demselben Brief Schulzes im *Commercium* als *Libri novi* wieder: Die beiden Dissertationen „*De Harundinatione vulgo die Schilff Strügel Cur*" und „*De salisatione*"[408] von Daniel Geyer wurden beide im Jahre 1734 im *Commercium* in den *Libri Novi* angeführt.[409] Aus Anlass der Nennung von dessen Dissertationen führte er Geyers vielfältige Titel und Mitgliedschaften vollständig auf, damit sie in entsprechender Weise im *Commercium* Beachtung fanden.[410]

Schulze erinnerte Trew im gleichen Brief daran, eine von ihm selbst betreute Dissertation „*De servis medicis*" aus demselben Jahr, die er nach Nürnberg gesandt hatte, im *Commercium* zu rezensieren. Die Rezension mit dem Originaltitel „*Excur-sio in antiquitates ad servi medici apud Graecos et Romanos conditionem eruendam*" erschien noch im gleichen Jahr.[411] Wer die zugehörige und im *Commer-cium* veröffentlichte Rezension verfasst hatte, lässt sich nicht feststellen. Zudem enthielt derselbe Brief die Abschrift eines von Hofrat Eller aus Berlin an Schulze gesendeten Schreibens mit anatomischem Inhalt. Eller bezog sich auf das Phänomen des Blutstillstandes in der Nabelschnur bei Neugeborenen[412] und teilte Schulze seine Beobachtungen mit, weil er in ihm einen interessierten Kollegen gefunden hatte. Dieses Thema wurde in den Folgejahren von mehreren Ärzten im *Commercium* aufgegriffen, wobei sich die meisten für ein Abbinden der Nabelschnur aussprachen.[413] Die erste Stellungnahme dazu kam von Eller, der auf eigenen Experimenten basierend das Abbinden der Nabelschnur für unnötig erachtete, und damit diesen Stein wohl ins Rollen gebracht hatte.[414] Schulzes Forschergeist auf diesem Gebiet bewog ihn –

---

[408] „Über die Behandlung mit Schilf, in der Volkssprache die Schilff-Strügel-Kur" und „Über unwillkürliche Bewegungen der Muskeln".

[409] S. *Commercium* 3 (1734), S. 64.

[410] S. UBE BT Schulze 59 (56).

[411] „Exkurs in die Antike, um die Lage des Arztsklaven bei den Griechen und Römern zu erörtern." S. *Commercium* 3 (1733), S. 150; in Schulzes Brief lautet der Titel abgekürzt „*De servis me-dicis*", UBE BT Schulze 59 (56).

[412] Dazu Näheres in Kapitel 4.1.

[413] S. Rau (2006), S. 127 f.

[414] Seine Dissertation zu diesem Thema erschien 1733 unter dem Titel „*De funiculo umbilicali non ligato*"; s. *Commercium* 3 (1733), S. 377-379.

ebenfalls 1733 – dazu, zwei Dissertationen zu dem sehr konträr diskutierten Thema der Nabelschnur zu betreuen und im *Commercium* abdrucken zu lassen.[415]

Schulze las und prüfte die einlaufenden Texte, konnte aber aufgrund der Fülle an Zusendungen keine zügige Erledigung der Korrekturarbeiten garantieren, so dass Texte bisweilen längere Zeit unbearbeitet liegen blieben. In einem Schreiben vom 19. Dezember 1733 informierte Schulze Trew,[416] dass er die Rezension eines Textes, den Trew ihm bereits im November 1733 zugesandt hatte,[417] in Angriff genommen habe. Der Autor des besprochenen Werkes war Paul Gottlieb Werlhof (1699-1767).[418] Er gehörte zu der Gruppe von Gelehrten, von denen gelegentlich Werke im *Commercium* rezensiert wurden, wie etwa seine Abhandlung „*De febribus*", eine Erläuterung über verschiedene Arten des Fiebers. Schulze versicherte in genanntem Brief seine feste Absicht, die Rezension „nach äußerstem Vermögen" schnell fertig stellen zu wollen. Dieser Eile von Seiten Schulzes ging folgende Vorgeschichte voraus: Die besagte Rezension war schon längere Zeit in Nürnberg erwartet worden, denn Trews Brief vom 23. November 1733 hatte die dringliche Bitte der Sozietät enthalten, daß Schulze sich „ohngeachtet [seiner] vielen Verrichtungen doch sich die Mühe machen möchte eine solide recension von deß Herrn Werlhofs *tractat de febribus* zu verfertigen und solche längstens innerhalb drei Wochen einzusenden."[419]

Besonders interessant ist die anschließende Begründung, mit der Trew die Dringlichkeit der Sache unterstrich: Zum einen sei man eine unverzügliche Bearbeitung auch dem Autor selbst schuldig, da er sich eine Abschrift der Rezension sowie eine persönliche Beurteilung seines Werkes auserbeten habe und dies, da er der Sozietät etwas zur Veröffentlichung übergeben hatte, sein gutes Recht sei. Zum anderen sollte die Rezension noch in dem gerade zu Ende gehenden Jahr im *Commercium* erscheinen,

---

[415] „*Dissertatio de vasis umbilicalibus natorum et adultorum*" (Dissertation über die Nabelschnur-gefäße von Kindern und Erwachsenen) sowie „*Dissertatio de problema: an umbilicalis deliga-tio in nuper natis absolute necessaria sit in partem negativam resolvitur*" (Die Erörterung über das Problem, ob die Abbindung der Nabelschnur bei Neugeborenen unbedingt notwendig ist, wird negativ beantwortet). Die Rezensionen dazu erschienen im *Commercium* 3 (1733), S. 156 und S. 158.

[416] S. UBE BT Schulze 61 (58).

[417] S. UBE BT Trew 708.

[418] Werlhof war seit 1725 als Arzt in Hannover tätig, trat 1729 in höfische Dienste und wurde 1742 hannoverscher Leibarzt. Der Titel, unter dem die hier genannte Rezension schließlich erschien, lautete: „*Recensiones, observationes de febribus praecipue intermittentibus*" (Rezensionen, Beobachtungen über Fieberanfälle, insbesonders über die intermittierenden); s. *Commercium* 3 (1733), S. 410.

[419] UBE BT Trew 708.

so dass man sie in den Jahrband von 1733 aufnehmen könne."[420] Zwischen dem 23. November und dem Datum von Schulzes Antwortschreiben, dem 19. Dezember, lagen jedoch schon mehr als drei Wochen, so dass Schulzes Brief mit seiner Entschuldigung auf jeden Fall zu spät kam. Doch Schulze nannte einen durchaus triftigen und ernsthaften Grund für das Versäumnis: Seine jüngste, ein halbes Jahr alte Tochter habe seit drei Wochen einen großen Abszess an der Schulter, den er selbst geöffnet habe. Als weitere Komplikation habe es sich „zum kalten Brand" entwickelt. Die gegenwärtige Situation sei höchst kritisch: „Es [das Kind] liegt nun schon etliche Tage in äußerster Schwachheit, und möchte mir bei dem Jammer das hertz brechen. Mein Herr bruder wird mir leicht glauben daß bey so einem betrübten Haus-Umstand alle Capacité etwas zu thun vergehen muß, und wenn ich mich auch *forciren* wollte, nichts gerathen würde."[421] Der lebensgefährliche Zustand seiner Tochter, der den Alltag der gesamten Familie belastete, war für Schulze eine hinreichende Entschuldigung dafür, dass die Rezension erst in der ersten Ausgabe des nächsten Jahres erscheinen könnte.

Wie aber reagierte Trew auf die, wenn auch begründete, Verzögerung von Seiten Schulzes, die ihm ja während der ganzen Korrespondenz immer wieder begegnete?

In seiner Antwort vom 31. Dezember 1733 schien Trew nicht erbost über die Saumseligkeit Schulzes zu sein, sondern übte sich eher in Geduld, „da man in der Recension deß tractats deß Herrn Werlhofes ein *Specimen* höchstens zu erhalten die angenehme Hoffnung hat."[422] Angesichts der verständnisvollen Reaktion Trews stellt sich die Frage, ob Schulzes Mitarbeit einen derart hohen Stellenwert besaß, dass Trew nicht ungehalten war, sondern eher persönliches Mitgefühl für die familiäre Misere Schulzes ihn zum Abwarten bewog. Man kann davon ausgehen, dass es sich bei besagter Rezension um den Text gehandelt haben muss, der schließlich in der dritten Ausgabe des folgenden Jahres im *Commercium* abgedruckt wurde.[423] Die Zeitspanne von der Einsendung bis zur Publikation betrug somit zwei Monate. Selbst wenn dies eine Ausnahme darstellte, so liegt es doch nahe, dass solche Verzögerungen in der Organisation dem wöchentlich erscheinenden und auf Aktualität angewiesenen Journal nicht zuträglich sein konnten.

---

[420] S. ebenda.
[421] S. UBE BT Schulze 61 (58).
[422] UBE BT Trew 709.
[423] Der endgültige Titel lautete: „*Observationes de febribus praecipue intermittentibus*", *Commercium* 3 (1733), S. 410-417.

In diesem Beispiel deutet sich einer der Hauptgründe an, der dem *Commer-cium* wiederholt und besonders in den letzten Jahren seines Bestehens Kritik einbrachte.[424] Die teilweise unakzeptabel langen Verzögerungen waren mitverantwortlich für mehrfach geäußerte Kritik am Journal und kamen innerhalb der Korrespondenz im Laufe der Jahre von verschiedener Seite zur Sprache. Viele der Korrespondenzpartner, darunter auch der hoch geachtete Friedrich Hoffmann, ließen Schulze ihre Kritik an den abonnierten Exemplaren, die bestimmte vorher angekündigte Texte nicht enthielten, an Trew übermitteln.

In einem Brief vom Mai des Jahres 1734 klagte Schulze darüber, dass Friedrich Hoffmann sehr verärgert sei, da er die Bögen des *Commercium* zwar von Alberti (1682-1757)[425] erhalten habe, die ihm vorher von ihm an Trew geschickten Texte aber noch nicht publiziert worden waren: „Herr HofRath Hoffmann ist gantz böse auf mich, weil Er bisher alle bogen von Herrn HoffRath Alberti eifrig abgefordert, und weder seines Herrn Sohns *disputation* noch das überschickte von Herr Dr. Nitzschen aus Petersburg darinnen angetroffen hat."[426]

Fünf Jahre später, am 9. November 1739, findet sich ein Beleg für das zwar selten in den Briefen expressis verbis angesprochene, aber doch angedeutete Problem der verspäteten Belieferung der Abonnenten. In diesem speziellen Fall ging es um fehlende „Titelbogen und *Praefationes* zum *Commercio litterario*",[427] die ein gewisser Dr. Curt in Russland von Schulze sehnlich erwartete. Da Schulze mit einem Paket aus Nürnberg vom Drucker Mayer rechnete, schlug er Trew vor, doch die Gelegenheit zu nutzen, im gleichen Paket etwas von der von Curt bereits bestellten Anatomie sowie insbesondere die Titelbogen und Vorreden für das *Commercium* zur Weitersendung nach Russland mitzuschicken.[428] Hierbei führte er auch einen Misstand an, der die Widmungsbögen, die „*Dedicationes*"[429] betraf: Die Jahrbände seien immer noch nicht abgeschlossen, da

---

[424] Zu den Schwierigkeiten bei der wöchentlichen Herausgabe und der Verteilung an die oft weit entfernten Abonnenten und die letztlich daraus resultierende Auflösung des *Commercium*, s. Pirson (1953) S. 485-487; s. Rau (2006), S. 84-94.

[425] Zu einer ausführlichen Biographie von Michael Alberti (1682-1757) s. UBE BT Schulze 44b (42).

[426] S. UBE BT Schulze 63 (60).

[427] S. UBE BT Schulze 68 (65).

[428] Mit „Anatomie" meinte Schulze das von Trew geplante anatomische Tafelwerk, das zwar ange-kündigt war, aber nie fertig gestellt wurde. Für dieses hatten sich schon etliche Interessenten gefunden.

[429] Es war in den ersten Jahren des Bestehens der Zeitschrift üblich geworden, jeden Jahrgang des *Commercium* einem anderen Regenten zu widmen. Die Dedikationsbögen waren bis zum Jahr 1740 an die wichtigsten europäischen Königshäuser als Schenkung übergeben worden, so z.B. an Kaiser Karl VI., die russische Kaiserin Anna, den englischen und französischen König und einige weitere, s. Pirson (1953), S. 482. Nach dieser Aussage

man dafür wohl auf die vorgesehenen Widmungen wartete. Schulze hielt die Situation für ärgerlich, da zu den fehlenden Titelbögen und Vorreden auch die Register nicht vollständig seien. Ohne den Erhalt der Register der übers Jahr gesammelten Lieferungen könne aber keiner der Abonnenten seine Jahrbände binden lassen.

Schulzes Kritik im Zusammenhang mit den Widmungsbögen berührt die Fehler, die in der Organisation des *Commercium* gemacht worden waren: Der ursprüngliche Zweck, der darin bestand, das Wohlwollen der Staatsmänner und Adligen für das *Commercium* zu gewinnen, schlug nun ins Gegenteil um. Denn diejenigen, auf deren Gunst das *Commercium* in viel stärkerem Maß angewiesen war als auf die Gunst einzelner Fürstenhäuser, seine Abonnenten, wurden wegen des langen Aufschubs zunehmend verärgert.

Die sich hier abzeichnende organisatorische Überforderung bahnte sich nicht etwa erst gegen Ende des Bestehens des *Commercium* an, sondern war vielmehr von Beginn an durch die äußeren Umstände ein schwer in den Griff zu bekommendes Problem. Eine Redaktion von vier bis fünf Mitgliedern war einem so groß angelegten Unternehmen nicht ausreichend gewachsen. So war man schon 1733, also drei Jahre nach Gründung der Zeitschrift, nicht in der Lage, den Jahrband vollständig abzuliefern, der dann erst 1738 abgeschlossen werden konnte.[430] Nicht nur die Vervollständigung der Jahrbände wurde unbefriedigend in die Tat umgesetzt, auch die einzelnen Rubriken der wöchentlich erscheinenden Ausgaben wurden ihrem Anspruch auf Aktualität nicht immer gerecht. Die bereits angeführten Schriften von Johann Daniel Geyer aus dem Jahr 1733, die Schulze Trew zur Auswahl vorgeschlagen hatte, waren von Schulze als „nicht *excerpible*, ia selbst nicht überall *intellegible*"[431] beurteilt worden. Die letzte Entscheidung über ihre Aufnahme überließ er Trew, der sie in der achten Ausgabe von 1734 unter den *libri novi* aufführte.[432] Dabei fällt vor allem die zeitliche Verzögerung zwischen der Erwähnung der Neuerscheinungen im Brief Schulzes vom Oktober 1733 und ihrem Abdruck in der neunten Ausgabe des *Commercium* im nächsten Jahr, 1734, auf. Obwohl im regelmäßigen Wochentakt eine Ausgabe erschien und so die

---

müssten für das Jahr 1739 und 1740 noch Dedikationsexemplare ausgeliefert worden sein, nach Schulzes Aussage von 1739 war man jedoch stark im Rückstand, Rau (2006), S. 84 f.

[430] Pirson entnahm zahlreichen Korrespondenzen, dass die Abonnenten teilweise drei Jahre auf die Vervollständigung der Jahrbände warten mussten; in einer besonders unangenehmen Lage befanden sich dabei die Assistenten, da sie sich gegenüber den Abonnenten, die ihre Jahrbände binden wollten, rechtfertigen mussten; s. Pirson (1953), S. 485.

[431] UBE BT Schulze 59 (56).

[432] S. *Commercium* 3 (1734), S. 64.

Möglichkeit zur Aktualität durchaus gegeben war, gelang es der Sozietät nicht, eine zeitnahe Veröffentlichung zu gewährleisten.

Bereits im April des Jahres 1731 gab die zeitliche Koordinierung der Redaktionsabläufe Anlass zu Spannungen zwischen den Institutsmitgliedern: Schulze verfasste aus diesem Anlass ein Schreiben an Trew, in dem er von seinem „Kummer und Gemütsunruhe" hierüber berichtete.[433] Er ließ Trew wissen, dass es ihm aufgrund seiner vielen Verpflichtungen derzeit schwer fiele, aufwändige Rezensionen und Observationen für das *Commercium* zu bearbeiten und gab ganz offen zu, dass er bei Zeitnot eher die leichteren Texte vorzog. Dies sei auch der Grund dafür, dass er die Rezensionen und Observationen, die er von Götze erhalten hatte, noch nicht fertig überarbeitet habe und nun dessen Unmut auf sich gezogen habe. Schulze beteuerte einerseits sein Bedauern über den unglücklichen Verlauf der Sache, rechtfertigte sich aber, indem er sein großes Engagement für die Sozietät bei Trew in Erinnerung rief. Für die versäumte Korrektur der Götzeschen Texte brachte er vor, dass ihn „theils die Noth theils die hoffnung es würde nicht so übel genommen werde, dazu verleitet haben. Überdem habe ich bey des lieben Mannes Arbeit mehrmals gefunden daß sie allzu diffus gewesen".[434] Diese Formulierung lässt durchblicken, dass Schulze sich in seiner Bedeutung und seiner Fähigkeit als Redakteur des *Commercium* Götze überlegen glaubte. Er fällte nicht nur ein eher negatives Urteil über die ihm von diesem zugeschickten Rezensionen, sondern kürzte Götzes Fassung, bevor er sie Trew zukommen ließ. Dieses Vorgehen lässt Zweifel daran aufkommen, ob Götze ohne weiteres als „Leiter der Sozietät"[435] und sogar als „erster Direktor"[436] bezeichnet werden kann, oder ob nicht eher ein gleichrangiges Verhältnis zwischen den beiden Gelehrten vorlag. Schulze war zu dieser Zeit neben Trew unbestreitbar eine sehr wichtige Person innerhalb der Sozietät und hatte ein entscheidendes Mitbestimmungsrecht. Brucker, ein zeitgenössischer Biograph, schrieb 1755 in Schulzes Lebenslauf, dass dieser „dem ganzen Werke vorgestanden und es dirigieret" habe.[437] Trew bezog in der Korrespondenz keine Stellung dazu, bestätigte aber, dass

---

[433] UBE BT Schulze 44a (42).
[434] Ebenda.
[435] S. Pirson (1953), S. 478.
[436] S. Rau (2006), S. 40.
[437] S. Brucker (1755), S. 20.

Schulze einen wesentlichen Anteil am glücklichen Anfang und erfolgreichen Fortgang des *Commercium* habe.[438]

Im gleichen Brief bat Schulze Trew, doch ein versöhnliches Wort an Götze zu richten oder ihm einen Vorschlag zu machen, wie man den gekränkten Kollegen wieder versöhnen könne. Die Ursache für dessen Verstimmung vermutete Schulze allerdings außer in seinen eigenen Meinungsverschiedenheiten mit Götze noch in einem anderen Umstand: In der Vergangenheit seien Personen an ihn herangetreten, die unter den Mitgliedern der Sozietät „die *semina discordiarum* durch *odiöse* Erzehlungen, oder erdichtete Dinge zu streuen Intention gehabt haben."[439] Schulze nahm an, dass Götze dasselbe erlebt habe. Außerdem, so Schulze, könnte ein weiterer Grund für Götzens Verstimmtheit in dem an Schulze verliehenen „*Titel als Praeses oder Director*"[440] liegen, während man Götze trotz seines Altersvorsprungs keinen Titel gegeben habe, wenngleich er als anfänglicher Leiter der Sozietät gegolten hatte. Schulze verzichte auf diesen Titel, denn er sei ohnehin der Meinung, dass die Verteilung von Titeln innerhalb der Redaktion nicht gut sei, da hierdurch nur Missgunst entstehe.

In der Sorge Schulzes, die Misstöne innerhalb der Sozietät könnten nach außen dringen und den Ruf ihres Instituts schädigen, zeichnet sich ab, dass das Ansehen in der Gelehrtenwelt für ein so junges und viel versprechendes Unternehmen äußerst wichtig war. Dies spiegelt sich in zwei Beispielen wider, die von Schulze 1732 und 1733 nach Nürnberg gemeldet wurden und zeigen, wie schnell es zu Beschwerden kommen konnte.

Bei der Vielzahl von im *Commercium* veröffentlichten Artikeln konnte es durchaus geschehen, dass nicht jeder Autor auf seine Seriosität überprüft wurde. So beschwerte sich der Chemiker Johann Heinrich Pott (1692-1777)[441] darüber, dass eine Dissertation, die eigentlich von ihm stammte, „*ihm per manifestum plagium* entzogen sey"[442] und verlangte eine Richtigstellung im *Commercium*. Derselbe hatte sich schon vorher negativ über das *Commercium* geäußert; er hatte sich über die Art der Rezensionen beklagt, die in ihrem Umfang und der Wiedergabe nicht immer den Inhalten und der Wichtigkeit der Originalarbeiten entsprächen.[443]

---

[438] Vgl. UBE BT Trew 708.
[439] S. UBE BT Schulze 44a (42): „[...] die Samen der Zwietracht durch gehässige Erzählungen, oder erdichtete Dinge zu streuen Intention gehabt haben."
[440] Ebenda.
[441] Zu einer ausführlichen Biographie s. UBE BT Schulze 60 (57).
[442] „durch offenkundigen geistigen Diebstahl"; s. UBE BT Schulze 61 (59).
[443] S. Pirson (1953), S. 488.

Eine anders geartete Kritik übte Christian Gottfried Stentzel (1698-1748) in einem Schreiben, das Schulze 1732 an Trew weitergab. Stentzel, der in Wittenberg zweiter Professor für Anatomie war[444], empörte sich, dass man den Generalstabsarzt und Anatomieprofessor Friedrich Schreiber (1705-1760) im *Commercium* mehrmals sehr lobend als einen hoch verdienten Arzt in Russland bezeichnet und seine Leistung zu Unrecht gewürdigt, dabei aber die anderen aus Deutschland nach Russland berufenen Ärzte völlig außer Acht gelassen habe. Schreiber, der 1731 nach Petersburg gegangen war, lobe sich, nach Angaben Stentzels, selbst und bleibe dabei nicht immer bei der Wahrheit.[445] Der Verfasser des Beschwerdebriefes schien jedoch – trotz seiner Klagen – bereit, eine eigene Beobachtung über den Skorbut zu senden.[446]

Von 1734 bis 1742 wurden noch insgesamt 11 Briefe von Schulze an Trew geschrieben, verglichen mit der Anzahl an Briefen aus den vorhergehenden zehn Jahren also bedeutend weniger. Sein Interesse in Halle galt mehr und mehr seiner eigenen Forschung und der Betreuung seiner Doktoranden, wobei er jedoch versuchte, möglichst oft Interessantes aus seinem Tätigkeitsfeld für das *Commercium* einzubringen. Er schickte vermehrt unter ihm verteidigte Dissertationen nach Nürnberg, so im November 1734[447] und im Mai 1740.[448] Während Schulze von Altdorf aus in der Mehrzahl fertige Rezensionen nach Nürnberg sandte, beschränkten sich seine Beiträge vom Zeitpunkt seines Wechsels nach Halle größtenteils auf Dissertationen, die er teils selbst in gekürzte oder rezensierte Form brachte, teils aber auch zur weiteren Bearbeitung an die Sozietät in Nürnberg schickte.[449] Schulze blieb zwar in Kontakt mit Trew, eine derartig intensive Mitarbeit wie während seiner Altdorfer Zeit war ihm von Halle aus aber nicht mehr möglich.

Infolge seines Ortswechsels hatte Schulze die Möglichkeit verloren, an regelmäßigen Treffen der anderen Sozietätsmitglieder teilzunehmen, aber auch Literatur relativ zügig hin und her zu senden, wie dies zwischen Nürnberg und Altdorf leicht zu bewerkstelligen war. Die Korrespondenz belegt neben den größeren Zeitabständen[450] zwischen den Schreiben auch, dass Schulze sich nicht mehr an der regelmäßigen Redaktionsarbeit beteiligte. So zog er sich allmählich aus der aktiven Mitarbeit in der

---

[444] S. Helm (2003), S. 22.
[445] UBE BT Schulze 57 (54).
[446] Ebenda.
[447] Vgl. UBE BT Schulze 65 (62); „*De lithontripticis*" und „*De climate diversitate*".
[448] Vgl. UBE BT Schulze 71 (68); „*De lumbricis effractoribus*" und „*De raucitate*".
[449] Vgl. UBE BT Schulze 65 (62).
[450] Der zeitliche Abstand zwischen UBE BT Schulze 64 und 65 betrug knapp fünf Monate.

Direktion der Sozietät zurück und übernahm die etwas weniger zeitraubende „Verteiler-Rolle" in Halle, wo er die neu erschienenen Ausgaben an die einzelnen Abonnenten und eigenen Freunde weiterleitete und Dissertationen nach Nürnberg sandte, während Trew nach Schulzes Weggang aus Nürnberg „die Hauptlast der Herausgabe auf seine Schultern" nehmen musste.[451]

Seinen Ruf als angesehene Gelehrtenzeitschrift konnte sich das Nürnberger Journal innerhalb Deutschlands und Europas nur auf der Basis eines ausgedehnten Korrespondenzzirkels sichern, dessen Netzwerk anhand der Briefsammlung Trew nachvollzogen werden kann.[452] Einen wichtigen Knotenpunkt innerhalb der mannigfaltigen Korrespondenzen, die Trew unterhielt, stellte Schulze dar. Von ihm aus wurden immer wieder neue Kontakte geknüpft, was nicht zuletzt seine entscheidende Bedeutung für das Bestehen des *Commercium* ausmachte.

Um diese Verbindungen an teilweise sehr weit auseinander liegende Orte aufrechterhalten zu können, musste der zuverlässige Transport der Briefe gesichert sein. Außerdem bestand auf Grund der wöchentlichen Herausgabe der Zwang, die schnellstmögliche Zulieferung an die Abonnenten und Assistenten sicher zu stellen. Daher musste man sich trotz des relativ gut organisierten und funktionierenden Postnetzes in der Art des Versandes flexibel zeigen. Auch dabei waren weit gestreute private Kontakte, mit deren Hilfe die Briefe häufig auf dem schnellsten und zuverlässigsten Weg transportiert werden konnten, von großem Nutzen.

In dem Briefverkehr zwischen Schulze und Trew findet sich ein Zusammenspiel zwischen persönlicher Übermittlung von Redaktionstexten und Briefen und dem offiziellen Postweg über die verschiedenen zwischen den Städten verkehrenden Postkutschen. Letzterer trat erst mit Schulzes Umzug nach Halle in den Vordergrund. Während es zwischen Nürnberg und Altdorf immer Möglichkeiten gab, kurzfristig Post zu übermitteln, musste man für die relativ weite Distanz zwischen Nürnberg und Halle erfinderisch sein. Wann immer es sich anbot, wählte Schulze die persönliche Überbringung der Schriften, indem er seine Schreiben, denen ja auch oft wertvolle Beilagen hinzugefügt waren, Vertrauenspersonen wie der „Frau Consu-lentin"[453]

---

[451] S. Pirson (1953), S. 47.
[452] Zu den einzelnen Korrespondenzpartnern Trews vgl. Schmidt-Herrling (1940).
[453] S. UBE BT Schulze 40 (38). In seinem Brief vom 11. März 1738 berichtet er Trew, dass er ein Schreiben an Hofrath Eller in Berlin über die „Frau Consulentin", die wohl dorthin reiste, überschicken wolle. Mit einiger Sicherheit handelt es sich hierbei um die Ehefrau von Friedrich Hoffmann, der in Halle Professor und Leibarzt des Königs Friedrich Wilhelm I. in Berlin war.

mitschickte oder „durch eine nach Nürnberg reisende und mit dem Lämmermannischen Hause verwandte Jungfer"[454] überkommen ließ. Um die zeitlichen Barrieren zu überwinden, machte er Trew auch Vorschläge, wie er relativ schnell die fertigen Exemplare an Abonnenten der Zeitschrift schicken könne: Im Jahr 1731 schlug er für die zu verteilenden Exemplare vor, sie durch einen „nach der Meße gehenden Kaufmann zu *recommendir[n]*. der Mann ist mein Gevatter und Schwager, und pfleget meistens auf die Leipziger Meße zu kommen".[455] Soweit aus den Briefen ersichtlich, war der Transportweg über Kaufleute, die zu einer Messe unterwegs waren, ebenso beliebt wie die Möglichkeit, auf den Transport mit der Postkutsche – Schulze sprach mehrmals von der „Jenischen Kutsche"[456] – zurückzugreifen. Deren Route verlief vermutlich von Halle über Jena nach Nürnberg und erleichterte es Schulze, den Kontakt von Halle nach Nürnberg zu pflegen, wenn sich ihm keine persönlichen Transportmöglichkeiten boten. In der großen Anzahl an zu betreuenden Doktoranden, die von Schulze auf ihrer Studienreise an Trew weiter empfohlen wurden, hatte Schulze eine weitere günstige Möglichkeit gefunden, Pakete und Exemplare des *Commercium* oder Dissertationen nach Nürnberg zu übermitteln. So nutzte Schulze 1734 den Besuch zweier ungarischer Studenten aus Halle in Nürnberg für die Aushändigung seines Schreibens an Trew und ließ diesen wissen, dass sie dem *Commercium* in Zukunft, da sie für die „Correspondentz sehr tüchtig"[457] seien, durchaus nützen könnten. „Es werden sich bey Meinem Herrn bruder 2 *Doctores medicinae* einfinden und diesen brief übergeben. Der eine ist ein Siebenbürger, der ander ein Ungar, beyde recht ehrliche brave leute".[458] Im gleichen Brief begegnet uns wiederum eine für die Redaktionsmitglieder des *Commercium* durchaus entscheidende Eigenschaft – die in Nürnberg zur Verfügung stehenden Möglichkeiten des Transports optimal zu nutzen und mit ihrer Hilfe ihre Zeitschrift auch weit über die Grenzen Nürnbergs hinaus den Interessenten zukommen zu lassen. Hier erwies sich sowohl die Kenntnis der Postkutschenlinien als auch der Kontakt zu gerade in Nürnberg verweilenden Reisenden als äußerst effektiv. So bat Schulze Trew darum, einem gewissen Abonnenten namens Curt die drei ersten Jahrbände des *Commercium* mit der „Jenischen Kutsche"

---

[454] UBE BT Schulze 56 (53).
[455] UBE BT Schulze 41 (38).
[456] UBE BT Schulze 61 (58).
[457] UBE BT Schulze 63 (60).
[458] Ebenda.

zukommen zu lassen.[459] Ähnliche Absichten äußerte er in dem sechs Jahre später geschriebenen Brief vom 10. Mai 1740.[460] Der Sohn des Archiater Johann Bernhard v. Fischer (1685-1772) aus Petersburg[461], der bei Schulze längere Zeit gelebt hatte, wollte auf seiner Studienreise auch in Nürnberg Halt machen. Schulze empfahl ihn an Trew, der mit seinem Vater bereits in brieflichem Kontakt stand und machte ihn darauf aufmerksam, dass dessen Reiseziele England und Frankreich für die Beförderung von Schriften und für die Gewinnung weiterer Korrespondenten dienlich sein könnten.

Die Fähigkeit, den Ablauf eines Briefwechsels zu planen und zu einer bemerkenswerten Anzahl an Personen Kontakte herzustellen, war beiden Korrespondenten eigen. Sie war Voraussetzung für den Erfolg von Wissenschaftlern und besonders Herausgebern einer wissenschaftlichen Zeitschrift zur damaligen Zeit.

Die große Zahl der in den Briefen erwähnten Namen lässt die Ausdehnung des von Schulze in Zusammenarbeit mit Trew geschaffenen Korrespondenz-Netzwerks erahnen. Welche Vorteile sich hieraus für das *Commercium* ergaben, ist offensichtlich: Die Vielfalt und wissenschaftliche Bedeutung der Veröffentlichungen wurde maßgeblich von der Anzahl der einreichenden Gelehrten aus ganz Europa bestimmt. Nach dem Wechsel Schulzes von Altdorf nach Halle ergaben sich für die Korrespondenz einige über den Zeitraum deutlich hervortretende Änderungen sowohl in Bezug auf die Inhalte als auch die Zuverlässigkeit des Briefkontaktes. Im Vergleich mit den Briefen, die bis zum Herbst des Jahres 1732 von Schulze an Trew gesendet worden waren, fällt bei den aus Halle nach Nürnberg abgesendeten 15 Briefen auf, dass Schulze zwar von ihm betreute Dissertationen für das *Commercium* rezensiert nach Nürnberg schickte, jedoch zunehmend weniger Texte gegenlas und bearbeitete, die ihm von Trew oder anderen Korrespondenten zugeschickt worden waren.

Zusammenfassend kann man dem *Commercium litterarium* trotz seiner organisatorischen Schwachpunkte zugestehen, dass es dem Anspruch der Aktualität und Veröffentlichung von Wissenswertem aus medizinischer Praxis und Forschung in weiten Teilen gerecht geworden ist, da es sonst kaum eine so große Reichweite im gesamten europäischen Raum erzielt hätte.[462] Dies ist unzweifelhaft dem großen

---

[459] Ebenda.
[460] UBE BT Schulze 70 (67).
[461] Zu einer ausführlichen Biographie dieser Person s. UBE BT Schulze 70 (67). Archiater ist die Bezeichnung für einen fürstlichen (königl. / kaiserl.) Leibarzt oder den ersten Arzt in einem Collegium; im 18. Jahrhundert konnte fast jeder berühmte Arzt mit diesem Titel belegt werden. S. Zedler, Bd. 2 (1732), Sp. 2118.
[462] Vgl. Schnalke (1997), S. 32.

Engagement Schulzes und Trews zu verdanken, die uns in ihrer Korrespondenz eine Vorstellung von den Anstrengungen gaben, die sie neben ihren ärztlichen und akademischen Verpflichtungen über fünfzehn Jahre hinweg auf dieses Projekt und sein Fortbestehen verwendeten.

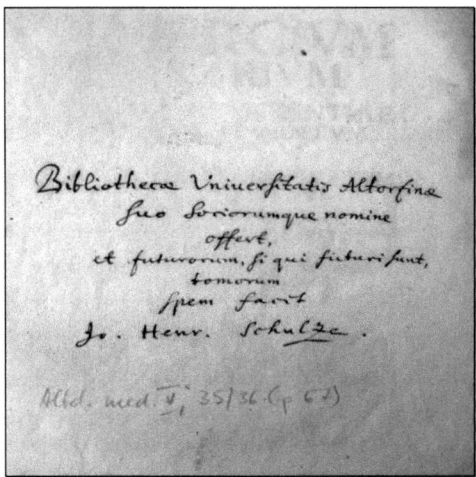

Abb. 7　Schenkung Schulzes mit dem handschriftlichen Eintrag auf dem Vorsatzblatt des ersten Bandes des *Commercium litterarium* (1731): „Der Bibliothek der Universität Altdorf in seinem und seiner Kollegen Namen übergibt [diesen Band], und macht Hoffnung auf künftige [Bände], wenn es solche geben wird, Joh[annes] Henr[icus] Schulze."

4.3. Medizinische Praxis

Schulze war neben seiner Professur an der Universität auch als praktischer Arzt tätig. Wie intensiv Schulze die ärztliche Tätigkeit ausübte, lässt sich auf der Basis des vorliegenden Briefwechsels nur schwer abschätzen, da sich der Umfang seiner ärztlichen Praxis nicht daran ablesen lässt, wieweit sie in den Briefen thematisiert wird.

Innerhalb der hier bearbeiteten Korrespondenz lässt sich nur ein echter „Fall aus der Praxis" belegen. Wie Schulze sich hierbei verhielt, welche Probleme sich ihm in den Weg stellten und welche Rolle sein Briefpartner Trew dabei spielte, soll an Hand des vorliegenden, drei Schreiben umfassenden Briefwechsels untersucht werden, der die Zeit vom 11. bis zum 22. November 1728 umfasst.

Am 11. November 1728[463] gab der Fall eines „armen bauersmann[es]" Schulze Anlass zu einer Fallbeschreibung dieses Patienten und seines Krankheitsbildes: Der Patient, den Schulze als einfachen Bauern charakterisierte, ohne einen weiteren Namen anzugeben, hatte vor circa 17 Jahren infolge einer Erfrierung am Fuß eine Amputation einzelner Zehen sowie die Entfernung der nekrotischen Bezirke im Bereich der Ferse erlitten. An Pfingsten des Jahres 1728, also ungefähr sechs Monate vor der nun erfolgten Konsultation durch Schulze, hatte sich an der betroffenen Stelle erneut ein Geschwür gebildet, so dass der Kranke sich in die Behandlung des Dieners eines Gutsverwalters begeben hatte. Schulze war mit dem Patienten drei Wochen zuvor über den zuständigen Landpfleger[464] in Kontakt gekommen; dieser hatte ihn als Professor für Anatomie und Chirurgie und somit als Spezialisten vor Ort gebeten, sich die Erkrankung anzusehen. Nachdem Schulze sich ein Bild vom Ausmaß des Schadens gemacht und dabei das Fortschreiten der Fäulnis bis zu den Fußwurzelknochen diagnostiziert hatte, empfahl er dem Kranken, den Fuß abnehmen zu lassen. Er betonte die Dringlichkeit der Operation mit dem Argument, dass sowohl der Patient als auch er selbst eine Ausdehnung der Nekrosen durch den gesamten Fuß hindurch von einer Seite auf die andere festgestellt hätten. Trotzdem habe der kranke Bauer noch Hoffnung auf Heilung gehabt und sich in die Behandlung eines Laienheilers aus Lauf begeben[465] – doch ohne Erfolg. Nun wolle der Patient ebenfalls die Amputation durchführen lassen, weil die Schmerzen sehr groß seien und ein unerträglicher Fäulnisgeruch von dem Fuß ausging.

Schulzes Aufgabe bestand nun darin, die Operation zu veranlassen, die normalerweise in den Zuständigkeitsbereich eines Chirurgen in Altdorf fallen würde. Allerdings zweifelte Schulze an dessen Fähigkeiten und vor allem an der geeigneten Ausstattung mit den entsprechenden Instrumenten.[466] Deshalb hielt Schulze es für notwendig, den Patienten in Nürnberg operieren zu lassen und zur Nachbehandlung eine

---

[463] S. UBE BT Schulze 23 (21); im Folgenden wird der Inhalt dieses Briefes wiedergegeben.

[464] Das außerstädtische Gebiet der Freien Reichsstadt Nürnberg war in fünf Pflegschaften (Verwaltungsbezirke) eingeteilt, für die vom Rat der Stadt jährlich je ein Landpfleger eingesetzt wurde, der für die Verwaltung wie Erhebung von Steuern und Zöllen, Verwaltung geistlicher Güter, Förderung von Landwirtschaft, Handel und Gewerbe und wohl auch für die Organisation der medizinischen Versorgung auf dem Land zuständig war. Altdorf war Sitz eines Pflegamtes, daher mussten medizinische Behandlungen außerhalb Altdorfs mit dem zuständigen Pfleger abgesprochen werden. Vgl. dazu Diefenbacher (1999), S. 823.

[465] Schulze bezeichnete den Laienheiler abschätzig als „verdorbenen boure", UBE BT Schulze 23 (21).

[466] S. ebenda. Über die mangelnde Ausstattung der Universität Altdorf mit chirurgischen Instrumenten lesen wir auch bei Goez (1993), S. 7.

geeignete Unterkunft zu finden, gesetzt den Fall, man könne sich vorher nach den voraussichtlichen Kosten „für die operation und Ausheilung selbst erkundigen."[467] Immerhin sollte die Bezahlung der Behandlung des nicht gerade wohlhabenden Bauern gesichert sein, zumal die bevorstehende Operation zu den teuersten Eingriffen im Angebot eines Chirurgen zählte.[468] Nun kam Schulze zu seinem eigentlichen Anliegen an Trew: „Habe also Meinen Herrn bruder *consuliren* wollen *quid sit consilii*.[469] Ich zweifele nicht Herr Geiseler sei ein guter operateur; es ist aber ein patient deßen beutel möglichst *consuliret* werden muß."

Erst einmal musste also die Operation gelingen. Für Schulze gab es deshalb nur eine Lösung: Der Patient musste in Nürnberg operiert werden, da hier mehrere geschickte Chirurgen tätig waren, die Trew näher kannte. Als langjähriges Mitglied im *Collegium medicum* hielt Trew Lehrkurse am anatomischen Theater für Chirurgen, Wundärzte und Barbiere. Daher konnte man über ihn einen verlässlichen Rat einholen.[470] Zugleich drückte Schulze seine Befürchtung aus, dass der Stadt-Opera-teur Geiseler – in Nürnberg wohl die „erste Adresse", wenn es um das Operieren ging – ein zu hohes Honorar verlangen könnte, das die finanziellen Möglichkeiten des Patienten übersteigen würde.

Schulze bat Trew also, „noch heute mit Ihm [Geiseler] oder einem anderen ehrlichen Manne aus der Sache zu reden" und sich nach den Kosten für die Operation und die Nachbehandlung zu erkundigen. Offensichtlich hatte Schulze, der um die schlechte finanzielle Lage des Bauern wusste, Zweifel an der Zusage des Landpflegers, für die Behandlungskosten des Patienten garantieren zu können.

Zwischenzeitlich muss Trews Antwortschreiben bei Schulze in Altdorf angekommen sein[471], denn Schulze nahm darauf in seinem Brief vom 14. November 1728 Bezug: Er habe das Antwortschreiben Trews am vorhergehenden Tag erhalten, könne aber nicht warten, bis Trew ihm eine sichere Zusage geben könne, da die Schmerzen des Patienten sowie wiederholte Anfragen der Angehörigen zur Eile

---

[467] UBE BT Schulze 23 (21). Auch die folgenden Zitate sind diesem Brief entnommen.
[468] Vgl. Sander (1989), S. 64, 113. Sabine Sanders Arbeit über die „Handwerkschirurgen" lagen u.a. die Regierungsblätter Württembergs aus dem 18. und beginnenden 19. Jahrhundert zugrunde, welche auch die Gebührenordnung aus dieser Region enthalten. Für eine Beinamputation lag die Gebühr bei 24 Gulden. Der Wert eines gutbürgerlichen Hauses auf dem Land beispielsweise betrug etwa 500 Gulden, das Jahreseinkommen in der Unterschicht zu dieser Zeit belief sich auf etwa 70 Gulden.
[469] „um Rat fragen wollen, was man tun könne".
[470] S. Diefenbacher (1999), S. 187.
[471] Unter den in der Trew-Sammlung erhaltenen Briefen Trews an Schulze findet sich kein Schreiben für diesen Zeitraum.

drängten.[472] Um die letzten Bedenken aus dem Weg zu räumen, betonte Schulze nochmals, dass der Patient, wie der zuständige Pfleger versicherte, keine Schulden habe und die Bezahlung – in angemessener Weise[473] – gesichert sei. Aus einem Nachsatz unter diesem Brief geht außerdem hervor, dass Trew einen geeigneten Operateur, den Chirurgen Müller (1701-1779)[474] in Nürnberg, vorgeschlagen habe, dessen Anschrift Schulze in demselben Brief erfragte. Da dieser in Nürnberg als angesehener Stadtoperateur galt, war sein Honorar wohl nicht gering, die Beziehungen zu Trew konnten jedoch in dieser Hinsicht hilfreich sein.

Das nächste von Schulze erhaltene Schreiben in dieser Angelegenheit datiert vom 22. November 1728. Daraus geht hervor, dass Trew in der Zwischenzeit Schulze von einer Unterbringung des Kranken im Hospital abgeraten hatte, der Chirurg Müller aber eine uns nicht näher bekannte Lösung für die Behandlung des Patienten vorgeschlagen hatte. Schulze musste Trew berichten, dass die Angelegenheit des Bauern mittlerweile eine unerwartete Wendung genommen habe: Was sich für Schulze und wohl auch Trew zuerst als durchaus realisierbares Unternehmen dargestellt hatte, war nun doch an den Befürchtungen der Angehörigen gescheitert. Während Schulze sich für eine optimale Behandlung des Patienten in Nürnberg eingesetzt hatte, der Chirurg Müller sich in finanzieller Hinsicht ebenfalls sehr entgegenkommend verhalten und auch der zuständige Landpfleger sein Einverständnis gegeben hatte, war plötzlich bei den Angehörigen die Angst entstanden, die Kosten für die Operation könnten den Mann und seine Familie in den Ruin treiben. Da Schulze von einer Behandlung in Altdorf nichts hielt, die Angehörigen des Bauern aber eine solche wünschten, ja sogar „aus gantz unerwünschtem Tone [...] redeten",[475] beschloss Schulze, sich nicht mehr weiter in dieser Angelegenheit zu bemühen. Er erfuhr später, dass der Chirurg Fleischmann und der Universitätsprofessor Johann Jakob Baier aus Altdorf schließlich die Amputation vorgenommen hatten, machte aber keine Aussage über den Ausgang der Operation. Somit waren seine und Trews Bemühungen in Nürnberg erfolglos gewesen.

In seiner Stellung als Professor an der Universität in Altdorf war Schulze also zugleich auch Ansprechpartner in Fragen der ärztlichen Versorgung der einfachen Bevölkerung, allerdings über die Vermittlung des zuständigen Landpflegers. Im Zuge

---

[472] UBE BT Schulze 24 (22); Schulze betont „die wiederholte Instanz von des Patienten freunden".
[473] „ex aequo et bono".
[474] Müller war Stadtoperateur in Nürnberg; s. Sta AN B12, Nr. 243.
[475] UBE BT Schulze 25 (23).

seiner Konsultation war Schulze „*post explorationem*"[476] zu dem Ergebnis gekommen, dass der Fuß aufgrund der Schmerzen und des Fäulnisgeruches, der von ihm ausging, nicht mehr zu retten sei. Im Einverständnis mit dem Patienten, der ebenfalls die schwere Entscheidung einer Amputation getroffen hatte, hielt er die Operation für die einzige Lösung.

Die Einwilligung in eine solche Operation fiel den Patienten in der damaligen Zeit sicher nicht leicht, waren doch auch nach Heisters Meinung Amputationen „unter allen die grausamste und erschrecklichste Operationen der Chirurgie".[477] Ohne Betäubung erlebte der Patient mit, wie der Chirurg ihm einen Körperteil abnahm, und auch im Anschluss an eine solche Operation musste der Patient noch große Schmerzen ertragen. Die Vorgehensweise einer Amputation gestaltete sich derart, dass man zuerst die Muskeln und den Knochen mit Hilfe von scharfen Messern sowie einer Säge unterhalb des Knies absetzte, hierauf oder auch schon währenddessen eine Blutstillung durch Ligaturen und Brenneisen vornahm und schließlich Verbände mit entsprechenden Auflagen zur Bekämpfung einer Entzündung und zur Blutstillung auflegte. Dabei waren die Risiken eines hohen Blutverlustes oder der Infektion der Wunde relativ hoch. Der feste Wille des betroffenen Bauern, sich alledem zu unterziehen, legt die Vermutung nahe, dass die Schmerzen, die von dem Bein ausgingen, ihn so sehr peinigten, dass er der Amputation zustimmte. Zudem betonte Schulze mehrmals den unleidlichen Gestank, der von dem Fuß ausging und sowohl für den Patienten als auch für seine Umgebung zu einer unerträglichen Situation führte.

Unter Berücksichtigung all dieser Risiken stellte sich für Schulze nun die Frage, wer die Amputation durchführen sollte. Die nächstliegende Möglichkeit wäre gewesen, die zuständigen Chirurgen in Altdorf mit der Sache zu betrauen, denn er sah die Operation nicht als seine Aufgabe an.[478] Gemäß der damals üblichen Trennung

---

[476] „Nach der Untersuchung". UBE BT Schulze 23 (21).
[477] Vgl. Heister (1719), S. 419. Heister nannte in seiner Chirurgie fünf Fälle, die eine Amputation unvermeidbar machen, um das Leben des Erkrankten zu erhalten: den kalten Brand, eine Zerquetschung, die Fäulnis, die im vorliegenden Fall bestand, eine Gefäßverletzung sowie große Schmerzen infolge einer Gangrän. S. hierzu auch Ruisinger (2000), S. 18.
[478] Vgl. Sander (1989) S. 57-64. Erkrankungen, die durch Wunden und Verletzungen verursacht worden waren, fielen im Gesundheitssystem des 18. Jahrhunderts dem Wirkungsbereich der Handwerks-Chirurgen zu, die Sabine Sander nochmals in zwei Gruppen unterteilte – die Bader, die in der Zunft der Chirurgen den untergeordneten Rang einnahmen, dabei allerdings in Württemberg das Monopol aufs Schröpfen besaßen, und die Barbiere, die als „*Chirurgi puri*" und Chirurgen erster Klasse die anspruchsvollen Operationen für sich beanspruchten. In der rechtlichen Verteilung gab es regionale Unterschiede, in Württemberg war es durchaus auch den Badern erlaubt, diese großen

zwischen der „*Chirurgia practica*" und der „*Chirurgia theoretica*" im Bereich der Medizin sah sich Schulze als Universitätsprofessor für Chirurgie und Anatomie nicht zur Ausführung der Operation verpflichtet. Um diese Trennung der medizinischen Fachgebiete zu verstehen, muss man sich die Abgrenzung der Arbeitsgebiete innerhalb der Medizin des 18. Jahrhunderts vor Augen halten: Trotz der anatomischen Grundausbildung der Medizinstudenten, die in ihrem Umfang von der jeweiligen Universität abhing, gehörte das Operieren nicht in den Wirkungsbereich eines akademisch ausgebildeten Arztes. Folglich fehlte dem Medizinstudenten die Übung des Operierens, auch wenn er während seines Studiums Unterweisung im Sezieren von toten menschlichen Körpern bekam. Im Gegensatz zu dem vor allem theoretischen Medizinstudium sah die Zunft der Chirurgen eine mehrjährige Lehrzeit vor und regelte genau die Abgrenzung gegenüber dem Zuständigkeitsbereich anderer Heilberufe. Bevor sie ihr Handwerk ausüben durften, mussten sich die Wundärzte einer mehrtägigen, sowohl praktischen als auch theoretischen Prüfung unterziehen.[479]

Auf dem Gebiet der Operationen, seien sie durch Verletzung oder auch, wie in dem vorliegenden Fall, aufgrund einer chronischen Erkrankung notwendig geworden, galten die Handwerkschirurgen daher als die Spezialisten. Allerdings waren sie im Falle einer Involvierung eines akademischen *Medicus*, der an oberster Stelle in der Heilerhierarchie stand, dessen Weisung untergeordnet. Seine Domäne war die Innere Medizin,[480] deshalb beschränkte sich sein Wirken darauf, nach der Diagnosestellung dem Patienten von einem chirurgischen Einschreiten zu- oder abzuraten und dieses ggf. mit innerlichen Arzneien zu begleiten. Er entschied also, ob die Operation nötig sei und beauftragte einen Chirurgen mit ihrer Ausführung. In diesem Falle konnte man davon ausgehen, dass er mit einem ordnungsgemäß ausgebildeten Chir-urgen

---

Eingriffe durchzuführen, während in anderen Reichsgebieten die Barbiere hierzu als einzige berechtigt waren. Auch die Gebührenordnung für Chirurgen, die Sander am Beispiel Württembergs darlegt, zeigt, dass der Tätigkeitsbereich dieser Berufsgruppe von großer Bedeutung auf dem Heilermarkt war.

[479] In der Nürnberger Ordnung für Bader und Barbiere sind genaue Angaben über Gesellenzeit, Arbeitsbereiche und Strafen bei Überschreiten der therapeutischen Grenzen festgelegt. S. „Ordnung der Bader und Barbiere" von 1690, Sta AN, B 12, Nr. 227; außerdem Diefenbacher (1999), S. 94. Um ihre Tätigkeit zu legitimieren, mussten die Wundärzte eine Prüfung vor dem *Collegium Medicum* ablegen, und erhielten erst dann die Erlaubnis zum Aderlassen und Operieren. Die Prüfung bestand wohl aus einem mündlichen und schriftlichen Teil, wobei die angehenden Chirurgen im praktischen Teil das Anlegen eines Verbandes sowie die Zubereitung einer Salbe unter Beweis stellen mussten. Im schriftlichen Teil mussten Fragen aus Anatomie und Chirurgie beantwortet werden. S. „Neu aufgerichtetes Meisterbuch der Bader und Wundärzte in Nürnberg" von 1726, Sta AN, E 5/2, Nr. 55.

[480] Vgl. dazu Sander (1989), S. 41.

zusammenarbeitete, da beide, sowohl der Operateur als auch der Konsiliararzt, einen Teil der Verantwortung für das Gelingen der Operation trugen. Dieses Vorgehen lag durchaus im Interesse beider Seiten, denn so lastete die Verantwortung, im ungünstigen Fall auch die Schuldzuweisung der Betroffenen bzw. der Hinterbliebenen, nicht auf den Schultern einer Person. Mit dem Misslingen der Operation mussten alle Beteiligten unter damaligen Umständen eher rechnen als heute; der Chirurg übte einerseits ein riskantes Handwerk aus, konnte andererseits aber für den Patienten der letzte Ausweg sein, so dass dieser sich ihm uneingeschränkt ausliefern musste. Beschränkten sich die chirurgischen Dienste nur auf kleinere Eingriffe wie Aderlassen oder das Legen einer Fontanelle, so traten weniger schwere Konsequenzen für die Betroffenen auf, als wenn sie sich einer größeren chirurgischen Behandlung unterzogen, bei der, abgesehen von dem direkt durch die Operation hervorgerufenen und oft tödlichen Wundfieber, bleibende körperliche Veränderungen oder Schäden die Folge sein konnten. Gerade bei Eingriffen wie der Amputation hatten die Betroffenen mit einer bleibenden Behinderung und hohen Operationskosten zu rechnen. Deshalb war die Angst vor Verarmung infolge eines chirurgischen Eingriffs für viele Patienten eine verständliche Sorge.[481]

Umso schlimmer war der Umstand, wenn man sich aufgrund der sozialen Schichtzugehörigkeit nicht in die Hände eines gut ausgebildeten Chirurgen, der seine Ausbildung in Form einer handwerklichen Lehre genossen hatte, begeben konnte, sondern auf das Urteil und Können von ungelernten Heilern angewiesen war. Während die Chirurgen in einer Zunft organisiert waren und damit gewisse Kompetenzkriterien erfüllen mussten, unterstanden die unzünftigen, übers Land fahrenden Chir-urgen[482] weder einer Kontrolle noch konnte man sie wegen eines Fehlers belangen, da sie ständig umherzogen.

Das Schicksal einer unfachkundigen Behandlung, von dem SchulzeTrew im vorliegenden Brief berichtete, hatte auch sein Patient erfahren: Neben einem „Schembergischen Cammerdiener"[483] war nach Schulzes Schilderung noch ein Heiler aus Lauf mit der Behandlung betraut worden; beide hätten aber offensichtlich nur zu einer Verschlechterung des Befundes geführt. Die Geringschätzung, ja Verachtung ihrer Tätigkeit unterstrich Schulze mit der Bezeichnung dieser beiden als „*medicastri*", also

---

[481] Vgl. Jütte (1991), S. 199-200 sowie S. 209 f.
[482] Sabine Sander führt als Beispiele die Steinschneider, Starstecher (Okulisten) und Zahnreißer an; s. Sander (1990), S. 54-58.
[483] UBE BT Schulze 23 (21). Zum Namen Schemberg konnten keine erklärenden Angaben gefunden werden.

Kurpfuscher oder Quacksalber, die ihr Handwerk ohne Zugehörigkeit zu einer Zunft in unberechtigter Weise ausübten.[484] In dem uns vorliegenden Fall sah sich Schulze mit einem besonderen Problem konfrontiert: Die vor Ort in Altdorf zur Verfügung stehenden Chirurgen besaßen trotz ihrer offensichtlichen Zunftzugehörigkeit nicht die notwendigen Instrumente und er hatte überdies nicht näher erläuterte Bedenken, ihnen den Patienten anzuvertrauen.[485] Schließlich hatte er den Patienten untersucht und ihm zu der riskanten Operation geraten; nun sollte diese auf keinen Fall an der mangelnden Ausstattung oder Kenntnis des Operators scheitern, zumal er bei einem Misslingen ebenfalls zur Verantwortung gezogen werden würde. Schulze dachte zuerst an den in Nürnberg bekannten Stadtchirurgen Daniel Geiseler, der aber auch ein entsprechend hohes Honorar verlangen würde. Daher befürchtete Schulze, dass die finanziellen Forderungen das Budget seines Patienten übersteigen könnten. Zwar hatte der Pfleger eine gewisse Verantwortung übernommen, dennoch musste Schulze Trew von den beschränkten finanziellen Möglichkeiten des Bauern in Kenntnis setzen. Er legte Trew also ans Herz, sich für ein niedriges Honorar einzusetzen und ihm eine möglichst rasche Rückantwort zukommen zu lassen. Nachdem Trew sich in Nürnberg bereits um eine optimale Lösung bemüht hatte, sandte ihm Schulze ein weiteres Schreiben in dieser Sache zu und informierte ihn über den unglücklichen Ausgang seiner Bemühungen, der durch den plötzlichen Meinungsumschwung des Patienten entstanden war. Schulzes Brief vom 22. November 1728 an Trew[486] sollte der dritte und letzte Brief in dieser Angelegenheit sein. Es blieb ihm nichts anderes übrig, als sich bei Trew dafür zu entschuldigen, dass er ihm soviel unnötige Mühe gemacht hätte. Seine offensichtliche Verärgerung und nachdrückliche Entschuldigung bei Trew lässt uns den Schluss ziehen, dass ihm der Ablauf sehr unangenehm war.[487]

---

[484] UBE BT Schulze 23 (21). – Die Medizinhistorikerin Sander ordnet die Bezeichnung „Medi-caster" der Gruppe der Pfuscher oder Kurpfuscher zu. Auf dem Gebiet der Chirurgie bezeichnete man die Bader als solche, wenn sie unberechtigt chirurgische Eingriffe ausführten. Neben ihrer zahlenmäßigen Überlegenheit verhalfen trotz dieser rechtlichen Hindernisse eine Reihe anderer Faktoren den Medicastern zu ihrem Zulauf: höhere Behandlungskosten bei den ausgebildeten Chirurgen, die mangelnde Präsenz der Ärzte sowie ihre Missachtung gegenüber Patienten, die vorher schon bei einem „Medicaster" in Behandlung gewesen waren, hielten viele Patienten von der Konsultation eines akademischen *Medicus* ab. S. Sander (1989), S. 49 f.

[485] S. UBE BT Schulze 23 (21).

[486] S. UBE BT Schulze 25 (23).

[487] Schulze war sich zudem des breiten Tätigkeitsfeldes sowie der vielfältigen Interessen seines Kollegen in Nürnberg und dessen knapp bemessener Zeit bewusst. Vgl. Schnalke (1997), S. 43.

Zwei Hindernisse hatten sich ihm in den Weg gestellt: Zum einen überraschte ihn die unerwartete Reaktion der Angehörigen auf die geplante Operation in Nürnberg, die vor allem durch den schon genannten Kostenfaktor bedingt war. Sie hatten wohl zur Zusage des Landpflegers kein rechtes Vertrauen, obwohl dieser sich erboten hatte, für die Zahlung zu garantieren. Für die Bedürftigen in den Städten, die arbeitsunfähig oder ohne Vermögen waren und für die auch keine Angehörigen aufkommen konnten, gab es zwar die Möglichkeit einer Gratisbehandlung, die große Masse der armen Bevölkerung musste sich jedoch selbst um die Finanzierung ihrer ärztlichen Behandlung kümmern.[488] Zum anderen hatte der Chirurg Fleischmann aus Altdorf zusammen mit Schulzes Kollegen, dem Universitätsprofessor für Chirurgie, Chemie und Botanik Johann Jakob Baier, schließlich die Operation durchgeführt. Dies ist insofern bemerkenswert, da der Behandlungsauftrag ursprünglich an Schulze gerichtet war, nun jedoch von einem ortsansässigen Chirurgen aus Altdorf sowie einem Kollegen Schulzes, die beide nicht mit Schulze in Kontakt getreten waren, in die Wege geleitet worden war.

Innerhalb der zugrunde liegenden Korrespondenz stellt dieser Fallbericht die einzige Informationsquelle für Schulzes praktische Tätigkeit als Arzt dar. Schulze wurde zwar mit dem Fall betraut, er wollte jedoch trotz seiner Position als Chirurgieprofessor an der Universität die Operation nicht selbst durchführen und verwies den Kranken an die Chirurgen. Seine Zurückhaltung auf operativem Gebiet hatte ihre Begründung: In den verschiedenen Biographien über ihn findet man keinen Hinweis darauf, dass er gezielt Möglichkeiten aufgesucht hätte, sich in chirurgischer Hinsicht weiterzubilden, wie dies etwa Lorenz Heister getan hatte.[489] Die Frage, ob man aus diesem Beispiel auf ein geringes Engagement Schulzes in der praktischen Chirurgie schließen kann, lässt sich auf der Grundlage der angeführten Kasuistiken dieser Quellen nicht ausreichend beantworten. Möglicherweise wollte er auch das Risiko vermeiden,

---

[488] Vgl. Jütte (1991), S. 195 f. Der Medizinhistoriker Robert Jütte stellt hier das Verhältnis zwischen den Ausgaben für medizinische Dienstleistungen und den Einkommen der Bevölkerungsschichten dar und geht auf die Finanzierungsmöglichkeiten ein, die sich den Menschen boten. Die Problematik bestand für diese Gesellschaftsschicht darin, dass man durch Krankheit infolge der Arbeitsunfähigkeit völlig mittellos werden konnte. Als einziger Rückhalt blieb in einem solchen Fall das „Sozialkapital", das aus Verwandtschaft, Familienbanden oder Arbeitsverhältnissen bestand und auf das im Notfall eventuell zurückgegriffen werden konnte. S. ebenda.

[489] Aus Mangel an erfahrenen Chirurgen durfte Heister in den Feldlazaretten trotz seiner fehlenden Erfahrung eigenverantwortlich Operationen durchführen. Vgl. Ruisinger (2008), S. 63 f.; hier findet sich im Zuge der Biographie Heisters eine Schilderung seiner Lehrzeit im Ausland.

im Falle einer misslungenen Operation seinen guten Ruf an der Universität einzubüßen.[490]

Eine kurze Erwähnung findet Schulzes ärztliche Praxis in einem Brief aus dem Jahr 1730, in dem er den am nächsten Morgen anstehenden Krankenbesuch bei einem Patienten aus Pyrbaum (bei Nürnberg) als Ursache für seine Zeitnot anführt: „Morgen muss ich zu einem Kranken in Pyrbaum reisen; deshalb habe ich dies in schon später Nacht geschrieben." [491] In den Folgebriefen kam dieser Fall jedoch nicht mehr zur Sprache. Somit liegt uns in der Korrespondenz Schulzes keine Fallbeschreibung im Sinn der *Medicina Consultatoria* Friedrich Hoffmanns vor;[492] Schulzes eigentliche Intention bei dem Bericht über den Krankheitsverlauf des Patienten aus der Umgebung Altdorfs lag eher darin, Trew um praktische Hilfe zu ersuchen und nicht in erster Linie, ihm einen interessanten medizinischen Fall vorzustellen.

Schulze als Diagnostiker und Therapeuten lernen wir stattdessen in Briefen kennen, in denen er eigene Erkrankungen schilderte und die dabei angewendete Behandlung erläuterte. Zwei seiner von Altdorf nach Nürnberg geschickten Briefe aus den Jahren 1727 und 1728 lassen uns nachvollziehen, wie die Beeinträchtigung seines Gesundheitszustandes in der Korrespondenz thematisiert wurde. In seinem Schreiben vom 7. August 1728[493] bestätigte Schulze Trew den Erhalt von dessen Brief sowie zwei beigelegten Büchern. Diese Rückmeldung erreichte Trew jedoch nicht unmittelbar nach Ankunft der Bücher in Altdorf, sondern erst mit einer Verzögerung von mehreren Tagen, die Schulze ausführlich erklärte: Er habe am gleichen Tag einen „bösen Hals"[494] bekommen, so dass er für mehrere Tage außer Gefecht gesetzt gewesen sei. Seine Erkrankung und die Symptome, die er an sich beobachtet hatte, beschrieb er sehr detailliert: „Mir war erst angst es möchte in ein *apostem* gehen, weil es sich lincker Hand *circa maxillae inferioris articulationem* und herunter *in musculis colli sinistri lateris* mit einem *dolore acuto et pulsante* heftig und am meisten zeigte, auch *per dentes maxillae inferioris* und *aurem sinistram* mit unleidlichen Schmertzen und Stechen recht *furieux* ansetzte. Das aller beschwerlichste war wenn ich schlucken oder *exscreiren* sollte, welches letzteren doch nicht zu vermeiden war *ob affluxum materiae mucosae*. In

---

[490] Diese Befürchtung hatten auch andere, im Operieren eigentlich geübte Ärzte seiner Zeit, wie Lorenz Heister, der sich in der Anfangsphase seiner Altdorfer Praxis ebenfalls von größeren Operationen fern hielt; vgl. dazu Ruisinger (2008), S. 74.
[491] UBE BT Schulze 34 (32). Der Ort Pyrbaum liegt ca. 15 km südwestlich von Altdorf.
[492] Vgl. hierzu Geyer-Kordesch (1991), S. 7 f.
[493] UBE BT Schulze 22 (20); das folgende Zitat ist diesem Brief entnommen.
[494] Ebenda.

dieser tortur habe die donnerstags Nacht, den freytag, und einen guten Theil der vergangenen Nacht zu gebracht."[495] Obwohl Schulzes Krankheitsverständnis im Gegensatz zum heutigen weit stärker von Angst geprägt war, befand sich Schulze als Betroffener im Vorteil gegenüber den meisten seiner Zeitgenossen, denn er war als Arzt in der Lage, Krankheiten zu erkennen und ihnen den Kampf anzusagen. Er wandte die von ihm für richtig befundene Therapie an und berichtete Trew im weiteren Schreiben von seiner Vorgehensweise:

„Ich fing gleich am donnerstag Abends an den *Aethiopem mineralem* zu gebrauchen, am freytag fuhr damit fort, und brauchte *fungos Sambuci loco gargarismatis.*"[496] Die Therapie schlug schließlich an, so dass Schulze die Wiederaufnahme seiner Arbeit damit begründete, dass sowohl Fieber als auch pulsierender Schmerz zum Zeitpunkt seines Schreibens bereits behoben seien.

In dem vorliegenden Brief wird eine charakteristische Sichtweise damaliger Menschen auf ihre Krankheiten deutlich, die in Schulzes Schreibstil ihren besonderen Ausdruck findet: Krankheit wurde eher als etwas Eigenständiges betrachtet als heute, weil die diagnostischen und besonders die therapeutischen Möglichkeiten sehr begrenzt waren. Die Einstellung zum körperlichen Schmerz hat sich im Laufe der Jahrhunderte sehr verändert.[497] Während man heute durch die leichte Verfügbarkeit wirkungsvoller Schmerzmittel oder Anästhetika den Schmerz weitgehend kontrollieren kann, gehörte dieser zu Schulzes Zeit zum alltäglichen Leben; er war um einiges bedrohlicher als heute und wurde daher auf vielfältige Weise in Worte gefasst. Intensive Schmerzerlebnisse auf anschauliche Art zu formulieren, spielte beispielsweise in den Konsiliarkorrespondenzen Lorenz Heisters eine entscheidende Rolle für seine Briefpatienten, die nur mit Hilfe ihrer sprachlichen Mittel die Schwere oder spezifische Problematik ihrer Erkrankung schildern konnten.[498] Die Wahrnehmung einer krankhaften Veränderung am eigenen Körper und die Emotionen, die dadurch

---

[495] UBE BT Schulze 22 (20): „Mir war erst Angst, es könnte sich zu einem Abszess entwickeln, weil es sich auf der linken Seite im Bereich des Unterkiefergelenks und herunter in dem Halsmuskel der linken Seite mit einem scharfen und pulsierenden Schmerz heftig und am meisten zeigte, auch an den Zähnen des Unterkiefers und dem linken Ohr mit unleidlichen Schmerzen und Stechen recht rasend ansetzte. Das Allerbeschwerlichste war, wenn ich schlucken oder mich räuspern sollte, welches letztere doch nicht zu vermeiden war wegen des Zuflusses von schleimiger Materie."
[496] UBE BT Schulze 22 (20).
[497] Vgl. Jütte (1991), S. 36 f.
[498] S. Ruisinger (2008), S. 115. Hier erfolgt eine Charakterisierung der von Lorenz Heister betreuten Briefpatienten und ihrer Krankheitsschilderung. Dabei wird auf die Ausdrucksweise der an Heister herantretenden Patieten eingegangen, die ihre oft lange Krankheitsgeschichte sehr bildlich und ausführlich schildern.

hervorgerufen werden, untersuchte Dietlinde Goltz in ihrem Aufsatz „Krankheit und Sprache".[499]

An anderer Stelle des Briefwechsels, nämlich mehr als ein Jahr früher, hatte Schulze ebenfalls eine Halsentzündung an seinem geplanten Besuch bei einem Bekannten in Nürnberg gehindert.[500] Er setzte Trew in Kenntnis über den Grund seiner Verhinderung: „Ich hatte beschlossen, gestern oder heute nach Nürnberg zu kommen, um ihn zu treffen, aber Zahnschmerzen und eine Schwellung der Mandeln haben mich mit einer solchen Gewalt überfallen, dass ich an diesem Abend kaum spüre, dass es irgendeine Auswirkung nach der Anwendung der Medikamente gab [...]."[501] Indem er seine Krankheit in dieser Weise schilderte, machte er deutlich, dass seine Therapie noch keine Wirkung gezeigt hatte und er darin eine gewisse Bedrohung sah. Schulze musste von seinem gewohnten Tagesablauf ablassen, seine Antwortschreiben auf einen späteren Zeitpunkt verschieben und seine gesamten Vorhaben „ob motus febriles accedentes"[502] ruhen lassen. Auch er als Arzt musste sich in Geduld üben, auf den Erfolg seiner Therapie hoffen und abwarten, bis sich eine Besserung der Erkrankung einstellte. Neben dem Schmerz war das Fieber Ursache dafür, dass Schulze geschwächt war, vor allem, was seine geistige Leistungsfähigkeit anbelangte. Kennzeichnenderweise wurde dieses „mit dem Fieber einhergehende allgemeine Schwächegefühl" von Schulze schwerpunktmäßig im Kopf empfunden, er klagte über „eine Mattigkeit und Schwachheit des Kopfes". Zwei Tage später verspürte er offensichtlich, sei es aufgrund seiner weitergeführten Therapie oder der körpereigenen Abwehr, eine Besserung: „der Auswurf ist mäßig und *diffi-cultas deglutiendi*[503] vermindert sich stündlich."

Stellte die Thematisierung seiner eigenen Gesundheit im Gesamteindruck der Korrespondenz eher die Ausnahme dar, so ist sie doch zugleich Zeugnis davon, wie Schulze als Arzt Krankheitszustände empfand, welche Therapie er diesen entgegenzusetzen hatte und wie er sie seinem Fachkollegen Christoph Jacob Trew gegenüber in Worte fasste.

---

[499] Goltz (1969), S. 264.
[500] UBE BT Schulze 14 (12).
[501] *„Constitueram, ut ipsum convenirem, heri vel hodie Norimbergam excurrere, sed me dentium dolores et tonsillarum tumor adeo rudi impetu excepere, ut vix hac vespera sentiam, medicinis adhibitis aliquid esse, [...]."* Ebenda.
[502] „wegen dazutretender Fieberschübe". UBE BT Schulze 22 (20) - Die folgenden Zitate sind diesem Brief entnommen.
[503] „die Schwierigkeit zu schlucken".

5. Die Briefe

5.1. Editionsrichtlinien

Die Briefedition enthält die Transkription der in der Universitätsbibliothek Erlangen im Original erhaltenen Briefe Johann Heinrich Schulzes an Christoph Jacob Trew. Ihr liegen die Richtlinien zugrunde, die 2004 von Thomas Schnalke in Zusammenarbeit mit den Mitarbeitern des Instituts für Geschichte und Ethik der Medizin der Friedrich-Alexander-Universität in Anlehnung an die Editionsrichtlinien der Korrespondenz Trews mit Büchner erarbeitet wurden.[504]

Im Briefkopf werden zur knappen Einordnung des jeweiligen Briefes folgende Angaben gemacht: Briefnummer, Ausstellungsdatum, Name und Ortsangabe des Briefautors, Name und Empfangsort des Adressaten. Die Durchzählung der Briefe erfolgt chronologisch mittels eines selbst vergebenen *Numerus currens*, der nur innerhalb des Editionsbandes gültig ist. Bei den Briefen Schulzes handelt es sich durchweg um Endfassungen. Alle bei Schmidt-Herrling katalogisierten Briefe Christoph Jacob Trews an Johann Heinrich Schulze werden chronologisch an entsprechender Stelle mit Datum und Verfasser in der Briefedition vermerkt, jedoch nicht ediert. Sie werden mit der gleichen Nummer wie der vorhergehende Brief Schulzes an Trew und mit einem Sternchen kenntlich gemacht.

Mit der Anrede jedes edierten Briefes setzt eine Zeilenzählung ein, die über den gesamten Brieftext reicht. In der Handschriftenbeschreibung, die sich am Ende jeden Briefes befindet und sich ebenfalls durch Kursivierung vom Original absetzt, erfolgt die Zuordnung zu der von Schmidt-Herrling vergebenen Briefsignatur. Ein großgeschriebenes „*H*" steht für die fertige Endfassung des Briefes, ein kleingeschriebenes „h" bezeichnet einen Entwurf. Hierauf folgen die Briefsignatur nach Schmidt-Herrling und die jeweilige Anzahl der Briefseiten sowie – falls vorhanden – die Adresse des Briefes, das Siegel und Vermerke von dritter Hand. Optional erfolgt an dieser Stelle bei einigen Briefen ein Kommentar; dieser beinhaltet eine Erläuterung vorhandener Korrekturen oder gestrichener Textstellen. Eine nach links geöffnete eckige Klammer kennzeichnet hierbei das Bezugswort im Brief, der gestrichene Text steht in eckigen Klammern. Ergänzungen, die der Autor in Form einer Notiz oder

---

[504] Vgl. Mücke / Schnalke (2009), S. 84 f.

Anmerkung am Rand des Textes vornimmt, werden am Briefende transkribiert und im jeweiligen Briefkommentar erläutert.

Die Transkription gibt grundsätzlich den originalen Wortlaut und die originale Schreibweise wieder. Sofern eine eindeutige Lesart möglich ist, wird die Groß- und Kleinschreibung der Vorlage übernommen, ansonsten wird sie dem heutigen Sprachgebrauch angepasst. Unterstreichungen werden ebenfalls beibehalten. Offensichtliche Schreibfehler werden durch Ergänzungen in eckigen Klammern berichtigt. Der Zeilenwechsel im laufenden Brieftext wird aus Platzgründen nicht wiedergegeben; das Schlusswort am Ende jedes Briefes wird, soweit möglich, im originalen Zeilenumbruch wiedergegeben oder dieser durch senkrechte Striche gekennzeichnet. Die Anrede wird grundsätzlich im originalen Zeilenumbruch in die Edition übernommen. Seitenwechsel werden durch zwei senkrechte Striche und die jeweilige Seitennummer angezeigt. Die zeittypische Punktsetzung nach Zahlen wird weggelassen, Verschleifungen am Ende eines Wortes werden nach den heutigen Grammatikregeln aufgelöst. Orthographie und Interpunktion werden möglichst zeichengetreu wiedergegeben. Häufig gebrauchte Abkürzungen werden stillschweigend aufgelöst und sind in einem Abkürzungsverzeichnis am Ende der Editionsrichtlinien aufgeführt. Alle lateinischsprachigen Textabschnitte werden kursiv transkribiert und im Anschluss an die Transkription übersetzt. Alle lateinisch- und französischstämmigen Wörter werden kursiv geschrieben und in einem Fremdwörterregister im Anhang erklärt; zusammenhängende Wendungen und einzelne Sätze werden in Fußnoten übersetzt. Abweichend von der originalen Schreibweise in den lateinisch verfassten Briefen, in denen die Buchstaben „u" und „v" nicht unterschieden wurden, wird der Laut „v" in der Edition gemäß heutiger Schreibweise mit „v" wiedergegeben, z.B. *„servus"*, nicht *„seruus"*.

Schulze verwendete in seinen Briefen Geld-, Maß- und Gewichtskürzel sowie alchemistische Symbole; diese werden stillschweigend aufgelöst und in einem Abkürzungsverzeichnis im Anschluss an diesen Text aufgeführt bzw. in einer entsprechenden Fußnote erläutert. Häufig wiederkehrende Abkürzungen, die nicht durch einen Punkt gekennzeichnet sind, werden ebenfalls stillschweigend aufgelöst und im Abkürzungsverzeichnis aufgeführt. Abkürzungen, die durch einen Punkt gekennzeichnet sind, werden mit eckiger Klammer aufgelöst. Die zeittypische Punktsetzung nach Grund- und Jahreszahlen wird stillschweigend aufgelöst. Ebenfalls werden vertauschte Buchstaben oder missverständliche Wortformen stillschweigend aufgelöst.

In den Fußnoten finden sich inhaltliche Informationen und Erläuterungen zu den einzelnen Briefen. Zum besseren Verständnis der Texte werden Personen und Sachverhalte näher erklärt. Ebenfalls werden einzelne lateinische Wendungen in den Fußnoten übersetzt, sofern es sich nicht um zusammenhängende Textabschnitte handelt. Zu allen in der Edition mit Namen bezeichneten Personen werden die jeweiligen Briefe, in denen sie zu finden sind, im Personenregister unter ihrem *Numerus currens* angeführt sowie derjenige Brief durch Fettdruck kenntlich gemacht, in dem die Person zum ersten Mal Erwähnung findet.

Im Original verwendete Abkürzungen werden folgendermaßen ediert:

Original	**Edition**
a.c.	*anno currente* (im laufenden Jahr)
a.d.	*ante diem* (am)
b.m.	*bonae memoriae* (seligen Andenkens)
ConRect.	Konrektor
d. [Datum]	den [Datum]
D. D.	Dominus Doctor (Herr Doktor)
D.	Dr.
e. g.	*exempli gratia* – (beispielsweise)
Eur. HochEdelgeb	Euer HochEdelgebohrn/ Eures HochEdelgebohrnen
Eur. HochEdl	Euer HochEdler/ Eures HochEdlen/ Euer HochEdel
Eur.	Euer/ Eures/ Eurem/ Euren
fl	Gulden
Fr.	Franco (Porto bezahlt)
g. g./ gel. G	geliebts Gott (so es Gott beliebt)
H.	Herr
Hn	Herrn
HoffR.	Hoffrath
Lic.	Licentiatus
lin. (penult.)	(vorletzte) Zeile
M.	Meines/ Meinem/ Meinen
MSSt / MSST	Manus[s]kript

P.	Professor
Pr. P.	Privatdozent (Privatus Professor)
S.P.D.	*Salutem plurimam dicit* (Grußformel)
S.R.I.	*Sacrum Romanum Imperium* (Heiliges Römisches Reich)
S.T.	*Salvo Titulo*
sdl.	sonderlich
Th.	Thaler
u.	und
δ	Pfennig
Folgende Abkürzungen werden beibehalten:	**Bedeutung:**
Mons.	*Monsieur*
p. oder *pag.*	*pagina* (Seite)
plag[ula]	Papierbogen
pp. [perge, perge]	(fahre fort) etc.
Resp.	Respondent

5.2. Verzeichnis der Briefe

Die Nummerierung der vorliegenden edierten Briefe Schulzes an Trew weicht von der Katalogisierung durch Schmidt-Herrling aus folgenden Gründen ab: Die Briefe UBE BT Schulze 1 und UBE BT Schulze 2 sind an Johann Christoph Götze und Johann Moritz Hoffmann adressiert und wurden nicht in die Edition aufgenommen; die in vorliegender Arbeit edierten Briefe Schulzes an Trew beginnen daher mit Brief UBE BT Schulze 3.

Der Brief UBE BT Schulze 46 wird in der Edition nicht aufgeführt, da er irrtümlich von Schmidt-Herrling dem Verfasser Schulze zugeordnet wurde; er ist jedoch eindeutig von Trew verfasst worden und ist somit den 16 Briefen Trews an Schulze, die in der Trew-Sammlung (UBE BT Trew 694-709) erhalten sind, hinzuzurechnen.

Katalog-Nr. nach Schmidt-Herrling (UBE BT)	Eigene Nummerierung	Datum
Schulze 3	1	28. 06. 1722
Schulze 4	2	23. 07. 1722
Schulze 5	3	10. 09. 1723
Schulze 6	4	09. 12. 1725
Schulze 7	5	01. 03. 1726
Schulze 8	6	05. 04. 1726
Schulze 9	7	06. 09. 1726
Schulze 10	8	19. 09. 1726
Schulze 11	9	05. 01. 1727
Schulze 12	10	26. 01. 1727
Schulze 13	11	13. 02. 1727
Schulze 14	12	27. 02. 1727
Schulze 15	13	06. 03. 1727
Schulze 16	14	20. 03. 1727
Schulze 17	15	11. 05. 1727
Schulze 18	16	14. 05. 1727
Schulze 19	17	06. 06. 1727
Schulze 20	18	15. 07. 1727

Schulze 21	19	08. 08. 1727
Schulze 22	20	07. 08. 1727
Schulze 23	21	11. 11. 1728
Schulze 24	22	14. 11. 1728
Schulze 25	23	22. 11. 1728
Schulze 26	24	21. 02. 1729
Schulze 27	25	20. 03. 1729
Schulze 28	26	25. 05. 1730
Schulze 29	27	16. 06. 1730
Schulze 30	28	16. 10. 1730
Schulze 31	29	25. 10. 1730
Schulze 32	30	31. 10. 1730
Schulze 33	31	16. 12. 1730
Schulze 34	32	21. 12. 1730
Schulze 35	33	23. 12. 1730
Schulze 36	34	x. x. 1731
Schulze 37	35	04. 01. 1731
Schulze 38	36	18. 01. 1731
Schulze 39	37	04. 03. 1731
Schulze 40	38	11. 03. 1731
Schulze 41	39	04. 04. 1731
Schulze 42	40	17. 04. 1731
Schulze 43	41	20. 04. 1731
Schulze 44a und b	42	23. 04. 1731
Schulze 45	43	29. 05. 1731
Schulze 47	44	12. 06. 1731
Schulze 48	45	21. 06. 1731
Schulze 49	46	25. 07. 1731
Schulze 50	47	26. 07. 1731
Schulze 51	48	Keine Datierung
Schulze 52	49	06. 01. 1732
Schulze 53	50	27. 01. 1732
Schulze 54	51	10. 02. 1732
Schulze 55	52	12. 03. 1732

Schulze 56	53	22. 10. 1732
Schulze 57	54	01. 11. 1732
Schulze 58	55	05. 05. 1733
Schulze 59	56	25. 10. 1733
Schulze 60	57	27. 10. 1733
Schulze 61	58	19. 12. 1733
Schulze 62	59	28. 01. 1734
Schulze 63	60	15. 05. 1734
Schulze 64	61	29. 05. 1734
Schulze 65	62	15. 11. 1734
Schulze 66	63	24. 04. 1735
Schulze 67	64	26. 06.1735
Schulze 68	65	09. 11. 1735
Schulze 69	66	20. 10. 1737
Schulze 70	67	10. 05 1740
Schulze 71	68	28. 05. 1740
Schulze 72	69	20. 11. 1742

5.3. Edition der Briefe

1 **28. Juni 1722**
Johann Heinrich Schulze, Altdorf, an Christoph Jacob Trew, Nürnberg

HochEdler,

insonders hochzuehrender Herr Doctor

werthgeschätzter Gönner und Freund.

5   Euer hochEdel habe zuförderst nochmals gantz ergebensten Danck abzustatten für so
viele bey meiner Anwesenheit genoßene Liebe und Höflichkeit. Bitte Überbringern das
mir zu *communiciren* versprochene Buch *de vulneribus capitis*[505] eines frantzö-sischen
Auctoris einzuhändigen: ich will es mit allem dancke ehestens zu *restituiren*. Ich weiß
nicht ob ich mich unterstehen darff Euer hochEdel weiter zu ersuchen wenn etwa von
10 Ihren Herrn Collegen iemand *Jacobum Berengarium Carpum*[506] *de capitis vulneribus*
hätte, mir denselben durch Dero |2| gütigen Vor-spruch auf wenig Tage zu verschaffen.
Ich zweiffele nicht Ihre *Excellence* der Herr Doctor *Thomasius*[507] werde mir gar gerne
damit beystehen: bedaure nur daß gestern meine Zeit nicht erlauben wollte diesem
Patron meine Aufwartung zu machen. Es wird auch Überbringer, welches der Herr
15 Candidat Reininger ist, der die Materie *de cavitatibus ossium capitis* zu *inaugural*

---

[505] „Über Kopfwunden". Gemeint ist hier ein Werk von François Vertunien mit dem Titel „*Hippo-cratis Coi de capitis vulneribus liber, Latiniati donatus, et commentarius in eundem"*, Paris [Pa-tissonius], 1578.

[506] Jacopo Berengario da Carpi, auch Giacomo oder Jacobus Berengarius Carpus genannt (1460-1530), wurde in Modena geboren. Er studierte in Bologna Medizin, später lehrte er an der medizinischen Fakultät von Bologna Anatomie. Er verfasste mehrere anatomische Werke. S. Choulant (1962), S. 136-142. Schulze nimmt hier wohl Bezug auf da Carpis 1523 herausgegebenes Werk „*Libellum de calvaria sive cranii, craniive fractura*" oder dessen 1535 erschienenen „*Tractatus perutilis et completus de fractura cranii*", beides Schriften, die sich mit Verletzungen im Bereich des Schädels beschäftigen.

[507] Gottfried Thomasius (1660-1746) wurde als Sohn des bekannten Jakob Thomasius, des Lehrers von Leibniz, in Leipzig, geboren. Nach seiner Schulausbildung trat er mit 14 Jahren in die Universität ein und wurde mit 18 Jahren Doktor der Philosophie, so dass er selbst an der Universität lehren durfte. Nach einem vierjährigen Studium der Medizin erlangte er auch darin die Doktorwürde und begab sich auf Studienreisen nach Halle und Hamburg. Um das Jahr 1690 wurden ihm von den Universitäten zu Königsberg und Wittenberg Professuren angeboten, die er jedoch ausschlug, um sich stattdessen in Nürnberg als Arzt niederzulassen. Er wurde Mitglied im Nürnberger *Collegium medicum* und in der *Leopoldina*, (unter dem Namen „*Vindicianus*"); er besaß eine sehr umfangreiche Bibliothek; s. DBA (1982) M 1268, 265 (Will, Bd. 2, 1756).

Disputation erwehlet hat[508], Euer hochEdel *meo & suo nomine*[509] ersuchen um gütige *Communication* einiger *craniorum*[510] woran insonderheit *ratione harum cavitatum* was *remarquables*[511] zu sehen seyn wird, sonderlich der Stücke von dem zerlegten *cranio*, an welchem etwas in diese Materie einschlagendes zu sehen seyn wird. Ich verspreche diese gütigkeit danckbarlich zu rühmen, alles richtig zu *resti-tuiren*, und so wohl für diese als alle übrige mir sonst erzeigte *humani-* | 3 | *taet* und Freundschafft lebenslang mit aller Ergebenheit zu verbleiben

Eures HochEdlen

Meines Herrn *Doctoris* und werthgeschätzten Freundes |

verbundenster Diener

Jo[hann] Heinr[ich] Schulze

Dr. & *Privatus* Professor

Altdorff den 28. *Junii* 1722

H UBE Briefsammlung Trew, Korr. Schulze, Nr. 3, 3 S.; adressiert an: Monsieur | Monsieur le Docteur Trew | Physicien tres-excellent | à | Nurnberg[512]*; [mit Siegel].*

---

[508] Reininger (1722).
[509] „in meinem und seinem Namen".
[510] „Zusendung einiger Schädel".
[511] „in Bezug auf diese Höhlen etwas Bemerkenswertes".
[512] „Herrn, Herrn Doktor Trew, höchst ausgezeichneten Physicus in Nürnberg." In den folgenden Briefen wird die französische Adressierung nicht mehr deutsch wiedergegeben, da sie inhaltlich gleich bleibt.

2   *23. Juli 1722*
Johann Heinrich Schulze, Altdorf, an Christoph Jacob Trew, Nürnberg

HochEdler Gestreng und Hochgelahrter,
Hochzuehrender Herr Doctor
Hochgeneigter Freund und Gönner

5   Übersende hiebey, nebst schuldigstem Dancke, die mir *communicirte* Stücke, woran
    vermuthlich nichts fehlen oder beschädigt seyn wird. Wollte wünschen daß Euer
    hochEdel mit der Disputation, wozu ich sie gebraucht habe, aufwarten könnte. Es ist
    aber der Herr Dr. Reininger bald nach seiner Promotion von hier nach Hause gereiset
    Geld zu holen und wollte in 3 Tagen wieder hier seyn: weil aber dieselbe schon mehr
10 als 3 mahl verfloßen sind, mag nicht so sehr damit eilen. Also sind nur 3 bogen fertig,
    und weil der 4te schon überhalb gesetzt ist, will denselben auch diese Woche ab-
    drucken laßen, und derweile mit |2| denselben aufwarten: hoffe es soll auf dem
    nächsten dienstag geliebts Gott geschehen können, da ich vielleicht selbst die Ehre
    Ihnen aufzuwarten haben werde. Jetzo erlaubt die Zeit und weil noch viel Brieffe zu
15 schreiben habe, nicht mehr als daß nebst Ergebung in Göttliche *protection* lebenslang
    verharre
    Eures hochEdlen | Meines Herrn *Doctoris* und hochgeneigten Gönners
    verbundenster | Diener J[ohann] H[einrich] Schulze
    Altdorf den 23. *Iulii* 1722
20 P. S.
    Hierbey kömmt ein Exemplar von Herrn Dr. Eberhards Disputation *de Elaterio*[513], nebst
    dienstl[icher] Empfehlung von demselben. das *communizirte* buch will nächstens wieder
    restituiren, weil es ietzo in der Schachtel nicht Platz hat.
    H UBE Briefsammlung Trew, Korr. Schulze, Nr. 4, 2 S. mit P. S.; adressiert an: A
    Monsieur | Monsieur le Docteur | Trew, Physicien tres-excellent | à | Nurnberg |
    Francò | Nebst einer | Schachtel M. T.[514] *[mit Siegel].*

---

[513] „*Dissertatio de elaterio, quod ad magnos mortalium usus paretur*", in Altdorf 1722 erschienen unter Schulzes Namen, ohne Erwähnung von Eberhard; s. Sauer-Haeberlein (1969), S. 126. *Elaterium* bedeutet „Abführmittel".

[514] Die Abkürzung ist nicht sicher auflösbar, wahrscheinlich eine Abkürzung für „Monsieur Trew".

3 **10. September 1723**
Johann Heinrich Schulze, Altdorf, an Christoph Jacob Trew, Nürnberg

Excellentissime et Experientissime Domine
Doctor
Fautor, frater & amice plurimum colende

5   *Petuit a me, qui has adfert litteras, Dominus Selig*[515]*, Medicinae studiosus, domesticus*
& auditor diligentissimus, ut occasionem ipsi liberem in TUI cognitionem deveniendi,
quare ipsi has litteras dedi ut aditum ipsi faciant. Quod scribam singulare nihil habeo.
Superioribus diebus dissecui cadaver mei hospitis Klepsii, in quo ductum thoracicum
nova quadam methodo detexi, de qua coram, si id, quod propediem fore spero, per
10 *negotia licuerit, plura exponam. Nec defuere alia singularia & notatu digna, quae*
tempus hic /2 / exponere non permittit. Nihil addo, quia concubia nox
est. Valere TE cum dulcissima coniuge iubeo. Contristor valetudine Dorschei[516] *nos-tri:*
utinam salvus sit. Si occasio permittit, rogo ut me Illustri Thomasio melioriem in
modum commendes. Si quid novi apud nos in medicina agitur, fac quaeso me
15 *participem. Vale.*

Altorfii a.d. X. Septembris MDCCXXIII
Excellentissimi TUI nominis
20 *perpetuus cultor*
Jo[hannes] Henr[icus] Schulze

H *UBE Briefsammlung Trew, Korr. Schulze, Nr. 5, 1 S.; adressiert an: A Monsieur |*
Monsieur Trew, | Docteur en Medicine &| Physicien tres-excellent| à | Nürnberg [mit
25 *Siegel].*

---

[515] In den Matrikeln der Universität Altdorf ist Johann Christian Selig für das Jahr 1721 eingeschrieben, für das Jahr 1724 ist dort seine Dissertation eingetragen. S. Steinmeyer (1912), S. 537.

[516] Andreas Dorscheus war *Physicus ordinarius* des Komitats Raab (Bezirk um die ungarische Stadt Raab / Györ zwischen Pressburg und Ödenburg). S. Schmidt-Herrling (1940), S. 153.

Übersetzung:

HochEdler und hochgelahrter Herr Doktor

Gönner, Bruder und hoch zu ehrender Freund

Herr Selig, ein Medizinstudent, Hausgenosse von mir und ein sehr sorgfältiger Hörer, der diese Briefe überbringt, hat mich gebeten, ihm die Gelegenheit zu eröffnen, Eure Bekanntschaft zu machen. Deshalb habe ich ihm diesen Brief gegeben, damit er ihm den Zugang zu Euch verschaffe. Ich habe nichts Besonderes mitzuteilen. An den vorangegangenen Tagen habe ich den Leichnam meines Gastfreundes Klepsius seziert, an dem ich den *Ductus thoracicus* mit einer neuen Methode entdeckt habe, über die ich Ihnen mündlich mehr berichten werde, wenn dies die Geschäfte zulassen, was hoffentlich nächstens der Fall sein wird. Und es haben auch einige andere Besonderheiten und erwähnenswerte Dinge nicht gefehlt, die hier darzulegen die Zeit nicht zulässt. Ich schließe hier, weil Schlafenszeit ist. Ich wünsche, dass es Euch und Euer liebreizenden Frau gut gehen möge. Ich bin betrübt über den Gesundheitszustand unseres Dorscheus: wenn er doch gesund wäre. Wenn es die Gelegenheit zulässt, bitte ich darum, dem berühmten Thomasius in besserer Weise empfohlen zu werden. Wenn sich etwas Neues bei uns in der Medizin tut, lasst mich bitte daran teilhaben. Lebt wohl.

Altdorff, den 10. September 1723

Beständiger Verehrer Eures hochEdlen Namens

Johann Heinrich Schulze

4 *9. Dezember 1725*
Johann Heinrich Schulze, Altdorf, an Christoph Jacob Trew, Nürnberg

Vir Excellentissime & Experientissime
Fautor & amice fraterno amore prosequende

Plurimum me TIBI debere ob multa benevolentiae testimonia in me heri nudiusque
tertius exhibita iterum profiteor: Utinam mihi liceat aliquando gratum animum ipsa re

declarare. Mitto nunc descriptionem itineris Londelianam[517], *quantocumque tempore placuerit usibus TUIS retinendam: ipse enim non video quo tempore indige-re eo possim.*

Dicas, quaeso, occasione data amicis meo nomine plurimam salutem. Mitto etiam
10 *exemplum dissertationis Aethiopicae*[518] *occasione commoda Gedanum cum plurima salute transmittendum.*

Raptim Altdorffi a. d. IX. Decembr[is] 1725
Excellentissimi TUI nominis
cultor perpetuus
15 *Jo[hannes] Henr[ricus] Schulze*

H *UBE Briefsammlung Trew, Korr. Schulze, Nr. 6, 1 S.; [keine Adresse].*

Übersetzung:
HochEdler und hochgelahrter (Mann)
Gönner und in brüderlicher Liebe verbundener Freund

Ich bekenne, dass ich Euch wegen der vielen Beweise des Wohlwollens, die Ihr mir gegenüber gestern und vorgestern wiederum gezeigt habt, sehr viel schulde: Möge es mir irgendwann vergönnt sein, Euch mein dankbares Herz durch die Tat zu zeigen. Ich schicke Euch jetzt die Beschreibung einer Reise nach London; Ihr könnt sie für Euren Gebrauch solange behalten, wie es Euch gefällt: denn ich selbst sehe nicht, wann ich sie brauchen kann. Grüßt bitte bei Gelegenheit vielmals die Freunde in meinem Namen. Ich schicke ferner ein Exemplar der Abhandlung über den Äthiops, die bei günstiger Gelegenheit nach Danzig mit bestem Gruß übersandt werden sollte.

In Eile, Altdorff, den 9. Dezember 1725
In beständiger Verehrung Eures hochEdlen Namens
Johann Heinrich Schulze

---

[517] Aus der Biographie Schulzes ist bekannt, dass er 1721 in die Londoner Akademie der Wissenschaften aufgenommen wurde; eine entsprechende Veröffentlichung von ihm oder einem anderen Autor zu diesem Thema ist jedoch aus dieser Zeit nicht bekannt.

[518] Bei Karin Sauer-Haeberlein sind alle Dissertationen Schulzes aufgeführt; s. Sauer-Haeberlein, S. 123 f. Hier findet sich keine Dissertation mit exakt diesem Titel. Unter den achtzehn Arbeiten, die von Will (1755) Schulze zugeschrieben werden, befindet sich jedoch eine Arbeit mit dem Titel „*De Aethiope minerali*", die Schulze hier wahrscheinlich meint. Der *Aethiops mineralis*, auch als Mineralischer Mohr, Quecksilbermohr oder schwarzer Zinnober bezeichnet, wurde bei verschiedensten Erkrankungen angewandt und wird im Brief 20 der Briefedition nochmals näher erklärt.

5 **1. März 1726**
Johann Heinrich Schulze, Altdorf, an Christoph Jacob Trew, Nürnberg

Vir praenobilissime, Excellentissime & Experientissime,
Domine & fautor fraterno amore dilecte.

Ignosce memoriam refricanti, quoniam oblitus videris promissi de mittendo aliquo
5 *praeparato anatomico, in quo videri possint vasorum umbilicalium reliquiae. Rogo TE,*
si quid ad manus est quo mihi error meus eximi possit, mecum communices, quoniam
pars aliqua dissertatiunculae iam ad praelum parata est[519]*, et ob rationes quasdam*
quasi cogor propediem aliquid edere. Statuendum igitur mihi est utrum, illud
argumentum prope iam elaboratum retinere possim, an aliud eligere debeam. Facies
10 *rem gratissimam si me, quod tamen sine TUO incommodo fiat, proxime certiorem*
reddideris. Observationes anatomicas novissimi auctoris, quas videre apud TE licuit,
rogo ut ad pauculos dies mecum communices, si quando carere TE hoc auctore posse
putaveris. Vale. a. d. I. Martii MDCCXXVI.
Excellentissimi TUI nominis sincerus cultor
15 *Jo[annes] Henr[icus] Schulze Doctor.*

H UBE Briefsammlung Trew, Korr. Schulze, Nr. 7, 1 S.; adressiert an:
A Monsieur | Monsieur Trew, | Docteur en Medecine et Physicien | tres celebre | à |
Nuremberg| Fr.[kein Siegel].

_____Üb
ersetzung :
HochEdler, hervorragender und hochgelahrter (Mann),
in brüderlicher Liebe geschätzter Herr und Gönner.
Verzeiht mir, wenn ich Euer Gedächtnis auffrische, da Ihr ja offenkundig Euer
Versprechen, mir ein anatomisches Präparat zu senden, an dem die Überreste von
Nabelgefäßen gesehen werden können, vergessen habt. Ich bitte Euch, wenn Ihr etwas

---

[519] Eine Dissertation unter Schulzes Vorsitz mit diesem Thema erschien erst 1733 unter dem Titel: „*Dissertatio inauguralis medica de vasis umbilicalibus natorum et adultorum*"; Schulze (1733c). Aus späteren Briefen geht hervor, dass Schulze sich immer wieder mit diesem Thema beschäftigte.

zur Hand habt, wodurch mein Irrtum beseitigt werden kann, es mir mitzuteilen, da ein Teil der kleinen Abhandlung schon zum Druck fertig ist und ich aus gewissen Gründen gewissermaßen gezwungen bin, in den nächsten Tagen etwas herauszugeben. Ich muss also entscheiden, ob ich jene schon fast fertig ausgeführte Abhandlung zurückhalten kann oder etwas anderes auswählen muss.

Ihr werdet mir einen großen Gefallen tun, wenn Ihr mir, was doch ohne eine Unbequemlichkeit für Euch geschehen kann, bald möglichst Nachricht geben könntet. Die anatomischen Beobachtungen des neuesten Autors, die ich bei Euch sehen durfte, bitte ich, mir für wenige Tage zuzuschicken, falls Ihr glaubt, diesen Autor entbehren zu können.

Lebt wohl, den 1. März 1726,

in aufrichtiger Verehrung Eures hochEdlen Namens

Johann Heinrich Schulze Doktor

5*   *20. März 1726*
C. J. Trew, Nürnberg, an Johann Heinrich Schulze, Altdorf
h UBE Briefsammlung Trew, Korr. Trew, Nr. 694, 1 S.

6   *5. April 1726*
Johann Heinrich Schulze, Altdorf, an Christoph Jacob Trew, Nürnberg

HochEdler und Hochgelahrter

hochzuehrender Herr bruder

Ich bin höchstens verbunden für die geneigte *Communication*[520] des anheute per
5   Kästlein ins Preißlerische[521] Haus remittirten *praeparati anatomici*[522]. Daß selbiges so

---

[520] Hier nimmt Schulze Bezug auf das Schreiben Trews vom 20. März 1726, in dem dieser eine knappe Beschreibung der mitgeschickten Präparate gab. S. UBE BT Trew Nr. 694.

[521] Hier ist wohl Johann Daniel Preißler (1666-1737), auch „Preissler" oder „Preisler" geschrieben, der Vater des später für das *Commercium litterarium* als Assistent wirkenden Christoph Wilhelm Preißler, gemeint. Preißler war Historien- und Portraitmaler sowie Kupferstecher in Nürnberg. Er gab Carlo Cesios „*L'anatomia dei pittori*" 1730 in deutscher Übersetzung heraus mit dem Titel: „*L'anatomia dei pittori*, das ist: Deutliche Anweisung und gründliche Vorstellung von der Anatomie der Mahler". Später gründete er eine Maler-Akademie in Nürnberg. S. Will, Bd. 2, 1755, S. 242. Sein Sohn Christoph Wilhelm Preißler (1702-1734) promovierte in Marburg und wirkte seit 1730 in Nürnberg

späte zurück kömmt, bitte zu *pardonniren*: ich versichere, daß keine Unzucht damit getrieben worden, sondern seine Jungfernschafft noch unversehrt mit bringet.

Wenn mein Herr bruder erlauben wollte, daß ich mir das Stück vom *peritoneo*, in welchem die *reliquiae vasorum umbilicalium*[523] zu sehen sind, dürffte abzeichnen

10 laßen, würde mich derselbe unendlich verbinden: Zumal wenn Sie auch die Mühe dabey übernehmen wollten, dem alten Herr Preißler, der sich bereits dazu verstanden hat, zu bedeuten was Er vornehmlich vorzustellen habe. Ich werde nicht vergessen, *publice* zu rühmen, daß dieses *documentum naturae*[524] von Meines Herrn bruders *amitié* herrühre.

Sonsten bitte mir bey guter Muße eine kleine Nachricht aus ob vom *peritoneo* nicht

15 noch etwas, bis zum Nabel hinan, weggenommen worden, und wie lang Mein Herr bruder das *Spatium* bis zum Nabel hinauf etwa selbst schätzen. *Item* wo die dicken Enden von diesen *thecis arteriae umbilicalis*[525] angehängt gewesen, und ob sie bis *ad arterias iliacas*[526] gegangen: oder wo etwa sonst, und *quod medium coniunctionis fuerit.*[527]

20 *Santorini observationes*[528] habe wegen anderer Arbeiten noch |2| nicht nach Wunsch durchstreunen können, und möchte es gerne, *cum venia tamen TUA*[529] diese bevorstehende Ferien durch behalten um recht anzusehen.

Übrigens wünsche daß der Herr bruder fein gesund und vergnügt leben, und in diesem Frühlinge gute *messem medicam*[530] haben mögen. Man sagt, daß sich hier schon hin und

25 wieder *variolae* blicken laßen, doch habe ich heuer noch keine zu sehen bekommen.

Verharre lebenslang mit aller Aufrichtigkeit

Eures hochEdlen

Meines Herrn bruders

aufrichtiger ergeben- | ster Diener

30 Jo[hann] Heinr[ich] Schulze

---

als Arzt. Er war Mitglied im *Collegium medicum* und im *Commercium litterarium*. S. DBA (1982) M 979, S. 59 (Jöcher, Bd. 3, 1751).

[522] „des [...] zurückgeschickten anatomischen Präparats".
[523] „das Stück vom Bauchfell, in welchem die Reste der Nabelgefäße zu sehen sind".
[524] „Beweismittel der Natur".
[525] „Ebenso wo die dicken Enden von diesen Hüllen der Nabelarterie [...]".
[526] „zu den Beckenarterien".
[527] „[...] was das Mittel der Verbindung sei." Die erbetene Nachschrift schickte Trew in seinem Brief vom 19. April 1726; s. UBE BT Trew, Nr. 695.
[528] Mit „*observationes Santorini*" bezeichnet Schulze Giovanni Santorinis „*Observationes ana-tomicae*"; s. Santorini (1724).
[529] „dennoch mit deiner Nachsicht".
[530] „medizinische Ernte".

Altdorff den 5. April 1726

H UBE Briefsammlung Trew, Korr. Schulze, Nr. 8. 2 S.; adressiert an:
A Monsieur | Monsieur le Docteur Treu | Physicien tres-celebre | à | Nürnberg | Fr [kein Siegel].

6*   **19. April 1726**
C. J. Trew, Nürnberg, an Johann Heinrich Schulze, Altdorf
H UBE Briefsammlung Trew, Korr. Trew, Nr. 695, 3 S., als Entwurf mit Zeichnung.

7   **6. September 1726**
Johann Heinrich Schulze, Altdorf, an Christoph Jacob Trew, Nürnberg

HochEdler, hocherfahrner und hochgelahrter,
insonders hochzuehrender Herr Doctor,
hochgeschätzter Herr Bruder.

5   Ich bin Euer hochEdlen Meinem Herrn Bruder zu vielem Danke verbunden für die viele[n] Liebesbezeigungen, die von Ihnen abermals bey meiner letzten Anwesenheit in Nürnberg empfangen habe. Das angenehme gute Gespräch und das *plaisir* im Garten haben, wie ich *ex post facto*[531] erfahren, meine *attention* auf die fünf *Vocales* zu sehr erreget, daß ich darüber des heim Reisens zu späte gedacht habe, und erst halb II Uhr
10 hier angekommen bin, ungeachtet mich nirgends im geringsten verweilet habe. demnach bitte ich um *pardon*, daß so lange beschwerlich bin gewesen, und weil mich besinne daß mir Mein Herr Bruder durch seinen guten Wein eine lust zu reden erreget, bitte *aequi bonique*[532] zu deuten wenn etwa ein wenig zu beredt gewesen seyn möchte: wie ich denn sonderl[ich] besorge daß etwa unser Herr Compagnon dadurch möchte
15 *laediret* seyn. Jedoch *transeant haec cum ceteris, et vino inscribantur.*[533] Ich möchte nicht mehr wünschen als daß ehestens das Glück haben könnte Meinem Herrn

---

[531] „im nachhinein".
[532] „für recht und billig" – im Sinne: „bitte es nicht übel zu nehmen".
[533] „möge dies mit dem übrigen vorübergehen, und dem Wein möge es zugeschrieben werden".

Bruder |2| allhier in Altdorff meine Aufwartung zu machen, und meine Ergebenheit zu bezeigen.

Übrigens erinnere mich daß auch annoch im Quartier mit meinem hochzuehrenden
20   Herrn Bruder einer Angelegenheit wegen gesprochen, und von demselben ein gütiges Versprechen mir etwa mit einem guten Rath zu *succurriren* erhalten habe. Ich habe indeßen allhier eine unvermuthete Einnahme einer schon verlohren geschätzten Schuld gehabt, die einen Theil meiner Noth zu bestreiten gedienet hat. Wenn ich nur noch 50 Thaler binnen Zeit eines Jahres redlich und mit billigen Interessen dankbarlich
25   abzuführen bekommen könnte, wäre vor der Hand aller meiner Noth ziemlich abgeholffen. Ich habe um *Laurentii*[534], geliebts Gott etliche und neunzig Gulden aus der löbl[ichen] Vormund Stuben einzunehmen, und sollten dieselbe zur Abführung dieses posten *adsigniret* werden, woferne nicht binnen dieser Zeit auf andere Wege dazu Rath worden wäre. Mein Herr Bruder könnten mich unendlich *obligiren*, wo- |3| ferne Sie
30   nach Dero gütigem Versprechen mir hierunter dienen wollten; und wenn die Sache zu Stande kommen könnte, wollte ferner bitten davon ohnschwer dem Kaufmann der den Schadelockischen[535] Handel ietzo treibet, Herrn Barthels, 50 Gulden davor auf Abschlag meines conto gegen eine Quittung zuzustellen, die übrigen 25 Gulden aber an mich zu schicken. Die *Communicirte Observationes anatomicas Santorini* will mit
35   nächster Gelegenheit überschicken. Anietzo schließe und verharre nebst Empfehlung in Göttliche Gnaden obhut,
Eures hochEdlen
Meines Herrn bruders
verbundenster diener
40   Jo[hann] Heinr[ich] Schulze Doctor
Altdorff, den 6. *Septembr[is]* 1726

P.S. Hiebey kommt das ehemals überschickte Arabische Manuskript zurück. Es ist von schlechter Erheblichkeit, zumal der letzte Theil *mutiliret*[536]. Was der Inhalt sey habe
45   außen auf den Deckel geschrieben.

---

[534] Kalendertag des Heiligen Laurentius am 10. August.
[535] Weder zum „Schadelockischen Handel" noch zu dem Kaufmann „Barthel" konnten biographische Angaben gefunden werden.
[536] „verstümmelt ist".

H UBE Briefsammlung Trew, Korr. Schulze, Nr. 9, 3 S. mit P.S. als Beilage [keine Adresse, kein Siegel].

8 19. September 1726
Johann Heinrich Schulze, Altdorf, an Christoph Jacob Trew, Nürnberg

HochEdler und hochgelahrter,
insonders hochzuehrender Herr Doctor und hochgeschätzter Herr bruder.

daß Eures hochEdel geehrtestes, den 11. September datirtes Schreiben so späte
5   beantworte, ist vornehmlich Schuld daß immerhin gehoffet habe mehr Zeit zu gewinnen
sowol den Plan der *Historiae medicinae*[537] aufzusetzen, als wegen der praecisen Zeit,
wann gemeldete gelehrte *Voyageurs* in WestIndien gewesen, genauere Nachricht
einzuziehen: so mir aber wegen einiger gehäufften *Distractionen* zu bewerkstelligen
beydes unmöglich geblieben. Daher habe nur vorietzo den richtigen Empfang der 25
10 Gulden hiemit *avisiren*, und für die dadurch mir erwiesene Liebe und Gefälligkeit *ad
interim* gehorsamst dancken wollen, biß mir *benigniora tempora*[538] die danckbare |2|
restitution erlauben. Mein Herr bruder belieben selbst zu *ordiniren*, ob Ihnen mit
nächster Gelegenheit eine *Obligation* über diese Summe anietzo zu senden soll, oder ob
es damit anstehen könne, bis wegen des andern gebetener Rath gefunden sey. Es hat der
15 bewuste Kauffmann am Montag bey mir Erinnerung gethan: vielleicht daß der
Buchhalter, von dem das Schreiben zu seyn vermuthe, von Meinem Herrn bruders
negotiation[539] noch keine Nachricht mag gehabt haben: deßwegen ich auch auf diesen
Brief zur Zeit noch nicht geantwortet habe. Zu meiner *Historia medicinae* habe noch
keine *praefation* gemacht: indeßen will sie nächstens entwerffen. Anietzo habe meine
20 Absichten, die ich bey dieser Arbeit gehabt, und |3| denen das Werck *conform* ist,
kürtzlich zu Papier gebracht, und übersenden wollen, um solche dem Herrn Verleger
communiciren zu können. Übrigens befielet mir die Kürtze der Zeit vorietzo
abzubrechen. Ergebe meinen Herrn bruder Göttl[icher] Obhut und verharre mit allem
aufrichtigen *attachement*.

---

[537] Die „*Historia medicinae*" ist ein von Johann Heinrich Schulze 1728 herausgegebenes Werk über die Medizin im Altertum; sie endet mit der Etablierung der griechischen Medizin in Rom.   S. Schulze (1728) und Helm (1999), S. 192 f.
[538] „günstigere Zeiten".
[539] „Verhandlung".

25 Eures hochEdlen

Meines Herrn *Doctoris* und höchstgeschätzten Gönners

verbundenster Diener

Jo[hann] Heinr[ich] Schulze Doctor

Altdorff den 19. September 1726

H UBE Briefsammlung Trew, Korr. Schulze, Nr. 10, 3 S.; [keine Adresse, kein Siegel].

9   *5. Januar 1727*
Johann Heinrich Schulze, Altdorf, an Christoph Jacob Trew, Nürnberg

HochEdler und Hochgelahrter,

insonders hochzuehrender Herr Doctor,

wertgeschätzter Herr bruder und Freund.

5

Auf Meines Herrn bruders geehrteste Zuschrifft am Ende des mit Gott zurücke-gelegten
Jahres, und darinnen enthaltenen hertzlichen gratulation und Segens Wunsch zum
Eintritt des neuen habe, wegen allerhand Verhinderungen, nicht eher als ietzo zu
antworten, bedacht seyn können, welches gütigst zu *excusiren* bitte. Danke zuförderst
10 Meinem Herrn Bruder für so viele edle Liebe und Freundschafft die Sie mir im
vergangenen Jahre erwiesen haben und bitte Gott daß Er auf Meinen Herrn, Dero Haus
und alles Vornehmen sein Gnaden Gedeyen und vielfältigen Segen mit diesem
angefangenen Jahre in reichem Maße ausschütten: mir aber das Vergnügen gönnen
wolle daß ich mich in demselben danckbar zu erzeigen, und damit verbundenst zu
15 *continuiren capable* seyn möge. Anlangend die *Affaire* mit dem Herrn Lochnern[540], so
habe bey demselben freylich nicht nach Wunsch *reussiren* können. Es ist gar zu
schlecht was Er für einen Bogen geben will und müste ich mich schämen wenn es ein
Mensch erführe |2| daß man mir nur einen Gulden für einen gedruckten Bogen von
einer so langen und weitläuffigen Arbeit gebothen hätte. *Deum testor*[541] daß mir ietzo
20 im *revidiren* und wieder Nachschlagen aller *citationen* ein Bogen meist 8 Stunden

---

[540] Lochner muss ein Verleger gewesen sein; es sind keine biographischen Angaben zu dieser Person zu finden.
[541] „Ich schwöre bei Gott […]".

Arbeit macht ehe er ins reine gebracht wird. Was sonst historische Sachen für Mühe brauchen, und wie viel Vorarbeit vor dem *Elaboriren* hergegangen sey, werden Mein Herr bruder selbst erachten. Wüssten also Mein Herr bruder noch einen Ort, da man beßere *Conditiones* verlangen könnte, wollte doch in unterschiedlichem *Regard* mit
25 etwas mäßigem zu frieden seyn, um nur das Werck bald ans Licht zu bringen. Wenn es nach allen Umständen, *ratione typi*[542] und des Formats, so gedruckt würde wie Herr HoffRath Hoffmanns in Halle gedruckte *medicina Systematica*[543], wollte endlich mit 2 Gulden und 15 Exemplaren, wie auch 6 *a parten* Exemplaren wozu schön Schreib-Papier selbst *fourniren* woll- |3| te, zu frieden seyn, auch die Edition nicht eher als nach
30 Ostern *urgiren*, daß sie gegen die Herbst Meßen heraus käme: weil mir selbst in die Augen leuchtet daß es dem Wercke kein Schade seyn werde wenn ich in der *revision* und *Supplirung*[544], so wie angefangen habe, gemächlich und ohne Übereilung fortfahren könnte, welches mit allem *plaisir* thun will. Indeßen lieget würcklich schon zu mehr als einem Alphabet zum drucke fertig, und kömmt wenigstens ein Bogen täglich dazu, so
35 daß, wenn Gott Leben und Gesundheit läßet, bis Ostern alles beysammen seyn kann. Wenn ich zu diesem Wercke nicht sogar unglücklich bin daß mir das Schreiben gar verleidet würde, bin willens ein schon vor langer Zeit in der Mache stehendes Teutsches Werck[545], welches hoffentlich dem *gout de siecle*[546] anständig seyn soll, und einen mäßigen *octav* band[547] abgeben wird, zu *absolviren*. Es handelt von großen |4| Leuten,
40 untersuchet ob die alten Teutschen in der That so große Leute gewesen? Warum ietzo wenige mehr von solchem *calibre* angetroffen werden? Es hat vormals der große Conring[548] davon geschrieben, deßen Nahmen auch mit auf den Titul kommen sollte.

---

[542] „in Bezug auf den Schriftsatz".

[543] Die „*Medicina rationalis systematica*" war ein vollständiges *Compendium* der speziellen Pathologie und Therapie mit einer physiologischen und allgemein-pathologischen Einleitung. S. Hoffmann (1730).

[544] „in der Durchsicht und Ergänzung".

[545] Dieses Vorhaben wird nur hier genannt. Es wurde von Schulze wohl nicht fertig gestellt, da in der Bibliographie von Karin Sauer-Haeberlein kein entsprechender Titel aufgeführt wird.

[546] „Geschmack des Jahrhunderts" oder „Zeitgeist".

[547] Das entspricht einem heute gängigen Buchformat von einer Höhe zwischen 18 und 25 cm.

[548] Hermann Conring (1606-1681) studierte ab 1620 in Helmstedt und ab 1625 in Leiden Theologie und Medizin. Er promovierte 1634 in Helmstedt zum Doktor der Medizin und Philosophie, kurz darauf berief man ihn zum Professor und zum Leibarzt der Königin Christina von Schweden. Ab 1658 war er Geheimer Rath des Königs von Schweden und des Herzogs von Braunschweig. S. Kestner (1971), S. 214. Durch sein Hauptwerk „*De origine juris Germanici*" (1643) wurde er zum Begründer der deutschen Rechtswissenschaft; s ADB Bd. 4 (1876), S. 446. Das Werk, auf das Schulze sich bezieht, ist wohl das Buch „*De habitu corporum Germanicorum antiqui ac novi caussis liber*

Ich zweiffele nicht daß dieses Werck soll liebhaber und begierige Leser antreffen, weil es so wol *medicis*, als allerhand andern Leuten, zu lesen nützlich seyn wird. die von dieser Materie in Halle herausgekommene Disputation stehet meinem *Instituto*[549] gar nicht im Wege. Dazu wollte dem Herrn Verleger der *historiae medicinae in antecessum*[550] auch Hoffnung machen. *En fin*, ich will Meinem Herrn bruder, Dero gütigen Erbieten nach, die Mühe noch etwa weiter für mich zu sorgen, hiermit nochmals übergeben, und zu höchstem Danck verbunden leben wenn Sie mir was leidentliches zu wege bringen werden. Zweiffele auch nicht daß in |5| Nürnberg einer zu finden seyn möchte, der ein Werck von so schlechtem[551] Capital *hazardirete*, da ich *verosimiliter* die Hoffnung haben kann, daß Ihm der Verlag nicht lange auf dem Halse bleiben wird, und deßwegen schon mit Absetzung der *paragraphorum*, unter Legung der *Citationen*, und Erwehlung des *typi*, darauf reflectiere, daß man einmal bey einer wiederholeten Edition ziemliche zusätze, wo es nöthig seyn wird, thun kann, ohne *in paragraphorum et paginarum numero*[552] eine Aenderung nöthig zu haben. Wenn Mein Herr Bruder vermeyneten daß ich selbst zu Schließung eines *Contracts* wegen dieser Sache nöthig wäre, bitte mich nur zu *avertiren*, da dann nicht ermangeln werde fordersamst hinein zu kommen. Es war meine völlige Meynung gleich nach dem NeuJahrsTag hineinzukommen, allein andere Hinderungen, sonderlich das gestern eingefallene böse Wetter, und *Arrivirung* guter Freunde, welche nicht allein laßen darff, haben mein Vorhaben bis dato aufgehalten. Auch möchten |6| einige Rectorats Sachen noch wol weitläufftige Mühe machen, wie denn eine unter der Universität Stehende Magd, die sehr von einem buchdrucker Gesellen geprügelt worden, heute sich abermals sehr schlecht befindet, eine andere aber *in puncto sexti*[553] sich heute selbst bey dem *Officio*

---

singularis", das in mehreren, jeweils erweiterten Auflagen erschien, zuerst in Helmstedt 1646, zuletzt *„cum annotat. Joh. Phil. Burggravii"* in Frankfurt 1727; s. DBA (1982) M 200, S. 324.

[549] „Vorhaben".
[550] „für den Fortgang".
[551] „schlecht" bedeutet „schlicht, einfach".
[552] „bei der Zahl der Paragraphen und Seiten".
[553] „betreffs des sechsten Gebots".- Im *Codex Acceptorum Universitatis Altdorffinae ab Anno MDCLIX usque ad Annum MDCCXXIX* findet sich unter den Einträgen *„Accepta Rectoratus Viri Praenobilissimi, Excellentissimi [...] Domini. Joh. Henr. Schulzii [...]"* für die Zeit seines Rektorats vom 1. Juli 1726 bis 30. Juni 1727 in der Abt. *Ex mulctis* (aus Bußen): „Eine unter der Universitäts Jurisdiction gehörige und geschwängerte Magt, gab nach ausgestandener Gefängnisstrafe 5,, - ,, - " (Die „5" steht in der (ersten) Rubrik, die auf der Seite oben mit fl (= Gulden) bezeichnet ist.). S. AUA 15 b, S. 270. Bußgelder wegen *delictum contra sextum* finden sich auch in den Einträgen für frühere Rektoratsjahre mehrmals. Auch Strafen wegen Handgreiflichkeiten werden aufgeführt, z.B. „Stud. Schartow wegen begangenen *Excessus* in Peitschung der Magt Hr. Dr. Schultzens, *post*

Academico[554] angegeben hat: welche *nova* mir wenig *plaisir* versprechen, aber unfehlbare Arbeit. Mit mehreren will anietzo nicht beschwerlich seyn: verharre nebst Ergebung in Göttliche Gnaden *Protection* lebenslang, mit aller Ergebenheit Eures HochEdeln

70 Meines Herrn *Doctoris* und hochgeschätzten

Herrn bruders

verbundenster | Diener

Jo[hann] Heinr[rich] Schulze Dr.

Altdorff den 5. Januar 1727

75

H UBE Briefsammlung Trew, Korr. Schulze, Nr. 11, 6 S.; [keine Adresse]

---

quatriduum carceris, solvit 4 [fl]" („Stud. S. zahlt […], nach vier Tagen im Karzer, 4 Gulden"). S. AUA 15b, S. 266.

[554] „bei dem akademischen Amt".

10   **26. Januar 1727**
Johann Heinrich Schulze, Altdorf, an Christoph Jacob Trew, Nürnberg

HochEdler, Hochgelahrter und Hocherfahrener,
insonders hochzuehrender Herr Doctor,
werthgeschätzter Herr bruder.

5   Mit schuldigstem danck *remittire* die so lange Zeit bei mir gehabte *Observat[ionem] anatom[icam] Santorini*s und bitte den Verzug nicht übel zu deuten: ist unter meinen schlechten Büchern etwas, womit dem Herrn Bruder dienen könnte, stehet alles zu diensten. Das übergebene Blat zu des Herrn Bruders *Philotheca*[555] lieget forne drinnen, und bedaure ich daß meine Muse immer mehr und mehr untüchtig wird den Parnass zu
10 besteigen, daher sie auch nur *pedestris et humilis* [556] erscheinet, doch aber ihre Meynung aufrichtig entdecket. Ich weiß nicht ob der Herr bruder auch allerhand Ertze sammle, indem mich nicht besinnen kann, daß ich davon etwas bey Ihnen gesehen hätte: sonst hätte mit einigen aus dem Meißnischen Ertzgebürge aufwarten wollen, die neulich von einem guten Freunde überkommen habe. Es sind kleine Proben, aber doch gefallen mir
15 darunter etliche Sorten von *Minera bismuthi*[557]: weil ich aber schwerlich eine *collectionem naturalium*[558] bey schon zurückgelegten 40 Jahren anfangen werde, will dieselbe Meinem Herrn Bruder hiermit *offeriret* haben, und, so gut sie bekommen habe, übersenden, so bald ich vernehmen werde, daß Ihr *institutum* diese geringen brocken nicht verschmähe, sondern denselben Platz laße. |2| Wo ich nicht irre, habe ich dem
20 Herrn bruder letzthin erzehlet, daß aus dem anatomirten Hansel von Rasch[559] (auf

---

[555] „Philotheca" ist kein bekanntes griechisches Wort; es ist wohl ein Wortspiel zu „Bibliotheca", aus den griechischen Wörtern φίλος (liebend) und Θήκη (Ablage, Sammlung) zusammengesetzt. Möglich wäre die Bedeutung „Sammlung von Feunden", also eines Stammbuchs mit poetischen Beiträgen von Freunden (*Album amicorum*), da Schulze im Folgenden das Abnehmen seiner dichterischen Fähigkeiten bedauert.

[556] „zu Fuß gehend und bescheiden" – wohl in Anspielung auf den römischer Dichter Horaz, der seine Satiren-Dichtung als „*Musa pedestris*" (Sat. II 6, 17) und „*repens per humum*" (epist. II 1, 251) bezeichnet.

[557] *Minera bismuti*: Wismuth / Bismuth ist eine Berggesteinsart, die zu unterschiedlichen Teilen aus Eisen, Kupfer, Schwefel und Arsen besteht und nach dem Schmelzen zur Herstellung einer blauen Farbe verwendet wurde; vgl. Minerophilus Freibergensis (1743) und Fiedler (1787).

[558] „Naturkundliche Sammlung".

[559] Rasch ist ein Weiler ca. 2,5 km südöstlich von Altdorf.

welchen eine *Inscription* beygehet) viel starke *polypos*[560] bekommen habe. Diese hat Mons[ieur] Schmid[561], der Ihnen aus der Engelländischen *officin*[562] her bekannt seyn wird, *me committente*[563], zu sich genommen, und dieselbe einigemal mit frischem Waßer übergoßen, bis aller von außen dran hangender *Cruor* abgelöset gewesen: *quo
25   facto*[564] er dieselben in *Spiritum vini* gethan und hin gesetzet hat. Er wurde drauf bettlägerig und konnte in etlichen Tagen nicht in die Kammer gehen, darnach zu sehen. Nach erlangter Gesundheit befindet er daß der *s[piritus] v[ini]* die *polypos* gantz in eine breyförmige Masse *resolviret* hatte. *Quid videtur de hoc phenomeno? et an simile umquam TIBI contigit? Ego certe polypos alio tempore ad multos annos hic conservavi
30   integros.*[565] Jedoch ist mir dabey eingefallen, was bereits vor einigen Jahren Herr Dr. Kellner[566] aus Eisenach an mich berichtet, daß als er einige *polypos* in einem verschloßenen Behälter und wohlvermachtem Glase gehabt, bey seiner Rückkunfft von einer Reise mit Erstaunen gesehen habe daß der besagte *polypus* aus dem Glase weg sey: daher er anfänglich gemuthmaßet, es möchte gar iemand seine Stube und Behälter
35   *visitiret* haben: welchen Argwohn zu *inhaeriren* er iedoch bey genauerer Untersuchung keinen beständigen Grund fand, und dabey *acquiescirete* daß der *S[piritus] v[ini]* die *polyposam massam resolviret* haben müße.[567] |3|
Was Mein Herr bruder in *p[unc]to historiae medicinae* ausgerichtet haben möchte, hoffe mit nächstem zu vernehmen. Im vergangenen herbste habe bereits die Freyheit
40   und das Vertrauen zu Meinem Herrn bruder genommen, Ihnen meine Noth etwas umständlich zu entdecken; habe auch die Würcklichkeit Ihrer versprochenen Hülffe damals bereits in der That gesehen. Seitdem habe Meinen Herrn Bruder weiter

---

[560] „Geschwülste".
[561] Zu diesem Namen konnten keine biographischen Angaben gefunden werden.
[562] „aus der Engelländischen Apotheke" – gemeint ist die Apotheke „Zum Mohren", deren Inhaber (ab 1719) Michael Christoph Engelland (1695-1734) war. Von Will, Bd. 4 (1758), S. 236, wird er als „angesehener Apotheker in Nürnberg" genannt. Auch ist ein Kupferstich mit seinem Portrait und einer Inschrift vorhanden; Johann Wilhelm Widmann (1690-1753) ließ diesen Stich 1737 zu Ehren und Gedenken seines Schwiegervaters anfertigen; s. Sta AN E 17/II Nr. 567. Der Vater Johann Christoph Engelland (1695-1734), Besitzer der Mohrenapotheke ab 1685, wurde 1693 „Genannter" also Mitglied des Großen Rates der Freien Reichsstadt. S. Gossmann (1966), S. 150 und 154.
[563] „auf meinen Auftrag hin".
[564] „Danach (nachdem dies geschehen war) [...]".
[565] „Was für einen Eindruck hast du von diesem Phänomen? Und ist dir etwa Ähnliches jemals passiert? Ich freilich habe Polypen zu einem anderen Zeitpunkt auf viele Jahre hier unbeschädigt konserviert."
[566] Zu dem Namen Kellner konnten keine biographischen Angaben gefunden werden.
[567] „und dabei sich zufrieden gab, dass der Weingeist die polypöse Masse aufgelöst haben müsse."

anzugehen Bedencken getragen weilen mir Herr Prof. Feuerlin[568] Hoffnung gemacht
mir so viel, als mich völlig von allen Schulden zu *acquittiren* brauche, an die Hand zu
45 geben, so bald der *Process* seiner Fr. Schwägerin Krafftin, wozu damals gute *apparence*
war, völlig zu Ende gehen würde. Weil aber dieser Handel aufs neue anfängt weitläuffig
zu werden, und man nicht siehet daß es so bald zum Ziele kommen werde; mich aber
die Noth treibet anderweitige Hülffe zu suchen: habe Meinen Herrn Bruder nochmals
angehen, und inständigst bitten wollen mir mit Rath und Hülffe beyzustehen. Ich
50 vermeynete mich mit 50 Thalern einmal aller *urgirenden* Ausgaben zu befreyen, welche
mit den bereits empfangenen 25 Gulden eben 100 Gulden zusammen machten: wofür
ich zur Versicherung dankbarlicher Bezahlung meiner auf nächstinstehendes Quartal
Laurentii[569] gefällige Besoldung à 92 Gulden anzuweisen: oder, wo es so beliebig wäre
mir ein ganzt Jahr zu *accordiren*, auf besagtes Quartal 50 und entweder Allerheiligen
55 oder Lichtmeß 1728 wieder 50 nebst dankbaren Interessen. Wäre es aber gar thunlich
mir mit einem Darlehn von 100 Thalern zu helffen, wollte von *Laurentii* |4| an bis
Lichtmeßen 1728 iedesmal 50 Gulden *assigniren*. Ich habe mit Herrn Doctor
Wincklern[570] vor einigen Jahren dergleichen *Accord* gemacht: daß aber damals andere
Leute die Hände drin *meliret* hatten und mich *invitum* genöthiget anderen Anweisung
60 *invicialiter*[571] zu geben hat veranlaßet daß Herr Dr. Winckler über mich zu zürnen
Ursache bekommen hat, da doch Gott weiß daß *mea culpa*[572] nichts zu seinem Verdruß
geschehen ist, derselbe auch zu völligem Abtrag seiner Forderung nächstes Lichtmeß
und Walburgis[573] Ziel mit Gottes Hülffe gelangen wird. Dergleichen ist aber ietzo gar
nicht mehr zu besorgen, indem ich, Gott lob! so weit heraus bin, daß wenn zumal die
65 gesuchte Hülffe finden möchte, alle *urgirende* Posten hinweg richten kann: wozu desto

---

[568] Georg Christoph Feuerlein (1694-1756) studierte zunächst in Altdorf Theologie, wo er 1717 promovierte. Anschließend begab er sich nach Halle, wo er unter Friedrich Hoffmann Medizin studierte. Später kehrte er zurück nach Franken, wo er als Fürstlich-Ansbachischer Physikus zu Feuchtwangen, danach in Heilsbronn und schließlich in Ansbach als Hof- und Garnisonsmedicus tätig war. S. DBA (1982) M 316, S. 112-118 (Jöcher, Bd. 2 (1787), S. 1074).

[569] Allerheiligen ist am 1. November; Lichtmess am 2. Februar.

[570] Christoph Andreas Winkler (1688-1761) war seit 1717 Arzt in Nürnberg; er studierte in Halle und verfasste seine Inaugural-Disputation mit dem Titel „*De morborum complicatione*". Es sind fünfzehn Briefe von ihm an Trew erhalten; s. Schmidt-Herrling (1940), S. 699. Er ist jedoch nicht unter den Autoren des *Commercium* im Index-Verzeichnis des Jahres 1733 zu finden. Auch Pirson (1953) erwähnt ihn nicht als Mitglied der Redaktion des *Commercium*.

[571] „*invicialiter*" ist wohl eine Eigenbildung Schulzes (von lat. *invicem* – wechselseitig, wiederum).

[572] „durch meine Schuld".

[573] Walburgis ist der 1. Mai.

eher gelangen werde, wenn die *Historia medicinae* zum Stand kommen sollte, womit
ich endlich alle *debita* zu tilgen fähig werden könnte; mithin das Vergnügen haben
werde nach einem bösen und beschwerlich hingebrachten Vormittag meines Lebens das
übrige meiner Tage, die mir Gott noch etwa gönnen wollte, vergnügter und ruhiger

70 hinzubringen, und meine noch übrige Kräffte zum Dienste Gottes und meines
Nächstens ohne beschwerliche *Distraction* von Sorgen anzuwenden. Mein Herr bruder
deute meine zuversichtliche Bitte im Besten, und stehen mir nach Möglichkeit bey; ich
werde gewiß nimmermehr vergeßen meine Dankbarkeit lebenslang als ein ehrlicher
Mann zu *temoigniren* und in der That zu erweisen [bis] daß ich ersterbe

75 Eures hochEdlen,
meines Herrn bruders
verbundenster Freund | und Diener
Jo[hann] Heinr[ich] Schulze Doctor
Altdorff den 26. Jan[uar] 1727

80

H UBE Briefsammlung Trew, Korr. Schulze, Nr. 12, 4 S.; [keine Adresse].

11   *13. Februar 1727*
Johann Heinrich Schulze, Altdorf, an Christoph Jacob Trew, Nürnberg

Excellentissimo et Amicissimo
Dom[ino] D[octori] TREWIO
S[alutem] P[lurimam] D[icit]
Jo[hannes] Henr[icus] Schulze

5

Tot amoris, in me TUI signis, quae a multis annis edidisti, accessit nuper, quum
Norimbergae essem, insignis cumulus: quibus recensendis facerem officium memoris
amici, nisi et temporis angustia premeret, et probe scirem TE potius exspectare amo-ris
mutui officia quam laudis praeconium. Memini inter alia nos disseruisse de eo, quod

10 *Aloen*[574] *dubitares in Europa crescere commemoratum esse post Galenum*
a quonam, praeter auctorem botanicum Gallum, quem apud TE conspexi. protinus ubi
domum redii et per negotia licuit, recensui meam de aloe commentatiunculam

---

[574] Zur Aloe-Pflanze veröffentlichte Schulze 1723 eine Dissertation mit dem Titel „*Dissertatio historico-medica de aloe*". Vgl. Sauer-Haeberlein (1969).

festinanter scriptam: vidi me 8. 5. pag. 8 Clusii[575], *Raii*[576] *et Fab. Columnae*[577]
testimoniis indicasse Lusitaniam[578]*, Hispaniam insulas Siciliam et Melitam, atque*
15   *Italiae inferiorem partem, quae hodie Regnum Neapolitanum vocatur.* |2| *Adeoque satis puto certum esse suis locis magnam aloes copiam dari sine cultu provenientem et perdurantem. Curiosum est quod ad Dioscoridem*[579] *Amatus Lusitanus*[580] *annotat, etsi non clare satis de spontaneo proventu huius plantae loquitur, tamen de succi collectione apud Mercatores Hispanos sollemni: Memini me optima de aloe Americana*
20   *apud Raium in historia plantarum legere ex bonis auctoribus excerpta: quorum partem in dissertationem meam transtuli. Mineralia promissa per hunc amicum misissem, nisi ille equi vectus Norimbergam adire decrevisset, sed mittam commoda occasione. Ad M[agistrum] Martini*[581]*, de negotio noto heri dedi litteras, ipsique significavi quo pacto satis ipsi facere velim, ut nihil decedat meo promisso. Fac, si me amas, ut mihi*
25   *succurratur. Pones beneficium apud hominem memorem omni sua vita futurum. Si quid cum Dom[ino] Monathio*[582] *de historia medicinae agere placet, velim ipsi declares*

---

[575] Carolus Clusius (1526-1609), latinisiert aus Charles de l'Ecluse, studierte Recht zu Gent und Löwen, später auch in Marburg und Wittenberg (bei Philipp Melanchthon); im Anschluss studierte er drei Jahre in Montpellier Medizin bei dem Anatomen Rondelet (1507-1566), der ihn für die Botanik begeisterte, die dann auch Schwerpunkt seiner Tätigkeit in Deutschland wurde. 1564 begleitete er Johann Jakob Fugger auf einer Reise nach Spanien und Portugal; 1593 schließlich wurde er als Professor der Botanik nach Leiden berufen. Es sind von ihm zahlreiche, vor allem botanische Werke und Schriften überliefert. Vgl. Schmidt-Herrling (1940), S. 672.

[576] Mit einiger Wahrscheinlichkeit ist mit dem latinisierten Namen *Raius* John Ray (1627-1705), ein bekannter englischer Botaniker des 17. Jahrhunderts, gemeint. Er war Naturforscher, Altphilologe und Theologe. In der Trew-Bibliothek ist ein Werk von ihm erhalten mit dem Titel „*Cata-logus plantarum Angliae et insularum adiacentium*", London 1677.

[577] Fabio Colonna (1567-1640), geboren in Neapel, war italienischer Botaniker. S. http://de.wiki-pedia.org/wiki/Fabio_Colonna, abgerufen am 21.04.2008.

[578] *Lusitania* ist der ursprüngliche Name der römischen Provinz im Südwesten der iberischen Halbinsel; später wurde es die lateinische Bezeichnung für Portugal.

[579] Pedanius Dioscorides (ca. 40-100), zur Zeit Neros Arzt in Rom, ist bekannt für sein Werk „*De Materia Medica*" (in fünf Büchern), mit dem er der Begründer der wissenschaftlichen Arzneimittelkunde wurde. S. Lexikon der Alten Welt (1965), Sp. 760.

[580] Amatus Lusitanus (1511-1568), dessen eigentlicher Name Joann Rodriquez del Castelblanco war, lebte Mitte des 16. Jahrhunderts; seine Studienreisen machte er nach Salamanca / Portugal, Frankreich, den Niederlanden und Italien. Er schrieb zahlreiche Arbeiten zur Pflanzenwelt und war zudem Arzt von Papst Julius III. Vgl. Zedler, Bd.1 (1732), Sp. 1663.

[581] Johann August Martini war „vierter College in dem *Egidischen Gymnasio*"; er starb 1752. S. Will, Bd. 3 (1757), S. 587; weitere biographischen Angaben konnten nicht gefunden werden.

[582] Zu dieser Person, bei der es sich offensichtlich um einen Buchhändler in Leipzig gehandelt haben muss, da das Werk „*Historia medicinae*" in Leipzig erschien, konnten keine

causas cur opus hoc quam primum vellem edi, nimium quod vereor ut me inscio et invito lucem subeat. Ille urget apud me specimina Plutarchi Germanici.[583] *quae daturus sum primo mense post depositum consulatum Academici; omnino enim mihi impossibile*

30 *est ante largius |3| otium aliquid in hoc auctore moliri, quoniam multis egeo libris, ex bibliothecis amicorum mutuo accipiendis, quibus si non licet una serie et continuo uti, nec illi taedium longe morae ferent, nec ego interpellationum omni momento expectandarum. Sed si vel unico mense licuerit per quattuor in dies horas operi vacare, omnia abunde perfecero, quum non nisi unius herois vitae addi debeant necessariae*

35 *annotationes: ad alterius autem vitam iam elaboratae sunt. Quod superest DEUM precor velit TE, cum dilectissima coniuge, salvum et incolſumemſ*[584] *quam diutissime praestare, mihique concedere ut quanta debere me agnosco ipsa possim te*[585] *demonstrare.*

Valete. a. d. XIII. Februarii MDCCXXVII Altorffii

40

H UBE Briefsammlung Trew, Korr. Schulze, Nr. 13, 3 S.; adressiert an: A Monsieur | Monsieur Trew, Docteur | en Medecine et Physicien | tres-excellent | *per ami*. à Nuremberg; [mit Siegel].

Übersetzung:

Dem hochEdlen und wertgeschätzten Freund Herrn Doktor Trew
sagt besten Gruß Jo[hann] Heinr[ich] Schulze

Den vielen Zeichen Eurer Zuwendung für mich, die Ihr mir seit vielen Jahren erwiesen habt, ist neulich als ich in Nürnberg war, ein weiteres Übermaß hinzugefügt worden. Sie im Einzelnen aufzuzählen würde ich für die Pflicht des dankbaren Freundes halten,

---

biographischen Angaben ermittelt werden; möglicherweise gab es ein verwandtschaftliches Verhätnis zu dem gleichnamigen Peter Conrad Monath (1683-1747); dieser war Verleger und Buchhändler in Nürnberg. S. Grieb, Bd. 2 (2007), S. 1030, und DBA (1982) M 856, S. 23 (Jöcher, Bd. 4, 1813).

[583] Plutarch (45-125) war popularphilosophischer Schriftsteller und Biograph. Es handelt sich bei dem genannten Werk, wie sich aus dem Zusammenhang ergibt, um die βίοι παράλληλοι, die *vitae parallelae* (Parallel-Biographien berühmter Männer der Griechen und Römer), das bekannteste Werk Plutarchs. Soweit aus der Personalbibliographie Schulzes bei Sauer-Haeberlein (1969) hervorgeht, wurde diese Übersetzung nie veröffentlicht; daher kann man davon ausgehen, dass dieses Werk von Schulze nicht fertig gestellt wurde.

[584] Durch einen Papierfehler nicht erkennbar.

[585] Grammatikalisch richtig eigentlich „tibi".

wenn nicht zum einen die Knappheit der Zeit drängte und ich nicht zum andern so gut wüsste, dass Ihr eher die Gefälligkeiten einer gegenseitigen Zuneigung als das laute Verkünden von Lob erwartet. Ich erinnere mich unter anderem daran, dass wir über folgendes gesprochen haben: Ihr zweifelt daran, dass von irgendeinem Autor nach Galen erwähnt worden sei, dass die Aloe in Europa wachse, mit Ausnahme eines französischen botanischen Autors, den ich bei Euch gesehen habe. Ich habe daraufhin sogleich, sobald ich nach Hause zurückgekehrt war und meine Verpflichtungen es zuließen, meine kleine, in großer Eile verfasste Studie über die Aloe geprüft: da sah ich, dass ich (in) 8.5 auf S. 5 nach dem Zeugnis von Clusius, Raius und Fabius Columna Portugal, Spanien, die Inseln Sizilien und Malta und den unteren Teil Italiens angegeben habe, der heute als Königreich Neapel bezeichnet wird. Und ich halte es für genügend sicher, dass an diesen Orten eine große Menge an Aloe vorhanden ist, die ohne Anbau und Pflege wächst und überdauert. Es ist bemerkenswert, was Amatus Lusitanus zu Dioskorides anmerkt: obwohl er nicht hinreichend deutlich über den spontanen Wuchs dieser Pflanze spricht, schreibt er dennoch über die jährliche Gewinnung des Saftes bei spanischen Händlern. Ich erinnere mich sehr gut, über die Amerikanische Aloe bei Raius in der Pflanzengeschichte gelesen zu haben, die aus guten Autoren exzerpiert ist: einen Teil davon habe ich in meine Abhandlung übernommen: Die versprochenen Mineralien hätte ich durch diesen Freund geschickt, wenn jener nicht beschlossen hätte, mit dem Pferd nach Nürnberg zu reiten, aber ich werde sie bei günstiger Gelegenheit schicken. An Magister Martini habe ich gestern einen Brief in der bekannten Angelegenheit geschickt, und ich habe ihm zu verstehen gegeben, auf welche Weise ich ihm Genüge tun will, so dass nichts von meinem Versprechen abweicht. Bitte sorgt dafür, wenn Ihr mich liebt, dass mir geholfen wird. Ihr werdet einem Mann einen Freundschaftsdienst erweisen, der sich sein ganzes Leben daran erinnern wird. Falls Ihr mit Herrn Monath über die *Historia medicina* etwas zu verhandeln beschließt, wünschte ich, Ihr würdet ihm die Gründe mitteilen, warum ich dieses Werk so schnell wie möglich herausgeben möchte – weil ich nämlich fürchte, dass es ohne mein Wissen und gegen meinen Willen ans Licht kommt. Jener drängt bei mir auf die Probestücke des Plutarch in Deutsch: ich werde sie ihm im ersten Monat nach der Niederlegung des Konsulats in der Akademie geben; es ist mir nämlich gänzlich unmöglich, etwas bei diesem Autor zu bewerkstelligen, bevor ich mehr Muße habe, da ich ja viele Bücher benötige, die ich mir aus den Bibliotheken meiner Freunde ausleihen muss; wenn diese am Stück und ohne Unterbrechung zu benutzen nicht möglich ist, dann werden weder jene den Verdruss einer großen Verzögerung bringen

noch werde ich das Ärgernis haben, jeden Augenblick mit einer Unterbrechung rechnen zu müssen. Aber wenn es für einen einzigen Monat möglich wäre, vier Stunden am Tag für das Werk frei zu sein, werde ich alles vollständig vollendet haben, da nur noch notwendige Anmerkungen zur Biographie des einen Helden ergänzt werden müssen; die für die Lebensbeschreibung des andern sind aber schon ausgearbeitet. Was übrig bleibt: ich bete zu Gott, er möge Euch und Eurer geschätzten Gattin für möglichst lange Zeit Gesundheit und Wohlergehen schenken, und mir möge er erlauben, imstande zu sein, Euch zu zeigen, dass ich weiß, wie viel ich Euch schulde.
Lebt wohl
Altdorff, den 13. Februar 1727

12 23. Februar 1727
Johann Heinrich Schulze, Altdorf, an Christoph Jacob Trew, Nürnberg

Excellentissimo et Experientissimo
Dom[ino] D[octori] TREWIO
S[alutem] P[lurimam] D[icit]
Jo[hannes] Henr[icus] Schulze

5 *Dom[inus] Schmid[586], qui nuper ad TE litteras pertulit meas, multum praedicavit insignem, qua ipsum excepisti, humanitatem TUAM, mihique simul spem fecit fore propediem ut ad litteras meas respondeas: quod quidem eo ardentius exspecto, quo magis me urgent diversi, quibus spem feci de die fere in diem fore ut accipiam quo*
10 *possim ipsorum desideriis, meoque promisso satisfacere. Scripsi nuper ad Dom[inum] M[agistrum] Martini, eumque spero acquiescere illis conditionibus quas obtuli. Sed novi iam hominem ad omnia, quam ad scribendi officium, prom[p]tiorem. Constitueram, ut ipsum convenirem, heri vel hodie Norimbergam excurrere, sed me dentium dolores et tonsillarum tumor adeo rudi impetu excepere, ut vix hac vespera*
15 *sentiam, medicinis adhibitis aliquid esse, Deo iuvante, effectum, iamque sperem propediem mihi redditum me fore.*

---

[586] Zu dieser Person waren keine biographischen Angaben zu finden.

Novi nihil habeo, praeter id unum D[omini] D[octoris] Heisteri compendium anatomicum[587] *propediem esse praelum denuo subiturum: |2| Promisi Kohlesio*[588] *me operam esse daturum ut sine sphalmatis opus prodeat: quod ipse D[omino] D[octori]*
20 *Heistero scripsi, et responsum tulit sibi id fore gratissimum. Quum vero nunc socius Kohlesii, civis Norimbergensis, Weberus, ni fallor, dicitur, imprimi id opus Norimbergae velit, ut ad nundinas paschales praelo exeat: fidem D[omino] D[octori] Heistero datam implere nequeo, et omnino potius desistam ab opere, cui absens invigilare nequeo, quam partem culpae sustinere velim si festinatio errores pariat aut*
25 *relinquat. Si TIBI liceret, utpote in urbe praesenti, corrigere formas, rem non solum Heistero nostro sed universae rei litterariae gratissimam feceris. Nuper admodum humanas a Domino de Henikes*[589] *accepi litteras, quibus pollicetur studium suum, quamprimum in Saxoniam redierit, quod Rege iam confirmato proxime fiet, in lucubrationibus meis de historia medicinae Lipsiensibus bibliopolis optime*
30 *commendandis:*[590] *et spero sane plurimum huius viri auctoritate impetrari pro me posset. Quod superest repeto quod nuperis litteris et harum initio a TE petii: habebis me toto vitae spacio ad officia privatissimum et vere cognosces beneficii, apud bonum virum collocati, aeter- |3| nam esse memoriam. Vale cum dilectissima coniuge et omnibus amicis.*
35 *Altorffii a. d. XXIII. Febr. MDCCXXVII*

H UBE Briefsammlung Trew, Korr. Schulze, Nr. 14, 3 S.; [keine Adresse].

Übersetzung:
Dem hochEdlen und hochgelehrten, Herrn Doktor Trew
sagt besten Gruß Johann Heinrich Schulze

Herr Schmidt, der neulich meinen Brief an Euch übergeben hat, hat Eure außerordentliche Freundlichkeit gerühmt, mit der Ihr ihn empfangen habt, und hat mir

---

[587] Heisters „*Compendium anatomicum*" war schon 1722 erstmals in Nürnberg erschienen; es handelte sich hierbei um die dritte Auflage. S. Heister (1727).
[588] Joseph (Jobst) Wilhelm Kohles (gest. 1738) übernahm nach seiner Ausbildung bei Endter in Nürnberg die Schönerstedtische Druckerei in Altdorf. S. Grieb, Bd. 2 (2007), S. 817.
[589] Craft Gottfried Hennicke (1698-1767) studierte in Heidelberg. Später war er Stadtarzt in Öhrin-gen (Baden-Württemberg). Es sind von ihm sechs Briefe aus der Trew-Sammlung erhalten. S. Schmidt-Herrling (1940), S. 27.
[590] Die Bemühung war erfolgreich, denn die „*Historia medicinae*" wurde 1728 bei Monath in Leipzig verlegt. S. Sauer-Haeberlein (1969), S. 127.

zugleich Hoffnung gemacht, dass Ihr meinen Brief in den nächsten Tagen beantworten werdet. Hierauf warte ich wahrlich umso leidenschaftlicher, als mich verschiedene Leute bedrängen, denen ich Hoffnung gemacht habe, dass ich ihn täglich erhalten werde, so dass ich ihren Wünschen und meinem Versprechen Genüge tun könnte. Ich habe neulich an Herrn Magister Martini geschrieben und hoffe, dass er sich mit jenen Bedingungen, die ich ihm anbot, zufrieden gibt. Aber ich kenne ihn als Mann, der zu allem mehr bereit ist als zur Pflicht des Schreibens. Ich hatte beschlossen, gestern oder heute nach Nürnberg zu kommen, um ihn zu treffen, aber Zahnschmerzen und eine Schwellung der Mandeln haben mich mit einer solchen Gewalt überfallen, dass ich an diesem Abend kaum spürte, dass es nach der Anwendung von Medikamenten mit Gottes Hilfe irgendeine Auswirkung gab, und nun möchte ich hoffen, dass ich mich in den nächsten Tagen erholen werde. Ich habe nichts Neues außer diesem einen, dass das *Compendium anatomicum* von Herrn Doktor Heister in den nächsten Tagen in Druck gehen wird: ich habe dem Herrn Kohles versprochen, dass ich mir Mühe geben werde, dass das Werk ohne Fehler herauskommt: dies hat er selbst Dr. Heister geschrieben, und er erhielt die Antwort, dass ihm dies sehr angenehm sei. Da aber nun ein Kollege von Herrn Kohles, ein Nürnberger Bürger namens Weber, wenn ich mich nicht täusche, dieses Werk in Nürnberg gedruckt haben möchte, damit es zur Oster-Messe erscheint, kann ich die dem Herrn Heister gegebene Zusage nicht einhalten und ich möchte lieber gänzlich von dem Werk Abstand nehmen, um das ich mich aus der Ferne nicht kümmern kann, als dass ich einen Teil der Schuld tragen möchte, wenn die Eile Fehler hervorbringt oder hinterlässt. Wenn Ihr, da Ihr ja in der Stadt seid, den Drucksatz korrigieren könntet, würdet Ihr nicht nur unserem Heister, sondern der gesamten literarischen Welt den größten Gefallen erweisen. Kürzlich habe ich von Herrn Henikes einen recht liebenswürdigen Brief erhalten, in dem er seine Bemühungen verspricht, sobald er nach Sachsen zurückgekehrt sei, was nach der Gesundung des Königs demnächst geschehen wird, meine nächtlichen Arbeiten über die Geschichte der Medizin den Leipziger Buchhändlern bestens zu empfehlen: und ich hoffe in der Tat, dass durch das Ansehen dieses Mannes sehr viel für mich erreicht werden kann. Im Übrigen wiederhole ich, was ich im jüngsten Brief und am Anfang dieses Briefes von Euch erbeten habe: Ihr werdet mich in Eurem ganzen weiteren Leben völlig zu Euren Diensten haben und Ihr werdet in der Tat erkennen, dass die Erinnerung an einen Freundschaftsdienst, der einem guten Mann erwiesen wurde, unvergänglich sein wird. Lebt wohl, mit Eurer sehr verehrten Gattin und allen Freunden.

Altdorff, den 23. Februar 1727

12*   *1. März 1727*
C. J. Trew, Nürnberg, an Johann Heinrich Schulze, Altdorf
h UBE Briefsammlung Trew, Korr. Trew, Nr. 696, 5 S. (lateinisch).

13   *6. März 1727*
Johann Heinrich Schulze, Altdorf, an Christoph Jacob Trew, Nürnberg

Praenobilissime, Excellentissime et Experientissime,
Domine, fautor et collega plurimum honorande.

Admodum angor quod adeo nihil mihi respondes, et vereor ut aegre tuleris meam in TE
5   *confidentiam, quae me permovit ut iteratis precibus a TE auxilium petierim. In quo*
quidem negotio nolui metui meo amplius indulgere, sed his litteris iterum TE salutare,
atque rogare ut me facias de animo TUO certiorem. Profecto si me iuveris in ea re,
habebis tota mea vita gratissimum et memorem. Quare rogo ut mihi, si fieri potest,
succuras: si vero sine magno incommodo nequit, amorem tamen in me TUUM conferes.
10 *A me expectes numquam fore illud tempus quo beneficiorum TUORUM immemorem*
videas.
Vale, et ignosce festinanti calamo. a. d. 6. Martii 1727 | Excellentissime
  nominis TUI | cultor perpetuus
J[ohannes] H[enricus] Schulze.
15

H UBE Briefsammlung Trew, Korr. Schulze, Nr. 15, 1 S.; adressiert an: A Monsieur |
Monsieur Trew | Docteur en Medecine et Physicien tres excellent | à Nuremberg |
Franco [mit Siegel].

Übersetzung:
HochEdler, vortrefflicher und hocherfahrener Herr, insonders hochzuehrender
Gönner und Kollege.

Ich bin in hohem Grade beunruhigt, weil Ihr mir bis jetzt gar keine Antwort gegeben
habt und ich fürchte, dass Ihr ungehalten seid über mein Vertrauen in Euch, das mich

bewogen hat, Euch mit wiederholten Bitten um Hilfe zu ersuchen. Was allerdings diese Angelegenheit angeht, so wollte ich nicht weiter meiner Furcht nachhängen, sondern Euch mit diesen Zeilen wiederum grüßen und bitten, mich Eures Herzens zu vergewissern. Ihr werdet in der Tat, wenn Ihr mich in dieser Sache unterstützt, in mir jemanden haben, der Euch sein ganzes Leben hindurch sehr dankbar und dessen eingedenk sein wird. Deshalb bitte ich Euch, mir, wenn es möglich ist, zu Hilfe zu kommen: wenn es aber ohne große Unbequemlichkeit nicht geht, mögt Ihr dennoch gegen mich Eure Liebe bewahren. Ihr mögt von mir erwarten, dass niemals eine Zeit kommen wird, in der Ihr mich Eurer Wohltaten uneingedenk sehen werdet.

Lebt wohl, HochEdler, und verzeiht der hastigen Schreibfeder,

den 6. März 1727

Immerwährender Verehrer Eures Namens,

J[ohann] H[einrich] Schulze

14   *20. März 1727*
Johann Heinrich Schulze, Altdorf, an Christoph Jacob Trew, Nürnberg

HochEdler, hochgelahrter und hocherfahrener

Insonders hochzuehrender Herr Doctor,

hochgeschätzter Herr bruder und Gönner.

5   Ich nehme mir die Freyheit Meinem Herrn bruder mit beygehendem Schreiben eine neue Bemühung zu machen. Ich weiß, daß Sie ein guter Freund von dem Herrn Prof. doppelmäyern[591] sind, und weil mir nun der Herr Dr. Hanold[592] aus Breslau daßelbige zugeschickt und gebeten hat, *praemia honorifica salutatione*[593] es an den Herrn Prof.

---

[591] Johann Gabriel Doppelmayr (1677-1750) lehrte nach seinem Studium in Altdorf und Halle seit 1704 als Professor der Mathematik und Physik am Egidiengymnasium in Nürnberg. 1710 wurde er zusätzlich Direktor der Eimmartschen Sternwarte auf der Vestnertorbastei. Zahlreiche astronomische Karten, Erd- und Himmelsgloben und eine Weltkarte sowie ein Himmelsatlas stammen von ihm. Er war Mitglied der bedeutendsten europäischen Akademien. S. Will, Bd. 1 (1755), ADB, Bd. 5 (1877), S. 344 f., S. 287-290, und Grieb, Bd. 1 (2007), S. 279. Es sind 14 Briefe in der Trew-Sammlung erhalten, jedoch ohne Datum; s. Schmidt-Herrling (1940), S. 153.

[592] Nähere biographische Angaben waren nicht in Erfahrung zu bringen.

[593] „als ehrenvolle Belohnung mit Gruß".

oder Herrn J. C. Rosten[594] bestens zu *recommendiren*; habe es, damit nichts versäumet
10   werde, an den Herrn bruder so gleich addressiren wollen, mit gehorsamster Bitte mir
den Gefallen zu thun, und es herrn Prof. doppelmäyern, nebst meiner dienstl.
Recommmendation, etwa bey Ihrer Englischen Conferentz[595], oder sonst noch guter und
selbst beliebiger Gelegenheit, zu übergeben. des Herrn Dr. Heisters *Compendium
avanciret* im druck und sind schon 2 bogen fertig. die Zusätze und |2| Verbeßerungen
15   sind *considerabel*, und möchte das Werck leicht um ein 1/4 vermehret werden, da
anietzo schon in beyden ersten Bogen die *accessiones* fast einen halben ausmachen.
Wenn erst noch ein paar dazu gekommen seyn werden, will ich den Herrn bruder die
Aushänge bogen nach und nach zuschicken. Ich sehe daß es sonderlich aus *Santorini
observationibus* viel *accessiones curiosas*[596] bekommen hat, und bedauere, daß da ich
20   das Werck aus des Herrn bruders Bibliothec so lange bey mir gehabt, nicht ganz
durchgegangen bin. Aber es hat mir in der That mehr an Zeit als Lust gefehlet: werde
mir es also ein andermal, wenn mehr *otiosus* seyn werde, wieder *ad perlustrandum*[597]
ausbitten. Herrn Monathen[598] habe noch viel bogen vom Manuskript meiner *Historiae
medicinae* geschickt, und hoffe nun mit nächstem seine *resolution* zu erfahren. Zur
25   Gevatterschaft bey Herrn Prof. Apin[599] gratuliere hertzlich, und wünsche daß Mein Herr
bruder viel Freude an dem lieben doden[600] erleben mögen; welches ich ebenfalls
beyderseits lieben Eltern von hertzen wünsche. An den Herrn Vormundschreiber habe
in berufen *Affaire* am dienstag geschrieben, und Ihm mein *propos* so gut als möglich
recommendiret. Ich bin begierig zu vernehmen wie Er sich erklären werde. Wollen mein
30   Herr bruder mich auf lebenslang *obligiren*, so bitte bey Dero gütigen Gedanken, mein
endlich *proponirtes propos* zu *secundiren*, zu verharren.[601] Ich habe keine andere

---

[594] Johann Carl Rost (1690-1731) arbeitete von 1715 bis 1717 als Arzt in Nürnberg; von 1717 bis 1720 war er Leibarzt der Großherzogin von Toskana, die in Reichstadt / Böhmen lebte; danach kehrte er als Physicus nach Nürnberg zurück. S. Schmidt-Herrling (1940), S. 503.

[595] Möglicherweise war hiermit eine in der Mohrenapotheke des Apothekers Engelland in Nürnberg stattfindende Zusammenkunft gemeint. Zu Engelland s. UBE BT Schulze 12 (10).

[596] „[...] aus den Beobachtungen von Santorini viele merkwürdige Zusätze bekommen hat [...]."

[597] „zur Durchsicht".

[598] Schulze hat ihn wohl zum Druck seiner „*Historia medicinae*" ausgewählt.

[599] Siegmund Johann Apin (1693-1732) studierte in Altdorf und wurde Magister für Philospohie; ab 1715 war er Professor der Logik und Metaphysik am Egidien-Gymnasium in Nürnberg; 1726 wurde er Mitglied in der *Leopoldina*. Ab 1729 leitete er als Rektor die Schule zu St. Aegidien in Braunschweig. S. Will, Bd. 1 (1755), S. 34 f.

[600] „Dode" veraltet für „Patenkind".

[601] „[...] mein endlich vorgenommenes Ziel zu begünstigen [...]."

Absicht als gute Freunde, die mir bisher gedienet haben, und des Ihrigen bedürffen, zu befriedigen, und mir damit zugleich zu meiner Gemüts-Ruhe einen Weg zu bahnen, weil mich nichts mehr *affligiret* als wenn mein Versprechen nicht *purituel* halten kann.

35 Meine neuliche Vorschläge, wie 300 Gulden in Jahreszeit zahlen kann sind folgende: Auf *Laurentii* 92 Gulden 30 Kreuzer auf Allerheiligen 62.30, auf Lichtmeß 1728 62.30 auf Wal-burg[is] 86.30 macht 304. die in dieser Summe nicht zulängliche |3| Interessen will gerne zum Voraus am Capital abziehen laßen. Auch bin wol zu frieden wenn nur mit ehesten etwa 50 Gulden bekommen könnte, und das übrige auf Walburgis, weil

40 mich ein paar Ausgaben vor anderen pressieren, die gerne wegrichten möchte. Ich bitte Meinen Herrn bruder inständigst gütige Vorsorge für einen hiesigen Frembdling zu *continuiren*, und mir Dero Gedancken mit nächsten zu entdecken. Könnte meine Gegenwart etwas zur Beförderung der Sache helffen, will auf das erste *Avertissement* gleich hinein kommen. Übrigens verharre nebst Ergebung in Göttliche *protection*

45 Meines Herrn bruders
Ergebenster getreuester Diener
J[ohann] H[einrich] Schulze
Altdorff den 20. *Martii* 1727

H UBE Briefsammlung Trew, Korr. Schulze Nr. 16, 3 S.; [keine Adresse].

15   **11. Mai 1727**
Johann Heinrich Schulze, Altdorf, an Christoph Jacob Trew, Nürnberg

HochEdler und hochgelahrter,
insonders hochzuehrender Herr Doctor,
hochgeschätzter Herr bruder.

5 hiebey überschicke ich die beyden bogen von *Heisteri Comp[endio] Anatomico*[602] die neulichst fertig geworden, und nehme mir die Freyheit Meinem Herrn bruder mit einer angelegentlichen bitte beschwerlich zu fallen. Ich habe meine *parole engagi-ret*[603] einen Posten von 24 ReichsThalern in Halle zahlen zu laßen, und ist mir dazu der Herr

---

[602] „von Heisters *„Compendium anatomicum*".
[603] „ich habe mein Wort gegeben".

149

Schöber und Weiß vorgeschlagen, die in Halle ihren *Correspondenten*, Herrn
10   Melsonius[604], haben, durch welchen schon mehrmalen Geld dahin übermachen laßen.
Wenn demnach das abgerechnete einkommen sollte, wollte bitten der Herr bruder
wollte ohnschwer die Mühe für mich übernehmen, und besagte Summe von 36 Gulden
an gedachte beyde Herren abzugeben belieben, dargegen aber eine *Assignation* an
herren |2| Melsonius in Halle ausbitten und mir zu überschicken, daß dieser gedachte
15   Summe an Herrn David Scholten *Cantorem in glauche*[605] an Halle gegen Auslieferung
dieser *Assignation*[606] auszahlen möge. Was bey Herrn Schöbern dieser Bemühung
wegen zu entrichten sein möchte, ebenfalls demselben, nebst meiner dienstl.
Recommendation[607], zu entrichten. Übrigens verharre lebenslang mit aller Ergebenheit
Eures hochEdlen
20   Meines Herrn *Doctoris* und hochgeschätzten Herrn bruders
verbundenster Diener | Jo[hann] Heinr[ich] Schulze
Altdorff den 11ten *Maij* 1727

H UBE Briefsammlung Trew, Korr. Schulze, Nr. 17, 2 S.; adressiert an: A Monsieur |
Monsieur leDocteurTrew | Physicien tres-excellent | à Nuremberg | Franco.

---

[604] Zu den genannten Personen waren keine näheren biographischen Angaben in Erfahrung zu bringen.
[605] „Herrn David Scholten Kantor in Glaucha" (Glaucha ist ein Ort nahe Halle). Zu dieser Person waren ebenfalls keine näheren biographischen Angaben in Erfahrung zu bringen.
[606] „Anweisung".
[607] „Empfehlung".

16   *14. Mai 1727*
Johann Heinrich Schulze, Altdorf, an Christoph Jacob Trew, Nürnberg

HochEdler und hochgelahrter
insonders hochzuehrender Herr Doctor
hochgeschätzter Herr bruder.

5   Euer hochEdel bin wegen williger Übernehmung der *committirten* Mühe bey denen
Herren Schöber und Weiß, und derselben glücklichen Endung, nochmehr aber wegen
Fournirung des ansehnlichen *Succurses* zu meinen Finantz-Sachen lebenslang höchst
verbunden, und wünsche nichts mehr als von Gott die Gnade zu haben, daß ich durch
Erweisung einiger Danckbarkeit mich etlicher maßen zu *revangiren* im Stand kommen
10 möge. Mir ist gantz lieb daß der *ordinair* bothe nichts zu überbringen bekommen hat, |2|
indem ich allemal lieber mit Überbringern dieses, dem Extra bothen, zu thun habe, und
demselben trauen darff: bitte also demselben das Geld anzuvertrauen, nur 26 Gulden für
Herrn Mag[ister] Martini bei sich zu behalten, welchem ich am Freytag oder Sonnabend
schreiben und an Meinen Herrn bruder anweisen will. Übrigens erwarte das Conzept
15 meiner auszuliefernden *Obligation*, die mit nächstem *in forma probante*[608] überschicken
will, und verharre, nebst Ergebung in göttliche protection, lebenslang
Eures hochEdlen
Meines Herrn *Doctoris* und hochgeschätzten Herrn | bruders
verbundenster Diener | Jo[hann] Heinr[ich] Schulze
20 Altdorff den 14. *Maij* 1727

H *UBE Briefsammlung Trew, Nr. 18, 2 S.; adressiert an: A Monsieur | Monsieur le Docteur Trew | Physicien tres-excellent | à Nuremberg| Franco [kein Siegel].*

---

[608] „in Probeform".

17 **6. Juni 1727**
Johann Heinrich Schulze, Altdorf, an Christoph Jacob Trew, Nürnberg

HochEdler und hochgelahrter,
insonders hochzuehrender Herr Doctor,
hochgeschätzter Herr bruder.

5 Wenn Mein Herr Bruder die zurückgelegten heil[igen] Pfingst-Ferien, wie ich hoffe, vergnügt passiret haben, soll michs herzlich erfreuen. Ich habe die Intention gehabt am Dienstag hinein zu kommen, und insonderheit die Sache mit dem Herrn Mag[ister] Martini in Richtigkeit zu setzen suchen wollen: weilen aber selbst einigen Zuspruch gehabt, und mir eingefallen, daß ich vielleicht wegen des anderen proiectes mit dem
10 Herrn Scholarchen wegen bewußter Sache bey diesen *Feriis* nichts möchte richten können: habe mein *propos* verändert, und die Reise bis künfftige Woche aufzuschieben für rathsamer erachtet. Indessen wolle sich Mein Herr bruder wegen des Herrn M[agister] Martini keine sorgsame Gedancken machen, weil ich denselben zu befriedigen alles mögliche anwenden werde. In Erwartung daß nächstens von allem
15 mündlich ein Mehrers werde sprechen können: verharre lebenslang
Eures hochEdlen
Meines Herrn bruders
verbundenster Diener
Jo[hann] Heinr[ich] Schulze Doctor
20 Altdorff den 6. *Junii* 1727

H *UBE Briefsammlung Trew, Nr. 19, 1 S.; adressiert an: Monsieur | Monsieur le Docteur Trew | Physicien tres-excellent | à Nuremberg | Franco [mit Siegel].*

18 **15. Juli 1727**
Johann Heinrich Schulze, Altdorf, an Christoph Jacob Trew, Nürnberg

Vir Excellentissime & Experientissime
Domine Fautor & amice plurimum
honorande.

5 *Volebam quam maxime Te convenire; sed exiguum tempus itineri meo necessario*
praestitutum non permisit apud TE invisere. Sed proxima hebdomade huc rediturus
sum. Rogo itaque ne quid de me sinistri suspiceris: omnia quae TIBI pollicitus sum,
certo ut fiant efficiam. opto ut saluum TE atque incolumen propediem exosculari liceat.
Vale et salve ab
10 *Excellentissimi & Experientissimi*
nominis TUI | obsequissimo cultore
Jo[hanne] Henr[ico] Schulze
Norimberg[ae], a. d. XV. Julii
MDCCXXVII

H *UBE Briefsammlung Trew, Nr. 20, 1 S.; adressiert an: A Monsieur |*
Monsieur Trew, | Physicien tres-excellent | à | Nuremberg [mit Siegel].

Übersetzung:
HochEdler und Hochgelahrter (Mann)
insonders hochzuehrender Herr,
Gönner und Freund

Ich wollte Euch sehr gern treffen; die knappe Zeit, die für meine dringende Reise vorgeschrieben war, hat mir nicht erlaubt, Euch einen Besuch abzustatten. Aber ich will in der nächsten Woche hierher zurückkehren. Ich bitte Euch deshalb, nichts Arges über mich zu mutmaßen. Ich werde darauf hinwirken, dass alles, was ich Euch versprochen habe, zuverlässig geschieht. Ich wünsche, dass ich Euch demnächst gesund und unversehrt umarmen kann.
Lebt wohl und seid gegrüßt von

dem sehr ergebenen Verehrer Eures hochEdlen und hochgelehrten Namens
Jo[hann] Heinr[ich] Schulze
Nürnberg, den 15. Juli 1727

19   **8. August 1727**
Johann Heinrich Schulze, Altdorf, an Christoph Jacob Trew, Nürnberg

HochEdler und hochgelahrter,
insonders hochzuehrender Herr Doctor,
hochgeschätzter Herr bruder.

5   Auf Eures hochEdlen geehrtestes welches am Montag Abends wohl eingelanget, habe
deßwegen nicht bis *dato* geantwortet, weilen ich die Antwort nebst der *Obligation* selbst
zu überbringen fest *resoluiret* bin. Solches habe als[o] morgen zu bewerckstelligen
gemeynet: es ist mir aber ein Strich durch die Rechnung gemacht worden da der Herr
Rector heute auf Morgen einen *Conventum Decanorum*[609] hat ansagen laßen, bey
10   welchem ich, aller vorgeschützten *Excusation* ungeachtet, erscheinen muß, weil von der
Medicinischen Facultaet sonst keiner vorhanden, und eine Sache, die in meinem
Rectorat meist verhandelt worden, und wovon ich also die meiste Nachricht geben muß,
abgethan werden soll. dennoch stehet mit Gott die *Resolution* feste am Dienstag geliebts
Gott mit dem weißen Gürgel[610] hinein zu kommen, da denn nicht zweifele daß die
15   bewußte Affaire zu meines hochzuehrenden Herrn bruders und der beyden mit
interessierten |2| werthesten herren und Gönner vollkommenem *Contentement* werde
können abgethan werden. bis dahin und alle Zeit verharre, unter Ergebung in göttliche
protection
Eures hochEdlen
20   Meines Herrn bruders und hochgeschätzten Gönners
Verbundenster | Diener
Jo[hann] Heinr[ich] Schulze
Altdorff den 8. August 1727

H UBE Briefsammlung Trew, Korr. Schulze, Nr. 21, 2 S.;[keine Adresse].

---

[609] „Sitzung der Dekane".
[610] Die Bedeutung ist unklar; es könnte die familiäre Bezeichnung für ein Reittier sein.

20 **7. August 1728**
Johann Heinrich Schulze, Altdorf, an C. J. Trew,< Nürnberg>;

HochEdler und hochgelahrter,
insonders hochzuehrender Herr bruder.

Ich habe des herrn bruders brief nebst beyden büchern am donnerstage wohl erhalten,
5 und vermeynete gewiß am Abend *finitis laboribus*[611] zu antworten. Allein da schon damals einigen ansatz zum bösen Hals hatte, wurde derselbe am donnerstag gegen Abend so arg daß ich *ob motus febriles accedentes*[612] mich legen, und gestern den gantzen Tag wie auch heute Sonnabends das bette hüten müßen, bis gegen Mittag, da erst wieder einen Gersten Schleim hinunter bringen kann. Mir war erst angst es möchte
10 in ein *apostem* gehen, weil es sich lincker Hand *circa maxillae inferioris articulationem*[613] und herunter *in musculis colli sinistri lateris*[614] mit einem *dolore acuto et pulsante*[615] heftig und am meisten zeigte, auch *per dentes maxillae inferioris* |2| und *aurem sinistram*[616] mit unleidlichen Schmertzen und Stechen recht *furieux* ansetzte. Das aller beschwerlichste war wenn ich schlucken oder *exscreiren* sollte, welches
15 letzteren doch nicht zu vermeiden war *ob affluxum materiae mucosae*[617]. In dieser tortur habe die donnerstags Nacht, den freytag, und einen guten Theil der vergangenen Nacht zu gebracht. Ich fing gleich am donnerstag Abends an den *Aethi-opem mineralem*[618] zu gebrauchen, am freytag fuhr damit fort, und brauchte *fungos Sambuci loco*

---

[611] „nach beendeten Mühen".
[612] „wegen beginnender Fieberschübe".
[613] „um das untere Oberkiefergelenk herum".
[614] „in den linken seitlichen Halsmuskeln".
[615] „mit einem akuten und pulsierenden Schmerz".
[616] „durch die Zähne des Unterkiefers und das linkes Ohr".
[617] „wegen des Zuflusses von Schleim".
[618] *Aethiops mineralis,* auch als *Mercurius cum sulphure, Hydrargyrum sulphuratum nigrum* oder Quecksilbermohr bezeichnet, ist ein Gemisch von Quecksilber und Schwefel; s. Mitscherlich (1829), S.353 f., und Schneider Bd. 3 (1975), S. 82; es wurde beispielsweise als Medikament bei Krampfzuständen oder Kopfschmerzen verwendet; s. Zedler, Bd. 1 (1732), Sp. 703 f. Schulze hat über dessen Gebrauch eine Observation in den *Acta* der *Leopoldina* veröffentlicht mit dem Titel „*De efficacia aethiopis mineralis in glandularum colli, maxillarum parotidumque tumore inveterato et fistula prope aurem sananda*" (Über die heilende Wirkung des *Aethiops mineralis* bei einer chronisch gewordenen Schwellung der Halsdrüsen und Drüsen des Oberkiefers und der Ohrspeicheldrüse). S. Schulze (1727).

gargarismatis[619]. Ich glaube daß ich schon bey ein Maaß[620] zäher Materie *exscreando*[621]
20   habe auswerffen müßen. Ietzo sind, Gott lob, die *motus febriles*[622], der Schwulst, der
dolor pulsatorius[623] weg, und fühle ich nur noch eine Mattigkeit und Schwachheit des
Kopfes, welche ich denen *vigiliis duarum noctium*[624] zuschreibe: der Auswurf ist mäßig
und *difficultas deglutiendi*[625] vermindert sich stündlich. Die erste Arbeit ist, welche mit
plaisir übernehme, dem Herrn bruder zu antworten. Zu förderst danke für beyde
25   bücher, |3| womit der Herr bruder meine bibliothek vermehren wollen. Anlangend die
beyliegende und hiermit zurück kommende *notam*. Könnte bey dem Zeichen #
ohnmaßgeblich eingerücket werden: und dem herrn *Protobibliothecario*[626] zeigen, daß
fürs erste nicht nur in Rom *servi medici* gewesen[627], sondern schon zu hippokrates
Zeiten, und vielleicht vorher, in Griechenland; daß zwischen *medicos* und *servos*
30   *medicos* ein mercklicher Unterschied gewesen; daß es eine Unwahrheit sey daß *ante*
Caesares[628] in Rom lauter *servi* oder *liberti medici*[629] gewesen, und endlich daß man
eben sowol *servos bibliothecarios, grammaticos, architectos pp.* als *medicos*[630]
aufweisen könne: daher aber nicht folgen könne, daß alle *bibliothecarii, grammatici,*
architecti pp. servilischer *Condition*[631] gewesen.
35   Anlangend die *Quaestion*: wie alt die *Asclepiadarum scholae*[632] seyn? ist darauf nicht
gar zu leicht mit Gewißheit zu antworten. Wenn gewiß ist, daß *scholae Asclepiadarum*

---

[619] „die *Fungi Sambuci* als Gurgelmittel". Der *Fungus Sambuci* war ein auf Holunder schmarotzender Pilz, der äußerlich wegen seines stark wasserhaltigen Gewebes beispielsweise bei Augenentzündungen angewendet wurde; aber auch bei Schwellungen der Mandeln wurde er als Medikament angewendet. S. Zedler, Bd. 3 (1733), Sp. 1143.

[620] Ein „Maß" entsprach ca. 1,5 Liter. Maßeinheiten waren im deutschsprachigen Raum sehr unterschiedlich. S. Verdenhalven (1968), S. 35.

[621] „durch Abhusten".

[622] „die Fieberschübe".

[623] „pochender Schmerz".

[624] „den zwei durchwachten Nächten".

[625] „Schwierigkeit zu schlucken".

[626] „dem herrn Ersten Bibliothekar"(oder auch: „Oberbibliothekar").

[627] „[…] Sklaven Ärzte gewesen".

[628] „vor den Kaisern".

[629] „freigelassene Ärzte" (ehemalige Sklaven).

[630] „[...] daß man eben Sklaven sowol als Bibliothekare, Lehrer, Architekten u.s.w. als auch als Ärzte aufweisen könne".

[631] „in der Stellung von Sklaven".

[632] Die Gründungszeit der Schule der Asklepiaden (oder Asklepier) wird heute auf das 5. Jahrhundert v. Chr. datiert. Die im Folgenden von Schulze zitierte Berechnung der Gründungszeit basiert auf mythischen Zeitangaben.

und *cultus Aesculapii*⁶³³ gleich alt seyn, so verweiset Clemens Alexandrinus⁶³⁴ *Stromatum I. pag. 322* daß *cultus Aesculapii* 53 Jahre |4| *ante expugnationem Troiae*⁶³⁵ angefangen habe, so hätte sich Herr Goebicke⁶³⁶ verrechnet: denn Troia wurde, nach
40   gemeiner Rechnung 2800 von Erschaffung der Welt eingenommen, davon abgezogen 53 bleiben 2747. Also daß man wol 250 Jahr weiter hinauf steigen könnte. Übrigens stelle dem herrn bruder völlig anheim ob sie den bewußten *Cunctatorem*⁶³⁷ der mit der *historia medicinae* schon so lange torckelte⁶³⁸, nennen wollen. Es hat mich selbst die *maladie* in dieser Woche um ein paar Bogen zurück geworffen, doch sind in dieser
45   Woche 3 bogen dazu gekommen, und soll *modo Deus faveat*⁶³⁹, mich weiter nichts abhalten. Womit nebst dienstlicher Emphe-lung verharre
Eures hochEdlen
Meines Herrn bruders
verbundenster Diener
50   Jo[hann] Heinr[ich] Schulze
Altdorff den 7. *August[i]* 1728

H UBE Briefsammlung Trew, Korr. Schulze, Nr. 22, 4 S.; [keine Adresse].

---

[633] „der Asklepios- (Aesculap-) kult".
[634] Clemens von Alexandria (um 150-215) war ein griechischer Theologe und Kirchenschriftsteller. Er war Lehrer der Katechetenschule und bemühte sich, Christentum und griechische Philosophie in Übereinstimmung zu bringen. S. Der Kleine Pauly (1979), Sp. 1222.
[635] „vor der Eroberung Troias".
[636] Zu dieser Person konnten keine näheren biographischen Angaben gefunden werden.
[637] „den bewussten Zauderer".
[638] Die Bedeutung ist wohl: „[...] schon so lange zögerte".
[639] „wenn nur Gott gewogen ist".

21   *11. November 1728*
Johann Heinrich Schulze, Altdorf, an Christoph Jacob Trew, Nürnberg

HochEdler und hochgelahrter
insonders hochzuehrender Herr bruder.

Ich habe dem Herrn bruder viel Obligation wegen der 100 Thaler mit Herr
5   Engellanden[640]. bitte nicht übel zu nehmen daß nicht den Empfang gleich berichtet
habe: ich bin *distractissimus* gewesen: deßwegen auch heute früh nicht habe schreiben
können. Ich habe hier einen *miserablen*[641] Patienten, der hat vor vielen Jahren (ich
glaube es sind 17) den fuß im harten Winter erfroren, und sind ihm dazumal einige
digiti pedis[642] abgenommen und an der ferse große Stücke fleisch ausgeschnitten |2|
10 worden, auch hat man dazumal schon das *os calcis, ob cariem*[643] schaben müßen.
Dieses Jahr um Pfingsten ist es wieder aufgebrochen, und hat er sich bis vor 3 Wochen
mit dem Schembergischen[644] Cammerdiener, *praetereaque mille medi-castris*[645]
geschleppet. Vor 3 Wochen bat mich hiesiger Herr Pfleger[646] zu ihm aufs dorf zu fahren
und den Schaden zu *inspiciren*. Ich indicierte *post explorationem*[647] es sey kein ander
15 Rath er müßte den Fuß abnehmen laßen, weil die *caries p[ro]fundius inter ossa tarsi
insinuiret*[648] ist, und *patiens* selbst mehrmals *frusta cariosa*[649], ich auch selbst *inter*

---

[640] Offensichtlich hatte Schulze bei dem Apotheker Michael Christoph Engelland Schulden, die Trew für ihn beglichen hatte, aber wohl nur zum Teil, wie aus UBE BT Schulze 27 (25) zu schließen ist. – Zu Engelland s. UBE BT Schulze 12 (10).
[641] In der Bedeutung „bedauernswert (elend)".
[642] „Zehen".
[643] „das Fersenbein, wegen der Fäulnis".
[644] Zu einem Ort oder einer Person dieses Namens konnten keine Angaben gefunden werden.
[645] „und außerdem zu tausend Kurpfuschern (Quacksalbern)".
[646] Das Amt des Landpflegers wurde in Nürnberg 1513 eingerichtet; die zur Reichsstadt gehörenden Landgebiete waren in neun „Pflegämter" (Verwaltungsbezirke) eingeteilt, an deren Spitze jeweils ein für fünf Jahre berufener Pfleger als Vertreter des Rates (Regierung) von Nürnberg stand, der für Justiz und Verwaltung, die Besteuerung und Erhebung von Zöllen, die Förderung von Landwirtschaft, Handel und Gewerbe und wohl auch die Organisation der medizinischen Versorgung auf dem Land zuständig war. S. Diefenbacher (1999), S. 823.
[647] „nach Untersuchung".
[648] „weil die Fäulnis tiefer zwischen die Fußwurzelknochen eingedrungen ist".
[649] „verfaulte Gewebestücke".

*explorandum*⁶⁵⁰ sind heraus gelanget: anietzo auch der Schmertz und Stanck unleidlich, und oben hinauf nach der *articulation* hinaufsteigen, *patiens* aber von guter *resolution* und noch mäßigen Kräfften ist. Damals hat Er sich |3| wieder [von] einem verdorbenen
20 boure, der ietzt in lauff⁶⁵¹ wohnhaft, einnehmen laßen, und von Ihm heilung, aber vergebens erwartet. Ietzo ist er entschlossen *amputationem* zu erleiden. Ich finde aber bey unseren *chirurgis*, sonderl. Herrn Fleischmannen⁶⁵², keine *instrumenta*, habe auch sonst bedencken mit Ihnen die Sache anzufangen. Habe also Meinen Herrn bruder *consuliren* wollen *quid sit consilii*.⁶⁵³ Ich zweifele nicht Herr Geiseler⁶⁵⁴ sei ein guter
25 operateur; es ist aber ein *patient* deßen beutel möglichst *consuliret* werden muß. Bitte, wenn möglich noch heute mit Ihm, oder einem anderen ehrlichen Manne aus der Sache zu reden, was es kosten würde den Mann nach Nürnberg hinein in die Kost zu thun, und für die *operation* und Ausheilung selbst. hiesiger Herr Pfleger wird für die Zahlung, wie er sich erbothen, garantiren: es ist aber nur ein armer bauers |4| mann, und hat viele
30 Kinder, nichts übrig. Je wohlfeiler ie besser. Ich weiß nicht, ob es bey ihnen tunlich sei ihn ins hospital zu bringen welches freylich das leidlichste wäre. Bitte dem armen Mann, dem ohne mein Interesse diene, das beste zu rathen, und wo möglich mit *retour* des bothen zu antworten, weil ihm die Schmertzen unerträglich werden. Übrigens verharre lebenslang
35 Eures hochEdlen
    Meines Herrn Bruders
    ergebenster Diener
    Jo[hann] Heinr[ich] Schulze
    Altdorff den 11. *Nov[embris]* 1728

---

⁶⁵⁰ „während der Untersuchung".
⁶⁵¹ Lauf bei Nürnberg.
⁶⁵² Georg Friedrich Fleischmann war „Chirurgus und Stadt-Kämmerer" in Nürnberg Sein Sohn Johann Friedrich Fleischmann (1715-1742) erlernte bei seinem Vater Chirurgie und Barbierkunst, studierte in Altdorf und erlangte nach seiner *Peregrinatio Academica* an verschiedene ausländische Universitäten wie Bern, Straßburg und Amsterdam 1741 die Doktorwürde und ließ sich in Nürnberg nieder. S. Will, Bd. 1 (1755), S. 448.
⁶⁵³ „was es für einen Rat gebe".
⁶⁵⁴ Daniel Christoph Geiseler (1687-1737) erlernte bei seinem Vetter Daniel Köber seit 1701 die Barbierkunst und Chirurgie, immatrikulierte sich in Altdorf und besuchte auf seiner *Peregrinatio* mehrere Universitäten in Italien und England. Ab 1715 lebte er wieder in Nürnberg, wo er als Stadt- und Spital-Operateur sowie als Stein- und Bruch-Arzt tätig war. Durch sein Vorbild, den Engländer Woolhausen, lag er auf fachlicher Ebene im Streit mit Heister, weil er ebenso wie Woolhausen die Existenz des Star-Häutleins vertrat. Da er Woolhausens Ansicht dazu öffentlich vertrat, brachte er 1718 dazu ein Experiment im *Journal des Scavants* heraus. S. DBA (1982) M 376, S. 240 (Will, Bd. 2, 1756).

40

H UBE Briefsammlung Trew, Korr. Schulze Nr. 23, 4 S.; [keine Adresse].

22   14. November 1728
Johann Heinrich Schulze, Altdorf, an Christoph Jacob Trew, Nürnberg

HochEdler und hochgelahrter,
insonders hochzuehrender Herr bruder.

Obgleich aus dem gestrigen Schreiben die Versicherung erhalten daß Morgen
5   volständige Nachricht bekommen solle: so veranlaßet mich doch die wiederholete
Instantz von des Patienten freunden nochmals um beschleunigung der Sache zu bitten,
weil die Schmertzen immer mehr zunehmen, und sehr *urgiren*. Ich habe den Patienten
nur 2 mal gesehen, in dem er in einem Dorffe, Winn genannt, unweit leineburg[655]
wohnet: kann aber *ex visis et exploratis*[656] so viel sagen, daß ich gar wol glaube er
10   werde die operation überstehen können, und darauf seinem hause ein zeitlang nutzen |2|
können, indem die *caries* nur *intra ossa tarsi*[657] bestehet: dieselbe aber daselbst *meo
iudicio immedicabilis*[658] ist. Der Herr Pfleger hat mir heute gesaget, daß *patiens* sein
bauern gut bis ietzo ohne Schulden behauptet, und also die Cur abzuwarten, und *ex
aequo & bono*[659] zu zahlen im Stande seye. Wenn also wegen des Quartiers und Kost
15   Richtigkeit wäre, wollte Er ie eher ie lieber sich hinein bringen laßen. bitte die Gütigkeit
zu haben und mir heute eine gewiße Nachricht zu überschreiben.
Verharre
Meines Herrn bruders
ergebenster | Diener
20   J[ohann] H[einrich] Schulze
Altdorff den 14. *Novembr[is]* 1728

---

[655] Leineburg, heute Leinburg, liegt nordwestlich von Altdorf; der Weiler Winn liegt etwa 4 km nördlich von Altdorf.
[656] „aufgrund der Inspektion und Untersuchung".
[657] „innerhalb der Fußwurzelknochen".
[658] „nach meinem Urteil unheilbar".
[659] „nach Recht und Billigkeit".

P.S.: Bitte die Adresse an den Herrn *Chirurgum* Müller, oder die gaßen in welcher er wohnhaft, noch einmal zu melden, weil die Tinte in dem Worte zusammen geflossen daß ich es nicht lesen kann.

25

H UBE Briefsammlung Trew, Korr. Schulze Nr. 24, 2 S. mit P.S. im Anhang; adressiert an: A Monsieur | Monsieur le Docteur Trew | Physicien trew-excellent | à Nuremberg | Fr. Außerdem eine Randnotiz auf dem Briefumschlag: Vesalius | Fallopius | Columbus | Fabricius | Casserus | Frigelius[660]*; [mit Siegel].*

---

[660] Fallopius (Gabriele Falloppio), Fabricius (Girolamo Fabricio), und Vesalius (Andreas Vesal) waren Anatomen im 16. und 17. Jahrhundert. Über die anderen drei Namen können nur Ver-mutungen angestellt werden.

23   *22. November 1728*
Johann Heinrich Schulze, Altdorf, an Christoph Jacob Trew, Nürnberg

HochEdler und hochgelahrter,
Insonders hochzuehrender Herr bruder.

Mir ist leid daß ich Meinen Herrn bruder in der Affaire des armen bauern viel Mühe
5   verursachet habe. Ich bin für all mein Wohlmeynen dabey mit Undanck bezahlet
worden. Denn da ich *en regard*[661] der vielen Kinder, und weil er mir erzehlet er wäre
ein gebohrener Unterthan des Hospitals[662], gemeynet Ihm eine *doceur* zu machen, wenn
ihn nach Nürnberg hinein *recommendirte*: Mein Herr bruder aber, der die Umstände
beßer wußte, vom Hospital zu *abstrahiren* erinnerte, indeßen aber die Christliche
10 *intention* des Herrn Chirurgi Müllers[663] eröffnete: trug ich alle meine Sachen,
approbante Domino Praefecto[664], dahin an |2|, daß *Patiens* hinein sollte. Allein ich weiß
ich (sic!) nicht *quis* den leuten in den Kopf gesetzet haben mag es würde dem armen
Mann sein gantz Gütlein drauf gehen wenn er nach Nürnberg müßte: daher seine
freunde am Montag Abend aus gantz unerwünschtem Tone mit mir redeten, gegen
15 Nürnberg protestirten, und mich gleichsam *forciren* wollten ich sollte es in Altdorff
anstellen. Mich verdroß diese *vexa* und sagte mich von der Sache los. Also habe
erfahren daß Herr fleischmann nebst Herr Dr. baiern[665] am Mittwochen die *amputation*
vorgenommen haben. Diesen Verlauff habe berichten sollen mit bitte mich *excusiret* zu
halten, als an welchem es gar nicht gelegen hat daß der Patient, deßen wegen so viel

---

[661] „mit Rücksicht auf".
[662] Mit dem Begriff „Spital" kann nur das Heilig-Geist-Spital (gegründet 1339) in Nürnberg gemeint sein. Es verfügte über großen Grundbesitz im Umland; im 18. Jh. gehörten hierzu etwa 700 Bauernhöfe in 150 Ortschaften. Der Bauer war offensichtlich Abhängiger des Heilig-Geist-Spitals.
[663] Wolfgang Jakob Müller, auch Müllner (1701-1779), war Leibchirurg des Markgrafen von Bayreuth-Kulmbach, Lehrer der Geburtshilfe in Nürnberg und Schüler Trews. Im Stadtarchiv Nürnberg findet sich seine Bewerbung um die Stelle des Stadtoperateurs (Chirurgen); dazu erfolgte eine Auflistung von Universitäten und Orten, in deren Spitälern er sich umgesehen und gelernt hatte, von Lehrern wie Le Dran, Morand, Lefert, von Aufenthalten in französischen Provinzen sowie von seinem Studium an der Universität Altdorf; auch seine Militärarztstellen sind genannt. S. Sta AN B12, Nr. 243.
[664] „mit Zustimmung des Herrn Landpflegers".
[665] Hier ist vermutlich Johann Jakob Baier (1677-1735) gemeint, der in Altdorf Professor für Anatomie und Chirurgie war.

20 Mühe gemacht |3| habe, nicht hinein gekommen ist. *Coram de hoc negotio plura*[666].
Noch habe an Meinen Herrn bruder eine bitte, mir *ex biblio-theca vel propria vel Excell[entium] H[onora]nd[orum] Collegarum <u>Caelium Aurelianum</u>*[667] *<u>ex editione Ammanni</u>*[668], die in holland herausgekommen, auf einige Tage zu *procuriren*, weil ich dieselbe zu einem *Dessein* gebrauche. Sie soll ohn-versehret mit allem danck *restituiret*
25 werden. Übrigens verharre mit aller Erg[eben]heit
Eures hochEdlen
Meines Herrn bruders
verbundenster Diener
Jo[ann] H[einrich] Schulze
30 Altdorff den 22. *Novembr[is]* 1728

H UBE Briefsammlung Trew, Korr. Schulze Nr. 25, 3 S.; adressiert an: A Monsieur\ Monsieur Trew | Docteur en Medicine & Physicien | tres excellent | Fr | à Nuremberg [mit Siegel].

---

[666] „Persönlich mehr über diese Angelegenheit."

[667] „aus der Bibliothek, entweder der eigenen oder der hervorragenden, zu verehrenden Kollegen den Caelius Aurelianus aus der Edition des Ammann [...] zu besorgen." Caelius Aurelianus war Arzt aus Sicca Veneria in Numidien, übersetzte und bearbeitete etwa im 5. Jh. als Anhänger der sog. Methodikerschule die griechischen medizinischen Schriften des Soranos (1. Jh. n. Chr.); er schrieb drei Bücher „*Celerum sive acutarum passionum*" und fünf Bücher „*Tardarum sive chronicarum passionum*" sowie die „*Responsiones medicinales*" (ein Kompendium in Frage- und Antwortform). S. Zedler, Bd. 2 (1732), Sp. 2210.

[668] Johann Konrad Amann (1669-1730) studierte in Basel Medizin und promovierte 1687. Sein Hauptverdienst war die wissenschaftliche Grundlegung des Taubstummenunterrichts. Ihm ist eine gute Ausgabe des Caelius Aurelianus mit seinen und Almeloveens Anmerkungen zu verdanken; diese erschien 1709. S. ADB Bd. 1 (1875), S. 401.

24   *21. Februar 1729*
Johann Heinrich Schulze, Altdorf, an Christoph Jacob Trew, Nürnberg

HochEdel und hochgelahrter,

hochgeehrtester Herr bruder.

Den mitgegebenen Zettul, worauf die *Disputationes* verzeichnet waren, habe der

5   brücknerin[669] gleich nach meiner Ankunft zustellen laßen, und hoffe ich es werden die verlangte[n] Stücke schon überschicket seyn. Wegen des *loci* aus dem *Riolano pag. 10*[670] habe ich nachgesehen und weiß nicht was ich weiter davon *indiciren* solle als was schon mündlich gesagt habe; daß ich nehmlich das *allegirte scriptum*[671] für eine *Legenda sanctorum*[672] halte, auf deren *Credit* man nicht darf ankomen laßen, bey

10   welchen sich auch keine *Critique* anbringet läßet, wenn nicht in der Intention die gantze Sache zu vernichten. Mein Rath wäre der Herr bruder setzte die Passage lediglich auf den *Credit Riolani*[673] hin, und bemercke dabey daß |2| Er glaube die dem *Constantino M[agno]*[674] gegebenen *epitheta* schickten sich auf den ersten Christl[ichen] Kaiser so wenig als die gantze Tat: vielleicht wäre in dem Nahmen ein Fehler, oder an der Sache

15   mit einander gar nichts. daß Galenus[675] *in templo pacis*[676] Anatomien gehalten, kann in

---

[669]   Die Biographie einer Frau Brückner konnte nicht in Erfahrung gebracht werden.

[670]   „Wegen der Stelle aus dem Riolan S. 10 [...]". – Johannes Riolanus, auch Jean Riolan (1577-1657) lebte in Paris und war dort seit 1613 Professor für Anatomie und Botanik. Er war Leibarzt Heinrichs IV. und Ludwigs XIII. Er verfasste auf dem Gebiet der Anatomie exakte Beschreibungen verschiedener Strukturen wie z.B. der Menisken oder des Mesenteriums, war aber gleichzeitig ein ernst zu nehmender Gegner Harveys, da er eine eigene These des Blutkreislaufs vertrat. Riolans Hauptschriften sind „*Anthropographica*"(1626) oder „*Anatomia humani foetus historia*" (1618). S. Kestner (1971), S. 712.

[671]   „das angeführte Schriftstück".

[672]   „eine Heiligenlegende".

[673]   „Annahme Riolans".

[674]   Hier ist die Rede von Constantin dem Großen (280-337), dem bedeutenden römischen Kaiser, der seit 312 das Chistentum förderte. S. Brockhaus (1966), Bd. 10, S. 444.

[675]   Galen (129-ca. 200) wurde in Pergamon (Kleinasien) geboren; sein Vater, Mathematiker und Architekt, ließ ihm eine breite Allgemeinbildung zukommen. Galen studierte zunächst Mathematik und Philosophie, um dann mit 16 Jahren zur Medizin zu wechseln; ab seinem 25. Lebensjahr praktizierte er als Gladiatorenarzt in Pergamon und Rom. Als Wissenschaftler hinterließ er ein umfangreiches Oeuvre: Er brachte die hippokratische Säftelehre in ihre kanonische Form und stellte Pathologie, Physiologie, Pharmakologie und Diätetik in abschließenden und bis in die Neuzeit gültigen Werken dar. Besonderes Interesse schenkte Galen der Anatomie; dazu führte er Experimente bei Tieren durch und

meinen *Excerptis*, die ich durchgelauffen habe, nicht finden: weiß also nicht was ich draus machen soll: doch ist mir gäntzlich als hätte ichs *in Galeno* selbst gelesen: Sollte mir der Ort noch vorkommen, will davon un-gesäumet Nachricht geben. Sonst würden mich Mein Herr bruder höchst verbinden, wenn Sie mir von *Dero observationibus circa*
20   *umbilicalia vasa*[677], sonderlich wie Sie dieselbe bey einem Kinde gefunden ; ingleichen von dem *Casu* der frau grafin, da das Kind *rupto funiculo umbilicali*[678] eine Zeit lang ohne Verbindung der Nabelschnur gelegen, einige umständliche Nachricht ertheilen wollten. Ich bin eben, da nach Hause kam, durch einen brief von einem auswertigen Gönner ersucht worden Ihm einig *Ecclaircissement* über das 4. und 5. *Corollarium* der
25   Disputation *de ossibus conferventibus*[679], und über das was von eben der Sache *Anno* 1727 in einem *programmate* |3| gesetzet habe, zu geben: dafür er sich zu danckbarer *Communi-cation* seiner dahin einschlagenden Experimente und *observationum* verbindlich machet. Ich werde nicht unterlaßen des Herrn bruders beyhülffe danckbarlich zu rühmen: Ihnen auch vor Absendung das *Conzept* zu zuschicken. Anbey
30   wollte bitten mir damit, iedoch ohne Dero beschwerung, so bald möglich zu dienen, weil binnen 10 Tagen ein guter Freund dahin abgehet, dem meine Antwort mitgeben konnte. Übrigens dancke d[em] hochgeehrtesten Herrn bruder für alle Zeit meines d*[Papierschaden]* erwiesene Höflichkeit, und verharre lebenslang
Eures hochEdlen
35   Meines Herrn bruders
verbundenster diener
J[ohann] H[einrich] Schulze
Altdorff den 21. *Febr[uari]* 1729

---

versuchte über die Erkenntnis der Körperteile die physiologischen Prozesse im menschlichen Körper zu verstehen. Seine beiden anatomischen Hauptwerke Περὶ χρείας μωρίων (Von der Funktion der Körperteile) und Ἀνατομικαὶ ἐπιχειρήσεις (Anatomische Versuche) bestimmten während des gesamten Mittelalters bis zur Zeit Vesals zu Anfang des 16. Jahrhunderts die medizinische Lehre: Wahrscheinlich wurden die lateinischen Ausgaben mit den Titeln „*De usu partium corporis humani*" und „*De anatomicis administrationibus*" von Schulze verwendet. S. Weisser (1991), S.11-29.

[676] „im Tempel des Friedens". Das *templum pacis* in Rom war eine in den Jahren 71 bis 74 von Vespasian errichtete Tempelanlage; ursprünglich getrennt vom Augustus-Forum, später durch das Nerva-Forum mit jenem verbunden, wurde sie auch als Vespasian-Forum bezeichnet.

[677] „von Ihren Beobachtungen über die Nabelschnur-Gefäße".

[678] „mit abgerissener Nabelschnur".

[679] Schulze: *"Exercitatio philologico-medica de ossibus conferventibus."* Resp. Georg Leonh. Huth. Altdorf [Kohles] 1727; zit. nach Sauer-Haeberlein (1969), S. 127 .

H UBE Briefsammlung Trew, Korr. Schulze, Nr. 26, 3 S.;

40 *Z. 34: meines],* meines *bis* erwiesene: *unleserliches Wort durch Papierschaden; adressiert an: Monsieur | Monsieur Trew, Docteur | en Medecine & Physicien tres-excellent | à Nuremberg | Fr. [mit Siegel]. Auf dem Briefumschlag einige Notizen in anderer Handschrift, soweit ersichtlich Zitatstellen in anatomischen Werken.*

24*   **7. März 1727**
C. J. Trew, Nürnberg, an Johann Heinrich Schulze, Altdorf
H UBE Briefsammlung Trew, Korr. Trew, Nr. 697, 3 S. (als Entwurf).

25   **20. März 1729**
Johann Heinrich Schulze, Altdorf, an Christoph Jacob Trew, Nürnberg

HochEdelgebohrner
hochzuehrender Herr bruder

Meines Herrn bruders geehrtestes Schreiben vom 8t *huius* habe an eben demselben Tage
5   wohl erhalten: daß aber die Antwort erst so spät erfolget, bitte mir zu *pardoniren*, weil die Kranckheit meines seel[igen] Kindes und das nach dem Willen Gottes erfolgte Absterben deßelben mich außer Stand gesetzet hat etwas zu besorgen oder zu verrichten. Ich habe zwar wegen der bücher gleich Nachfrage gehalten, es ist aber keines derselben in unserer Bibliothek vorhanden. Die brücknerin ist mit ihrem Mann
10 schon etliche Tage lang abwesend und haben sie eine *tour* über Altdorf nach Schwa |2| ben vorgenommen, und weiß man nicht genau wenn sie wiederkommen werden. Für die gütige Communication Ihrer *Observationum novissimarum de umbilico*[680], danke ich verbundenst. Was *Julium Jasolinum*[681] anbelanget, finde ich zwar keine praecise Nachrichten von Ihm, aber das ist gewiß daß vormals in Apulien eine Stadt gelegen
15 habe, die den Nahmen *Locri* geführet hat, wie beym *Cellario*[682] in der kleinen alten

---

[680] „[...] neuesten Beobachtungen über die Nabelschnur".
[681] Julius Jasolinus (1537-1622) war Arzt; er schrieb über Naturheilmittel (Kräuter) auf der Insel *Pithekusa* (der alte griechische Name für Ischia); außerdem sind einige Kupfer-Karten von ihm vorhanden: *Ischia Isola - olim Aenaria*; bei Johann und Cornelis Blaeu. S. http://www.buch-web.de/anti, abgerufen am 01.05.2003.
[682] Christophorus Cellarius lebte im 17. Jahrhundert. Er studierte alte und orientalische Sprachen in Jena und wurde 1694 Professor für Rhetorik und Geschichtswissenschaften an

Geographie zu pag. 94, zu lesen. diese hat ohngefehr in der Gegend, wo ietzo *Golfo di S. Eufemia*[683] stehet, gestanden. Und eben daherum lag auch *Vibo, qua et Valentia et Hipponium dicitur, et Vibona Valentia*[684]. Kann also seyn daß |3| die *Editores opusculi*[685] unter den drey befindlichen Nahmen nur einen Ort verstehen, aus liebe und
20 *affectivem* Studio der Antiquität aber unverständlich bey Ausländern worden sind: wovon mir viel mehr Exempel vorkommen sind: insonderheit der *M. Aurel. Severinus*[686] deßen wahres Vaterland bis dato noch nicht erfahren kann, weil es mit alten Nahmen, und *diverso modo*[687], bezeichnet wird. Übrigens habe an Meinen Herrn bruder eine bitte, nehmlich mir die freundschafft zu erweisen und mit Herrn Engelländen zu reden,
25 daß Er mich gütigst wolle entschuldigen, daß dieses Quartal nicht habe einhalten können, indem der unverhoffte Todesfall mir so viel Ausgaben verursacht hat, daß mir bis *dato* unmöglich habe rathen noch helffen können, bis etwa eine nächst anscheinende |4| Glückes-Sonne, wovon ietzo, da noch nicht alles ausgemacht ist, nichts melden darff, höher aufsteiget, und meinen kümmerlichen Umständen, nach Gottes Willen, ein ander
30 Ansehen giebet. Ich werde zwar selbst mit nächstem in Nürnberg seyn, und vielleicht noch zu Ende dieser Wochen, da ich nichts unterlaßen werde diesem liebreichen Gönner selbst aufzuwarten, und mit mir Gedult zu haben, aufs beste zu bitten. Indessen verharre mit aller Ergebenheit
Eures hochEdelgebohrnen
35 Meines Herrn bruders
verbundenster diener
J[ohann] H[einrich] Schulze
Altdorff den 20. *Martii* 1729

H UBE Briefsammlung Trew, Korr. Schulze, Nr. 27, 4 S.; [keine Adresse].

---

der neu gegründeten Universität in Halle. Zudem verwaltete er die Bibliothek Franckes in Halle; s. Kestner (1740), S. 190.
[683] Der Golfo di Sant' Eufemia liegt in Kalabrien.
[684] „[...] Vibo, das auch *Valentia, Hipponium* sowie *Vibona Valentia* genannt wird". *Vibo Valentia* ist eine Stadt in Kalabrien, deren griech. Name Ἱππόνιον war; s. Zedler, Bd. 21 (1739), Sp. 220.
[685] „die Herausgeber des kleinen Werkes".
[686] Marcus Aurelius Severinus (1580-1656) war ein berühmter Medicus und Chirurgus in Kalabrien; er verfasste etliche chirurgische und anatomische Werke; s. Kestner (1740). Eine Schrift von ihm ist in Nürnberg erschienen unter dem Titel: „*Zootomia Democritaea*". Nürnberg [Endter] 1645.
[687] „auf unterschiedliche Weise".

26   *25. Mai 1730*
Johann Heinrich Schulze, Altdorf, an Christoph Jacob Trew, Nürnberg

HochEdelgebohrner und hochgelahrter,
insonders hochzuehrender Herr Doctor,
werthester Herr bruder.

5   Mit gegenwärtigem habe mich Meines Herrn bruders Wohlstand erkundigen, und zugleich Überbringern dieses einen *curieusen* und gelehrten Preußen, Herr Dr. Schreibern[688], der aus Leipzig, wo er *Doctorem legentem*[689] anietzo *agiret*, eine Excursion während der Meße gemacht hat, zu addressiren. Er wird sich als ein Kenner Anatomischer und botanischer Sachen durch seinen Umgang selbst legitimiren, und
10 Mein Herr bruder werden zugleich mich *obligiren* wenn Sie demselben Ihr *theatrum* und *praeparata anatomica* auch *collectionem botanicam*[690] zeigen, auch sonst gütige Anleitung geben wollen wie er die kurtze Zeit in Nürnberg vergnügt und nützlich an |2| wenden könne. Er gedencket schon am Sonnabend mit der Post wieder abzugehen. Übrigens bedaure daß meine Zeit letztens in Nürnberg zu kurtz gewesen, daß Meinen
15 Herrn bruder weiter nicht als mit einem Wincke *salutiren* können: will aber diesen Fehler ein andermahl ersetzen. Anietzo nicht mehr, als daß ich nach dem alten *Credo*[691]
verharre
Eures HochEdelgebohrnen
Meines Herrn bruders
20 verbundenster Diener
J[ohann] H[einrich] Schulze
Altdorff den 25. *Maij* 1730

---

[688] Johann Friedrich Schreiber (1705-1760), geb. in Königsberg, war seit 1728 Doktor der Medizin in Leiden unter Boerhaave und praktischer Arzt in Zaandam; seit 1729 lehrte er als Dozent der Mathematik und Philosophie in Leipzig; von 1731-1739 war er Feldarzt und Generalstabsarzt der russischen Armee. Als Professor der Anatomie und Chirurgie lehrte er von 1742 bis 1760 an der Hospitalschule in St. Petersburg; seit 1757 hatte er dort die Stellung eines kaiserlichen Hofrates. S. DBA (1982) M 1138, S. 233-238 (Börner, Bd. 3, 1764).

[689] „wo er jetzt Vorlesungen hält".

[690] „[...] Ihr [anatomisches] Theater, die anatomischen Präparate [und] auch die botanische Sammlung zeigen."

[691] „Glaubensbekenntnis".

H UBE Briefsammlung Trew, Korr. Schulze, Nr. 28, 1 S.; adressiert an: Monsieur | Monsieur Trew | Docteur en Medecine et | Physicien tres- excellent de | & | à | Nuremberg [kein Siegel].

27   16. Juni 1730
Johann Heinrich Schulze, Altdorf, an Christoph Jacob Trew, Nürnberg

HochEdelgebohrner, hochgelahrter und hocherfahrener,
insonders hochzuehrender Herr Bruder und
hochgeschätzter Gönner.

5   Gleichwie mehrmals zu Meinem Herrn bruder meine Zuflucht genommen, also nehme mir auch diesesmal die freyheit mit meiner angelegentlichen bitte Euer hochEdelgebohrn anzugehen. Es wird bey uns das bevorstehende *Jubileum Aug. Confessionis* wie bewußt seyn wird, *sollemniter celebriret* werden und werden fast 7 Tage mit *sollemnibus* zugebracht[692], dabey ich mit einem seidenen Mantel wenigstens
10   dreymal erscheinen muß. Nun bin mit |2| keinem noch zur Zeit versehen, und die in Altdorff welche haben, brauchen diese *meuble* um eben die Zeit so nöthig, daß mich nothwendig anderswohin wenden, und einen guten Freund, der mir diesmal damit aushelffe, suchen muß. Habe also zuförderst Meinen Herrn bruder bittlich angehen wollen, ob Ihnen nicht beliebte für mich die Güte zu haben, und etwa bey einem guten
15   Freunde einen solchen Mantel auf einige Zeit auszuwircken. Ich möchte ihn aber gerne am Johannis Tage[693], als an welchem die Herren *Candidaten*[694] zur Kirche geführet werden, haben: und drauf hätte er bey mir Ruhe bis den 28. und 29. da ich deßelben wieder benöthiget wäre, vielleicht |3| auch noch am 30ten, weil die *vota* meiner guten Freunde noch nicht *decerniret* haben ob ich meine an dem Tage zu haltende griechische
20   Jubel *Oration* im Decanats *habit* oder im seidenen Mantel, schicklicher halten könne. Soferne Mein Herr bruder Rath zu dieser Sache ausgefunden hätten, könnte der Mantel

---

[692] „[...] das [...] Jubiläum der *Confessio Augustana* [...] wird festlich gefeiert werden und werden fast 7 Tage mit Festlichkeiten zugebracht [...]." Das Augsburger Bekenntnis wurde am 25. Juni 1530 auf dem Reichstag zu Augsburg von den evangelischen Reichsfürsten vor Kaiser Karl V. vorgetragen. Der Jahrestag (hier der 200.) wurde in den evangelischen Herrschaftsgebieten feierlich begangen. S. Brockhaus Bd. 2 (1967), S. 82.
[693] Der Johannistag ist der 24. Juni.
[694] Mit „Candidaten" meinte Schulze Studenten, die ihre Dissertation verteidigen mussten.

entweder in des Herrn Herels[695] oder Hoffmanns[696] Kästlein sicher überkommen, woferne nicht etwa selbst eine andere und noch bequemere Gelegenheit *[Siegel]* *[...]*
lich anzeigte; weil es leicht seyn könnte daß noch vor den Ferien eine Excursion nach

25 Nürnberg thun müßte. Womit nebst Ergebung in göttliche Gnaden *Protection* allstets
verharre
Eures hochEdelgebohrnen
Meines Herrn *Doctoris* und hochgeschätzten Gönners
verbundenster diener

30 J[ohann] H[einrich] Schulze Doctor
Altdorff den 16. *Junii* 1730

H UBE Briefsammlung Trew, Korr. Schulze, Nr. 29, 3 S.;
Z. 24: Gelegenheit], zwischen Gelegenheit *und* -lich*: Siegel über dem Text; adressiert an: A Monsieur | Monsieur le Docteur | Trew, | Physicien tres-excellent | de l'Illustre Republique | Nuremberg | à | Nuremberg | Fr. [mit Siegel].*

---

[695] Sehr wahrscheinlich ist hier Johann Friedrich Herel d. Ä. (1686-1752) gemeint, der 1706 in Alt-dorf promoviert hatte und seit 1707 Mitglied des *Collegium medicum* in Nürnberg war. Sein Sohn gleichen Namens (1711-1772) promovierte 1733 und ließ sich 1736 ebenfalls in Nürnberg nieder. S. Will, Bd. 2 (1756), S. 94, und Schnalke (1997), S. 169-172.

[696] Unter Berücksichtigung des Datums, zu dem der Brief verfasst wurde, und des Ortes, handelt es sich sehr wahrscheinlich um Carl Moritz Hoffmann (1714-1738), der in Altdorf als Advokat und Jurist lebte. Er war der Sohn des Professors der Medizin Johann Moritz Hoffmann in Altdorf, der jedoch schon 1727 verstorben war. S. Schmidt-Herrling (1740), S. 287.

28 **16. Oktober 1730**
Johann Heinrich Schulze, Altdorf, an Christoph Jacob Trew, Nürnberg

Excellentis[simo] D[omino] D[octori] TREW

S[alutem] P[lurimam] D[icit]

J[ohannes] H[enricus] Schulze

5   *Rogo mecum communices titulum & praenomen Dom[ini] D[octoris] Albini.*[697] *Nuper incidi in dissertationem Dom[ini] D[octoris] Nicolai*[698] de direct[ione] vasorum, *cuius pag.81 not* agit de iniectionis Ruyschianae*[699] *materia & cryptographice indicat illam Mflylbrfrood*[700]. *Hoc vero est* Ichthyocolla[701]. *Numquid tibi aliquid de eo innotuit? Non videtur impossibile aut absurdum. Scribere volui ut si TIBI maius quam mihi iam est,*

10 *fuerit otium, experimentum cupias. Si mihi licuerit idem tentabo. Quo autem tingemus? Cinnabaris aut minium*[702] *haud satis profunde penetrabunt. An forte tinctura ligni*

---

[697] Bernhard Siegfried Albinus (1697-1770), geb. in Frankfurt, wirkte an der Universität zu Leiden als Professor für Anatomie und Chirurgie. Ab 1745 war er auch Professor für Praktische Medizin. Er war Mitglied der *Royal Society*; abgerufen unter www.wikipedia.de am 25.1.2008.

[698] Heinrich Albert Nicolai (1701-1733) promovierte 1725 in Sraßburg, erhielt 1731 den Lehrstuhl für Anatomie und Chirurgie und starb 1733. Folgende Dissertationen sind von ihm veröffentlicht worden: „*De directione vasorum ad modificandum sanguinis circulum*" und „*Decas observatio-num propriarum*" (Straßburg 1725). S. Kestner (1740), S. 587.

[699] Frederik Ruysch (1738-1731) war einer der bekanntesten Anatomen seiner Zeit. Er studierte und promovierte in Leiden unter Johann von Horne und praktizierte in Den Haag als Arzt. 1666 trat er eine Professur für Anatomie in Amsterdam an, ab 1685 kam die Professur für Botanik hinzu. Er war von 1666 bis zu seinem Tode Prorektor für Anatomie der Chirurgen-Gilde in Amsterdam, 1672 wurde er städtischer Geburtshelfer, 1679 Gerichtsmediziner. Während seiner Tätigkeit als Anatom entdeckte er mehrere bisher unbekannte anatomische Strukturen und wurde besonders durch seine neuartigen Injektionstechniken berühmt. S. Kestner (1971), S. 732.

[700] Es handelt sich hier um ein sehr häufiges Verfahren der Geheimschrift: Man verschlüsselt Worte, indem man für jeden Buchstaben einen anderen im gleichen Abstand setzt. In diesem Falle werden jedes Mal zwei Buchstaben übersprungen (also: i [k,l→m]; c [d,e→f] usw.).

[701] *Ichthyocolla* (zusammengesetzt aus dem griechischen Wort ἰχθύς – Fisch und dem lateinischen Wort *colla* – Leim) ist eine damals gebräuchliche Bezeichnung für Fischleim. S. Zedler, Bd. 9 (1735); Sp. 1029 ff.

[702] „*Cinnabaris*" oder „*Minium*". Beide Bezeichnungen wurden bis ins 17. Jh. für das mineralische Quecksilbersulfid *Hydrargyrum sulphuratum rubrum* verwendet. Zinnober ist ursprünglich ein Mineral (Bergzinnober), ab dem 17. Jh. wurde es auch künstlich hergestellt durch Vereinigung von Quecksilber und Schwefel und anschließender Sublimation. S. Zedler, Bd. 6 (1733), Sp. 74 ff., und Schneider Bd. 6 (1975), S. 124 f.

Brasiliani, quo atramentum rubrum, ut loqui solemus, conficitur, huic scopo inseruiet. Fere dubito satis saturatum fieri posse. Exspecto TUUM iudicium, simulque tuas observationes, quas paratas pro instituto nostro habueris .

15 *Vale*

a. d. XVI Octobris MDCCXXX.

H UBE Briefsammlung Trew, Korr. Schulze, Nr. 30, 1 S.; adressiert an: Excellentissimo | Domino Doctori | TREW | Norimbergam [mit Siegel].

Minium ist Mennige, eine Art von Bleiorthoplumbat, das durch Erhitzen von geschmolzenem Blei an der Luft hergestellt wird. S. Schneider (1962), S. 80.

Übersetzung:
Johann Heinrich Schulze grüßt ganz herzlich den hochEdlen Christoph Jacob Trew

Ich bitte Euch darum, mir den Titel und den Vornamen des Herrn Dr. Albinus mitzuteilen. Ich stieß kürzlich auf die Dissertation des Herrn Dr. Nicolai Über Gefäßverläufe, deren Anmerkung auf S. 81 von dem Stoff der Ruysch'schen Injektion handelt und diesen in Geheimschrift als *Mflylbrfrood* bezeichnet. Dies aber bedeutet *Ichthyo-colla* [Fischleim]. Hat er Euch gegenüber etwa nicht irgendetwas darüber bemerkt? Es scheint nicht unmöglich oder absurd. Ich habe Euch schreiben wollen, dass Ihr, wenn Ihr mehr Muße haben solltet als ich gegenwärtig, ein Experiment in Angriff nehmt. Wenn ich kann, werde ich dasselbe versuchen. Wie aber werden wir Farbe hineinbringen? Zinnober oder Mennige werden nicht tief genug eindringen. Oder vielleicht wird eine Tinctur von brasilianischem Holz, aus dem die rote Druckerschwärze, wie wir zu sagen pflegen, hergestellt wird, diesem Ziel dienen. Ich bezweifle fast, dass es in hinreichender Sättigung geschehen kann. Ich erwarte Euer Urteil und zugleich Eure Beobachtungen, die Ihr für unser Vorhaben bereit haben werdet. Lebt wohl,
den 16. Oktober 1730.
Dem hochEdlen Herrn Doktor Trew in Nürnberg.

29   **25. Oktober 1730**
Johann Heinrich Schulze, Altdorf, an Christoph Jacob Trew, Nürnberg

Excellentissimo D[omino] D[octori] TREW
S[alutem] P[lurimam] D[icit]
Jo[hann] Heinr[ich] Schulze

5   *Occupatissimo veniam dabis si male et parum scribam. Accepi transmissa per Dom[inum] Carl[703]. mitto epistolam D[omini] D[octoris] Nicolai, rogo ipsi salutem*

---

[703] Zu dieser Person waren keine biographischen Angaben zu finden.

meo nomine adscribas. Hac nocte Dom[ini] Prof. Schwarzii[704] *uxor morte abrepta est. mihi demandatum est Academiae nomine programma funebre scribere, quod diem unum absumet.*

10 *Salutem Dominis Collegis*
Vale. a. d. XXV octobr[is] MDCCXXX.

H UBE Briefsammlung Trew, Korr. Schulze, Nr. 31, 1 S..

Übersetzung:
Ihr werdet mir verzeihen, wenn ich in größter Zeitnot schlecht und zu wenig schreibe. Ich habe durch Herrn Karl das Übersandte erhalten. Ich schicke einen Brief an Herrn Dr. Nicolai, und bitte Euch, ihm in meinem Namen einen Gruß auszurichten. In dieser Nacht ist die Gattin von Herrn Prof. Schwarz durch den Tod entrissen worden. Mir ist aufgetragen worden, im Namen der Akademie die Trauerrede zu verfassen, was einen Tag kosten wird.
Einen Gruß an die Herrn Kollegen.
Lebt wohl.
Den 25. Oktober 1730

---

[704] Christian Gottlieb Schwarz (1675-1751) studierte ab 1698 in Leipzig und Wittenberg Philo-sophie und wurde 1701 Magister. 1704 ernannte man ihn zum Assessor der Philosophie in Leipzig, 1709 wurde er Professor der Beredsamkeit, Dichtkunst und Sittenlehre in Altdorf. Er war Mitglied der *Leopoldina*. S. DBA (1982), M 1159, S. 19 (Jöcher, Bd. 4, 1751).

30 **31. Oktober 1730**
Johann Heinrich Schulze, Altdorf, an Christoph Jacob Trew, Nürnberg

HochEdelgebohrner und hochgelahrter,
insonders hochzuehrender Herr bruder.

Dero geehrtestes vom gestrigen Dato habe nebst Einlage wol erhalten, und berichte
5 hiemit daß allen fleiß dahin anwenden werde, daß diese Woche ein bogen fertig werde,
und auf Montag, geliebts Gott hineinkommen könne. Indeßen bitte bey Herrn Dr.
Götzen[705] und übrigen Herrn Collegen, denen mich insgesamt gehorsamst empfele,
nachzufragen ob nicht außer Herr Dr. Nicolai in Straßburg und Herr Dr. Grams[706] in
frankfurth noch mehr könnten als Agenten[707] in nahmhafften Orten *publice* gemeldet
10 werden. bey mir hat sich der Herr Dr. Büchner[708] aus Erfurt dieser Tagen allhier gar
liebreich erbothen unser *Institutum*[709] *quovis modo*[710] zu befördern: auch versprochen
bey Herrn Dr. Götzen einzukehren, und die bekanntschafft unserer gantzen Societaet zu
suchen. Wenn Er bei Ihnen sich auch so erbothen hat, trüge ich kein bedencken
demselben, als der dort in Erffurt zur Correspondentz gantz bequem sitzet, als einen

---

[705] Johann Christoph Goetz (1688-1733) promovierte 1711 in Altdorf und praktizierte seit 1713 in Nürnberg als Arzt; er war maßgeblich an der Redaktion des *Commercium* beteiligt. Briefe an ihn aus der Trew-Sammlung schrieben u.a. Feuerlein, Fischer, Kramer, Schulze sowie Werlhof. S. Schmidt-Herrling (1940), S. 350.

[706] Johann Jakob Grambs (1694-1742) kam in Frankfurt am Main zur Welt. Er promovierte 1719 in Altdorf, kehrte danach in seine Vaterstadt zurück und war dort als Land- und Stadtphysicus tätig. S. Schnalke (1997), S. 92, sowie Schmidt-Herrling (1940), S. 228.

[707] Assistenten wurden innerhalb des *Commercium litterarium* diejenigen Mitglieder genannt, welche in einem bestimmten Gebiet für die Werbung und Verteilung der Zeitschrift an die Abonnenten zuständig waren. Außerdem nahmen sie Abonnement-Bestellungen entgegen. S. Rau (2006), S. 54.

[708] Andreas Elias Büchner (1701-1769) wurde in Erfurt geboren und besuchte das dortige Augu-stinus-Gymnasium; er studierte an der Universität Erfurt und erlangte die Doktorwürde der Physik und Metaphysik im Jahr 1717; im Jahr 1719 studierte er in Halle unter Friedrich Hoffmann bis 1721 und erlangte anschließend die Doktorwürde der Medizin. Er reiste nach Leipzig und Straßburg und wurde 1729 Professor in Erfurt. Seit 1726 war er Mitglied in der *Leopoldina*, 1732 wurde er Adjunctus, 1733 Direktor und 1735 schließlich Präsident der Akademie der Naturforscher. 1731 bekam er das Angebot, als russischer Hofarzt nach St. Petersburg zu gehen, was er jedoch ausschlug. S. Schmidt-Herrling (1940), S. 81.

[709] Hier wird zum ersten Mal mit der Bezeichnung „*Institutum*" die medizinische Wochenzeitschrift *Commercium litterarium*, im Folgenden kurz *Commercium*, genannt. Näheres dazu in Kap. 3.2 und 4.2.

[710] „[…] unsere Einrichtung auf jede Weise zu befördern".

15 Agenten oder Recipienten mit anzusetzen, worüber der gesamten Sozietaet gutachten erwarte. Von Herr Dr. Haeneln[711] habe dieser Tage beyge- |2| hendes Schreiben erhalten, welches der gantzen Societaet hiemit communicire und zurück, nach einiger Zeit, erwarte, damit ich es beantworten könne. Die Zeit wird wol nicht erlauben daß ich dieses mal den Aufsatz hinein schicken könne. Ich will mich der Kürtze befleißigen,

20 und drauf sehen daß von *Recensionibus, observatis* und *Novis litterariis*[712] ein angenehmer Wechsel seyn möge. Heute ist Frau Prof. Schwartzin[713] seel[ig] begraben worden. Daß Herr Dr. Garmann[714] in Coppenhagen verstorben sey, wird wol bekannt seyn: Man sagt auch dergleichen von Herrn hoffRath Bezolden[715], der in Bayreuth ehemals gestanden hat: ich weiß nicht ob es grund habe. ohne ietzo ein mehrers,

25 verharre

Eures hochEdelgebohrnen

Meines Herrn *Doctoris* und werthesten Herrn bruders

gehorsamster | Diener |

J[ohann] H[einrich] Schulze

30 Altdorff den 31. *Octobr[is]* 1730

H UBE Briefsammlung Trew, Korr. Schulze, Nr. 32, 2 S.; [keine Adresse].

---

[711] Christian Friedrich Haenel (1701-1745), geb. in Lauterbach / Sachsen, war Arzt und Botaniker; er arbeitete als praktischer kurfürstlicher „*Physicus metallicus*" in Schneeberg (im sächs. Vogtland). Bei Boschung (2002) liest man weiterhin über seine Funktion als Mittelsmann für Briefsendungen in den Norden und Osten Europas sowie über seine Mitarbeit bei den Werken des Wittenberger Professors Johann Heinrich Heucher. Des Weiteren finden sich in seinen mehrfach mit Albrecht v. Haller gewechselten Briefen die Namen der Korrespondenten Scheuchzer, Schreiber und auch Johann Heinrich Schulze.

[712] „von Rezensionen, Beobachtungen und Neuigkeiten". Hier ist die Rede von den drei im *Com-mercium* vertretenen Rubriken, die im Kap. 4.2 dieser Arbeit ausführlich erläutert werden.

[713] Hiermit ist die Ehefrau von Christian Gottlieb Schwarz (1675-1751) gemeint.

[714] Heinrich Immanuel Garmann (geboren in Chemnitz, verstorben 1730 in Kopenhagen) studierte ab 1701 in Königsberg Medizin. Er war Stadtarzt in Schneeberg, Hofrat am ansbachischen Hof und schließlich königlicher Leibarzt in Dänemark. S. Schmidt-Herrling (1740), S. 201.

[715] Eventuell handelt es sich um Johann Georg Bezold (1679-1736). Dieser wurde 1699 in Altdorf immatrikuliert. Er war als Jurist in Rothenburg ob der Tauber tätig. Von ihm ist ein Brief in der Trew-Sammlung erhalten. S. Schmidt-Herrling (1940), S. 51.

31 *16. Dezember 1730*
Johann Heinrich Schulze, Altdorf, an Christoph Jacob Trew, Nürnberg

HochEdelgebohrner und hochgelahrter,
insonders hochzuehrender Herr Doktor, hochgeschätzter Herr
bruder und *Collega.*

5   Nebst gehorsamen Danck für die mir so vielfältig erwiesene hofflichkeiten und liebe
bey meiner Anwesenheit, nehme mir itzo die freyheit Meinem Herrn bruder meine Noth
zu klagen und hülffe zu bitten. das ietzige Jahr ist eines der schlechtesten gewesen die
ich in Altdorff gehabt habe, indem mich meine im Calender aufgezeichnete Einnahmen
belehren daß ich heuer über 100 Gulden weniger, als in dem schlechtesten Jahre meines
10 hieseyns, erworben habe, ungeachtet mehrentheils täglich 6 die letzten 3 Monathe aber
8 Stunden gelesen habe. das macht weil in diesem Jahr keine Anatomie und *examina*
vorgefallen, mit *praxi* auch nichts zu verdienen gewesen, daß sich der Mühe gelohnet
hätte. bey solchen Umständen können Mein Herrn bruder leicht glauben was ich mich
ha- |2| be nöthen müßen, da ich mein haushalten und dabey einige vornehme
15 Tischburschen täglich zu versorgen habe. Am allerschwersten fällt mirs itzo da die
heil. Ferien herankommen, länger zu dauren, weil man *honoris et consuetudinis
causa*[716] auf allerhand *presente* dencken und auch die Küche besorgen muß. Nun habe
Gott lob ein halbes Quartal und drüber ausgehalten, und wenn ich es noch vollends
ausstehe wenigstens 200 Gulden von meinem Herrn zu heben: aber ietzo gehet das
20 GrundEiß mit einmal indem kaum noch 2 Gulden in Cassa sind, und ich meine frau
gegen die Ferien versorgen soll, daran sie mich fast stündlich erinnert, und die schon
vorhin bekannte Noth *in geminando*[717] vorstellet. Ich habe bey letzterer Anwesenheit
Herrn Dr. Hereln ersuchet mir bey zustehen, von demselben aber keinen andern Trost
bekommen, als wollte mir gegen |3| licht-meßen gewiß beystehen. Also sehe mich bey
25 meinen eußersten *angustiis* gänztlich *destitui-ret* und verlaßen, und habe meine Zuflucht
zu Meinem Herrn bruder nehmen wollen, mit herzlicher bitte mir diesesmal mit 25
Gulden, wenn es irgend möglich, beyzuste-hen, damit nur wieder eine Einnahme
abwarten, und mithin das Quartal erreichen könne, da ich es mit allem gehorsamen

---
[716] „um der Ehre und Gewohnheit willen".
[717] „in Verdoppelung".

dancke *restituiren* will. Ich bitte mir diese gefälligkeit in meiner größesten Noth nicht zu versagen, und damit Dero vielfältige reale liebe und meine unsterbliche *obligation* zu vergrößern. wenn nicht so eine *extraordinaire sterilitas huius anni*[718] wäre, hätte dieser so ungern gesuchten hülffe nicht gebrauchet. In Erwartung baldiger gefälliger *Resolution* verharre

Eures HochEdelgebohrnen

Meines Herrn bruders und *collega*

verbundenster | diener

J[ohann] H[einrich] Schulze

Altdorff den 16. *Dec[embris]* 1730

H UBE, Briefsammlung Trew, Korr. Schulze, Nr. 33, 3 S.; adressiert an: Monsieur | Monsieur Trew, Docteur | en Medecine et Physicien | tres excellent de l` Illustre | Republique Nuremberg | à | Nuremberg | Fr. [mit Siegel].

---

[718] „außerordentliche Unfruchtbarkeit in diesem Jahr".

32 **21. Dezember 1730**
Johann Heinrich Schulze, Altdorf, an Christoph Jacob Trew, Nürnberg

Praenobilissime et Excellentissime vir,
Domine, Collega et frater coniunctissime.

Quod dici proverbio solet accidere saepe in puncto, quod non speretur in anno, id mihi
5 *subito contigit, ut femina rustica semel suspenderet*[719] *nocte inter diem solis & luna[e],*
quam favore Domini Praefecti & Illustrium Dominorum Provincialium ad dissecandum
impetravi. Sed maligna sorte mea accidit, ut non nisi undecim tesserae sint, quoniam
plerique studiosorum nostrum vel iam hinc erant, vel proficisci constituerant. Atque ex
his undecim non nisi sex soluerunt, ceteri post ferias demum se soluturos promiserunt.
10 *Vides quam sit res misera cum nostris studiosis. Nam studiosi medicinae non nisi*
demum absoluta sectione soluere consueverunt, ex quibus non nisi quinque vel sex
certos solutores habeo. Haec TIBI scribenda duxi ut intelligas me nuper expositis curis
meis adhuc anxium versari, et minima tantum parte levatum esse. Si qua potes via
succurrere, quaeso facias /2 / *nec me derelinquas. Ita profecto vitae taedet et paenitet*
15 *hic amplius agendae, ut vix amplius ferre possim, quum omnia videantur in dies*
graviora accidere et emolumenta omnia imminui. Faxit DEUS ne succumbam aerumnis.
Cras mihi iter Pyrbaumium[720] *ad aegrotum suscipiendum est: quare haec iam sera*
nocte scripsi, ut [Papierschaden] TIBI curas et angustias meas interpretentur. Video
litteras a D[omino] D[octore] Goetzio missas, quibus putat in vita D[omini] D[octoris]
20 *Homanni*[721] *bonae memoriae illud attingendum esse, quod paucis ante obitum diebus*

---

[719] Da seit Mitte des 17. Jahrhunderts Todesstrafen in der Justiz seltener wurden, nahm auch die hieraus für die Anatomie bezogene Leichen-Anzahl ab. Um die für die Anatomie und den medizinischen Unterricht der Universitäten wichtigen Leichname weiterhin zu sichern, wurden auch die Körper von Selbstmördern und unehelichen Kindern nach ihrem Tod der Wissenschaft zur Verfügung gestellt. Vgl. Stukenbrock (2003), S. 231. Aus der obigen Äußerung Schulzes wird deutlich, dass es an der Universität Altdorf wohl an Leichnamen für die anatomische Sektion gemangelt haben muss, so dass der Fall eines Selbstmordes einen, wenn auch makaber erscheinenden, „glücklichen Zufall" für Schulze darstellte.

[720] „*Pyrbaumius*" ist das latinisierte Adjektiv zum Ortsnamen „Pyrbaum"; der Ort liegt ca. 15 km von Altdorf entfernt.

[721] Johann Christoph Homann (1703-1730) wurde 1730 in das Nürnberger *Collegium medicum* aufgenommen. Bei Pirson (1953) findet er nur im Zuge der Aufzählung aller Mitglieder des *Commercium* Erwähnung. Johann Christoph Homann erlangte 1725 in Halle die Doktorwürde und veröffentlichte unter Dr. Alberti die Schrift „*De medicinae cum*

*Russicae Imperatoris nomine*⁷²² *constitutus sit ad res suas Norimbergae curandas. Equidem non inconsultum putarem, et, si ita placet, posset formula esse, qualem subieci. Quod reliquum est opto ut feriae instantes laetae et iucundae sint. Vale, amicorum optime et favel TUO*

25 J*[ohannes] H[enricus] Schulze*

Altorffii a. d. | XXI. Decembr[is] 1730

H UBE Briefsammlung Trew, Korr. Schulze, Nr. 34, 2 S.*; Zeile 8: zwischen tesserae] und sint] und Zeile 9: zwischen iam] und hinc]: Text unterbrochen durch Siegel; [keine Adresse].*

Übersetzung:
HochEdler, hochwertester Mann,
  Herr, Kollege und verbundenster Bruder.

Dass häufig in einem Augenblick geschieht, was man nicht in einem Jahr erhoffen konnte, wie es im Sprichwort heißt, dies ist mir zuteil geworden, dass sich nämlich eine Bäuerin in der Nacht von Sonntag auf Montag erhängte, die ich durch die Geneigtheit des Herrn Landpflegers⁷²³ und der angesehenen Herren Provinzialbeamten zur Sektion auf mein Ersuchen erhalten habe. Aber zu meinem Unglück geschah es, dass ich nur elf „Spielwürfel" habe, da ja die meisten unserer Studenten entweder schon vorher von hier oder beschlossen hatten abzureisen. Und von diesen elf haben nur sechs bezahlt, die übrigen versprachen, dann später nach den Ferien zu zahlen. Ihr seht, wie elend die Lage mit unseren Studenten ist. Denn die Medizinstudenten sind es gewöhnt, erst nach Abschluss einer Sektion zu zahlen, weshalb ich lediglich fünf oder sechs sichere Zahler habe. Ich glaubte, Euch dies schreiben zu müssen, damit Ihr erkennt, dass ich, obwohl ich Euch neulich meine Sorgen vorgetragen habe, noch immer ängstlich und nur zu einem geringen Teil erleichtert bin. Wenn Ihr mir auf irgendeine Weise helfen könnt, so bitte ich Euch, dies zu tun und mich nicht im Stich zu lassen. Ich bin in der Tat so sehr des Lebens überdrüssig, und es verdrießt mich so sehr, hier weiterzuleben, dass ich es kaum mehr ertragen kann, da anscheinend alles von Tag zu Tag bedrückender wird und

---

geographica nexu". Er übernahm noch kurz vor seinem Tod den Verlag für Kartographie seines Vaters. S. DBA (1982) M 564, S. 225 (Will, Bd. 2, 1756).

⁷²² Es handelt sich um die russische Kaiserin Anna Iwanowna (regierte 1730-1740); um welchen Beschluss oder Bescheid es sich hier handelt, ist nicht zu eruieren.

⁷²³ S. UBE BT Schulze 23 (21).

alle Erfolge kleiner werden. Gott möge dafür sorgen, dass ich den Mühsalen nicht unterliege. Morgen werde ich zu einem Kranken in Pyrbaum reisen; deshalb habe ich dies zu schon später Nacht geschrieben, damit es Euch meine Sorgen und Ängste erklärt. Ich sehe dass von Herrn Dr. Goetz Briefe geschickt worden sind, in denen er meint, dass man in der Biographie des Herrn Dr. Homann in gutem Andenken jene Sache berühren müsse, die wenige Tage vor dessen Tod im Namen der russischen Kaiserin beschlossen wurde, um seine Angelegenheiten in Nürnberg zu besorgen. Ich wenigstens hielte es für ratsam und wenn es recht ist, könnte es die Form haben, wie ich sie angefügt habe. Es bleibt mir noch zu wünschen, dass die bevorstehenden Ferien fröhlich und an-genehm sein mögen. Lebt wohl, Bester aller Freunde und seid geneigt Eurem

Johann Heinrich Schulze

Altdorff, den 21. Dezember 1730

32*   *23. Dezember 1730*
C. J. Trew, Nürnberg, an Johann Heinrich Schulze, Altdorf
H UBE Briefsammlung Trew, Korr. Trew, Nr. 698, 4 S.

33   *23. Dezember 1730*
Johann Heinrich Schulze, Altdorf, an Christoph Jacob Trew, Nürnberg

HochEdelgebohrner,
hochgeehrtester Herr bruder.

Wegen des überschickten sage hertzlich danck: es war recht noth. die Correctur nebst
5   dem noch nöthigen Exemplare kommt hiebey. Ich halte nützlich über jede Columne, wie ich geschrieben habe, setzen zu laßen[724], damit der leser künfftig im Aufschlagen desto leichter zu rechte kommen könne. Pag. 4 ist Herr Doctor Götze zu *consuliren* ob es Wittnebe oder etwa Wittrebe heißen soll; denn in seinem Manuskript war es nicht recht deutlich. Übrigens wünsche gesegnete Ferien und verharre
10 Meines Herrn bruders

---

[724] Der Sinn des Satzes: „Ich halte [es] für nützlich, über jede Kolumne [das] darüber setzen zu lassen, wie ich [es] geschrieben habe, ...". – Schulze meint wohl inhhaltliche Stichworte über den Seiten.

gehorsamster diener

J[ohann] H[einrich] Schulze | verte |2|

Altdorff, den 23. *Dec[embris]* 1730

P.S.

15 Heute habe was recht *curioses* in meiner anatomie gehabt. *In intestini recti parte posteriore, qua ad os occygis spectat, supra sphincterem*[725] war ein tumor einer kleinen Welschen Nuß[726] groß. diesen fand in einer sehr harten *membrana*, und da ich ihn durchschnitte kam mir eine *materia mollis, aequalis per omnia Zibetho*[727] *similis, tam colore quam consistentia,*[728] entgegen geschoßen, doch *penitus inodora*[729], bey   ij.[730].

20 Die *Cavitas* des *folliculi*[731] war mit einigen weißen *membranis* durchzogen, inwendig schön weiß und eben, auswendig *in parte inferiori*[732] da sie nach dem *sphincterem* gehet, mit 3-4 *hydatidibus* einer Erbsen groß umgeben. da ich einen *ductum excretorium* zu finden mir alle Mühe gab, und deßwegen das gantze *Intestinum* öffnete, und *sphincterem patientissime* ablösete, fand noch eine *hydatidem* der größesten Zucker

25 Erbse groß *inter sphincterem* und *membranam interiorem intestini*:[733] aber ohne eine Spur von *ductu excretorio*. *Quid sentis de hoc?*[734] Wegen der ersten *folliculi* ist mir eingefallen was bey hunden im *intestino recto sub sphinctere*[735] zu finden |2| aber *in puncto hydatidum* weiß nicht gleiches. Bey gelegenheit will das *ovarium Nabothianum*[736] recht ansehen, habe deßwegen mein *praeparatum* wohl aufgehoben.

---

[725] „im hinteren Teil des Rektum, das zum Kreuzbein blickt, oberhalb des Schließmuskels".

[726] „Welsche Nuß" bedeutet Walnuss.

[727] Zibeth „ist eine fette und schmierige Materie, wie Honig oder Butter anzusehen, einer weißgelben Farbe und sehr starken Geruchs; er wird meist aus Ost- oder Westindien gebracht." Zedler, Bd. 62 (1751), Sp. 410.

[728] „weiche Materie, in allem dem Zibeth gleich ähnlich so in der Farbe wie in der Konsistenz".

[729] „ganz und gar geruchlos".

[730] ij ist eine Mengenangabe; hierbei steht   für „Drachme", das entspricht 3,75 g; das i hinter dem Drachmen-Zeichen bezeichnet eins, das j die zweite eins als Endpunkt, also meinte er 2 Drach-men, entspricht 7,5 g; s. Schulze (1745), S. 156, sowie „Die Nürnberger Apothekergewichte". S. http://www.wikipedia.org/wiki/Apothekergewicht, abgerufen am 05. 07. 2010.

[731] „die Höhle der Eihülle".

[732] „im unteren Teil".

[733] „zwischen dem Schließmuskel und der inneren Darmwand".

[734] „Was denkst du darüber?"

[735] „im Rektum unterhalb des Schließmuskels".

[736] Das *Ovarium Nabothianum* ist benannt nach dem Arzt Martin Naboth (1675-1721). Dieser hatte in Leipzig studiert, in Halle promoviert, war Professor der Chemie in Leipzig und beschäftigte sich auch mit der Anatomie. Er entdeckte ein neues Ovar und schrieb darüber in seiner „*Dissertatio de sterilitate mulierum*", was aber zu seiner Zeit wenig Anerkennung

30 *Uterus* war *duplo fere maior naturali: aber nicht praegnans, sondern vasis sanguinis turgidis und intus sanguinis exigua quantitatis plenus. Credo menstrua institissa. Vesicae superficies rubebat tota et vasa turgebant, venaeque erant quasi varicosa. Mirum quod ovarium aliquot recentibus cicatricibus, qualibus notabiliores numquam vidi, obsessum fuit. Tubarum Fall. Ornamentum foliaceum passim in extremis suis*
35 *appendentes habebat hydatides. Haec sunt nova mea, quorum TE volui reddere participem. Vale.*

H *UBE Briefsammlung Trew, Korr. Schulze, Nr. 35, 2 S. mit P.S. im Anhang; [keine Adresse].*

Übersetzung ab Zeile 31:
Die Gebärmutter war doppelt so groß wie von Natur: aber nicht im Zustand der Schwangerschaft, sondern mit angeschwollenen Blutgefäßen und unten gefüllt mit einer geringen Blutmenge. Ich glaube, sie war gefüllt mit Menstruationsblut. Die Oberfläche der Blase war ganz rot und die Gefäße geschwollen, und die Venen waren gleich Krampfadern. Sonderbar, dass das Ovar mit ziemlich viel neuen Narben, im Vergleich zu denen ich niemals beachtlichere gesehen habe, besetzt war. Die Eileiteranordnung hatte teilweise an ihren Rändern herunterhängende Wasserblasen. Dies sind meine Neuigkeiten, von denen ich Euch berichten wollte. Lebt wohl.

---

fand. S. Kestner (1740), S. 578 und Zedler, Bd. 25 (1740), Sp. 1253. Heute versteht man unter den „Nabothianischen Follikeln" Retentionszysten des Gebärmutterhalses.

34   *x. x. 1731*
Johann Heinrich Schulze, Altdorf, an Christoph Jacob Trew, Nürnberg

Salutem plurimam
Valde vexor coryza et tussi quae mihi caput subinde acute perpurgit. Parum laborare
valeo, et tamen acta ad facultatem missa coegerunt hodie, et cras cogent, ultra vires
niti. observatio Dietriciana[737] inventa est. Remitto litteras Heisteri, si forte
5 *respondendum fuerit. Item aliquid novum, ut typographus initium facere possit : Spero*
enim fere ut die lunae v. D.[738] abunde mittam. Tunc etiam litteris D[omini] D[octoris],
Goetzii responsurum me confido.
Vale
Tuus
10 *J[ohannes] H[enricus] Schulze*

H *UBE Briefsammlung Trew, Korr. Schulze, Nr. 36, 1 S. [keine Adresse].*

Übersetzung:

Ich möchte Euch aufs beste grüßen.

Ich werde sehr gequält durch Schnupfen und Husten, der mir wiederholt heftig den Kopf ausbläst. Ich vermag zu wenig zu arbeiten, und dennoch haben mich heute Verrichtungen, die zur Erledigung geschickt worden sind, gezwungen, und werden mich auch morgen zwingen, mich über meine Kräfte anzustrengen. Die *Observatio Dietriciana* ist gefunden worden. Ich schicke die Briefe von Heister zurück, falls man bei Gelegenheit antworten müsste. Ebenso etwas Neues, damit der Drucker einen Anfang machen kann: Ich hoffe nämlich, dass ich ungefähr am Montag, so Gott will,

---

[737] Diese Observation stammt von dem Nürnberger Apotheker Wolfgang Friedrich Diet(e)rich (1705-1751), Besitzer der Stern-Apotheke in Nürnberg; s. Gossmann (1966), S. 149 u. 154. Im Brief UBE BT Schulze 41 (39) wird diese Observation ebenfalls genannt (und inhaltlich in einer Anmerkung näher erläutert). Da der vorliegende Brief kein Datum hat, ist es fast sicher, dass er zeitlich nach dem Brief UBE BT Schulze 41 (39) entstand, jedoch fälschlicherweise von Schmidt-Herrling an dieser Stelle katalogisiert wurde.

[738] „v. D." ist sehr wahrscheinlich die Abkürzung für „*volente Deo*" (so Gott will) und entspricht „g. g." – „geliebts Gott" in den deutsch geschriebenen Briefen.

mehr als genug schicken kann. Ich vertraue darauf, dass ich dann auch auf die Briefe von Herrn Dr. Goetz antworten werde.

Lebt wohl

Euer

Johann Heinrich Schulze

35 *4. Januar 1731*
Johann Heinrich Schulze, Altdorf, an Christoph Jacob Trew, Nürnberg

HochEdelgebohrner und Hochgelahrter,
insonders hochzuehrender Herr bruder und College.

Als letztens die Correctur zurück sandte, war die Zeit zu kurtz auch nur ein Wort dazu
5 zu schreiben. Nehme deßwegen anietzo hiemit gelegenheit Meinem Herrn bruder zu dem eingetretenen Neuen Jahre hertzlich zu gratuliren, und wünsche daß Ihnen solches bey beständiger Gesundheit und Vergnügen, nebst vielen folgenden pas-siren möge. Hiebey schicke was ietzo, wegen vieler *occupationum anatomicarum*[739], fertig geworden. Es wird hoffentlich zu einem bogen hinlänglich seyn, wenn die noch
10 *restirende Recensiones*[740] dazu kommen werden. Mit Gottes hülffe soll auf künfftigen Montage ein mehrers überkommen. denen neulich kommunizirten *novis anatomicis*[741] füge bey, daß ich gestern als die *philiatri*[742] eben die beine zum *sceleto* abschabeten und säuberten |2| *per otium*[743] selbst hand anzulegen lust bekam, und die *vertebras lumborum*[744] vor mich nahm, da ich denn zu einer belohnung dieser meiner Curiosität
15 zwei artige *ossa sesamoidea*[745] an der ersten *vertebra lumbari* angetroffen, und mich darüber recht erfreuet habe. Ich glaube daß vielleicht niemand allhier recht darnach gesuchet habe, sonst möchten sie mehrmals wol gefunden seyn. Sonst haben sich hernach keine, außer an den *pollicibus*[746] finden laßen, ohngeachtet ich die *separation*

---
[739] „wegen vieler anatomischer Tätigkeiten".
[740] „die restlichen Rezensionen".
[741] „den anatomischen Neuigkeiten".
[742] „Liebhaber der Arzneikunst".
[743] „weil ich Zeit hatte".
[744] „die Lendenwirbel".
[745] „die Sesambeine".
[746] „an den Daumen".

des fleisches und der *ligamentorum*⁷⁴⁷ sorgfältigen leuten anbefohlen hatte. Übrigens
20 verharre
    Eures hochEdelgebohrnen
    Meines Herrn bruders und *Collegae*
    gehorsamster diener
    J[ohann] H[einrich] Schulze Doctor
25 Altdorff den 4. Januar 1731

H UBE Briefsammlung Trew, Korr. Schulze, Nr. 37, 2 S.; [keine Adresse].

---

⁷⁴⁷ „die Ablösung des Fleisches und der Bänder".

36   *18. Januar 1731*
Johann Heinrich Schulze, Altdorf, an Christoph Jacob Trew, Nürnberg

HochEdelgebohrner

hochzuehrender Herr Doctor hochgeschätzter

Gönner und bruder

5   Euer hochEdelgebohrn geehrtestes habe wohl erhalten, und wundert mich daß das Exemplar nicht nebst der Correctur sollte ankommen seyn. Ich habe das Blat, so noch nicht abgesetzet, gewiß beygeschloßen, und weiß es gar eigentlich: ist deß-halben nur bei Herrn Dr. Götzen als an den ich es addressiret gehabt, Nachfrage zu halten, da es sich wol finden wird. |2| Was aber schon abgesetzet war habe ich zurück gehalten, den
10 Brief nicht ohne Noth zu vergrößern: und dabey ist nichts mehr so noch abzusetzen wäre. Herr Prof. und Dr. Feuerlin fragte gestern ob wir nicht die Scheuchzerische Physikalische[748] Bibel Erklärung *recensireten*[749], weil es ein Haupt Werck sey. Da nun unter des seel[igen] Herrn Dr. Hofmanns[750] Büchern dieses Werck gewesen, würde gut seyn wenn man daßelbige könnte zum *perlustriren* haben. Er hat sich auch selbst
15 angebothen, wenn Ihm das Exemplar *procuriret* würde, eine kurtze *Recension* zu verfertigen, und dadurch seine Willfährtigkeit unserm *instituto* zu dienen zeigen zu können. Gestern ist mir von Herrn Dr. Garelli[751] eine *Commission* durch einen guten

---

[748] Trew und Scheuchzer standen, wie wir von Schmidt-Herrling wissen, in brieflichem Kontakt; es existieren fünf Briefe Scheuchzers an Trew aus dem Zeitraum 1731-1733, darunter einer vom 17. Januar 1731. Möglicherweise hat Scheuchzer mit diesem Schreiben das besagte Werk an Trew geschickt (UBE BT Scheuchzer 1). Außerdem ist ein Brief Trews an Scheuchzer ohne Datum erhalten (UBE BT Trew 769).

[749] Eine Rezension über die Scheuchzerische Bibel mit dem Titel „*Biblia ex Physicis illustrata, quibus res naturales in scriptura S[acra]. acurrentes explicantur a Jo. Jacobo Scheuchzero[...]et figuris aeri affabre insculptis exhibentur a Jo. Andr. Pfeffel, Caesareo Chalcographo. Augustae Vindelicorum*"(Augsburg, ohne Verlags- u. Jahresangabe) findet sich im *Commercium* von 1731. S. *Commercium* 1 (1731), S. 108-112.

[750] Evtl. ist hier die Rede von Johann Moritz Hoffmann (1653-1727), der 1669 mit dem Philoso-phiestudium in Altdorf begonnen hatte; 1671 wurde ihm die Magisterwürde der Philosophie verliehen; hierauf studierte er von 1671 bis 1675 Medizin in Altdorf und schloss das Studium 1675 mit der Promotion ab. 1677 wurde er dort außerordentlicher Professor der Anatomie und Chemie. Ab 1681 war er Ordinarius für Botanik. Im Jahre 1713 legte er alle akademischen Ämter nieder und siedelte als Hofrat an den Hof von Ansbach über. S. Sauer-Haeberlein (1969), S. 57.

[751] Nicolo Pio Garelli (1670-1739) studierte in Bologna und Wien, wo er später Erster Leibmedicus des Kaisers Joseph I. und Kaiserlicher Rath wurde. Ab 1720 war er Mitglied

|3| freund aufgetragen: welches nur an diesen großen Mann zu schreiben, und unser *Institutum* züglich zu *recommendiren* Gelegenheit verschaffen wird. Diesen Montag
20   geliebts gott soll bey guter Zeit Exemplar einlauffen. Verharre indeßen Eures hochEdelgebohrnen
Meines Herrn bruders und *Collega*
gehorsamster diener
J[ohann] H[einrich] Schulze
25   Altdorff den 18. *Jan[uarii]*. 1731

H *UBE Briefsammlung Trew, Korr. Schulze, Nr. 38, 3 S.; adressiert an: A Monsieur | Monsieur Trew | Physicien tres excellent | à | Nuremberg | Fr.*

36*   **2. Februar 1731**
C. J. Trew, Nürnberg, an Johann Heinrich Schulze, Altdorf
h *UBE Briefsammlung Trew, Korr. Trew, Nr. 699, 2 S.*

---

der *Leopoldina*.   S. DBA (1982) M 369, S. 36 f. (Jöcher, Bd. 2, 1787) und Hirsch, Bd. 3 (1931), S. 685 f.

37   *4. März 1731*
Johann Heinrich Schulze, Altdorf, an Christoph Jacob Trew, Nürnberg

HochEdelgebohrner,

hochzuehrender Herr bruder,

daß nicht Dero begehren und meinem Vorhaben noch einhalten könne, machte eine
5   Patientin zu der ich am donnerstag zu Mittag *praeter spem*[752] geruffen und bis
Sonnabends aufgehalten wurde. hier schicke ich jetzo einen guten Vorrath: den der Herr
bruder nach befunden *ordiniren* mögen. das leben des seel[igen] Herrn Dr. Ficks[753] wird
wol das erste mit seyn müßen: und könnte etwa das *Novum Pragense*[754] verschoben
werden; damit nicht alles auf ein mal von Herrn Dr. Geelhausen[755] zu Ende gehe. Die
10 Recension vom Le Dran[756] muß getheilet werden. Der Herr bruder belieben mit dem
buchdrucker zu überlegen ob sich so, wie ich es abgesetzet habe, schicke; wo nicht,
ließe es sich auch da theilen, wo ich das * am Rande gemacht, und dürffte also dort nur

---

[752] „wider Erwarten".
[753] Johannes Jakob Fick (1662-1730) kam in Jena zur Welt. Nach seiner Promotion 1689 wurde er 1715 Professor für Botanik, Chirurgie und Anatomie in Jena. Von 1721 bis 1726 war er Pro-fessor für theoretische Medizin in Jena. Zudem hatte er die Funktion des Leibarztes des Herzogs von Weimar inne; s. DBA (1982) M 316, S. 316-317 (Jöcher, Bd. 2, 1750). Der besagte Nachruf auf ihn findet sich im *Commercium* von 1731 unter dem Titel „*Vita et scripta Fickii*"; s. *Com-mericum* 1 (1731), S. 81-83.
[754] Hiermit ist die Neuigkeit von Geelhausen, der in Prag lehrte, gemeint.
[755] Johann Jakob Geelhausen (1692-1737) war Arzt und Professor der Medizin an der Universität Prag sowie Rektor der dortigen Universität im Jahre 1736/37; s. Schmidt-Herrling (1940), S. 204. Folgende Briefe von ihm sind in der Trew-Sammlung erhalten: drei Briefe an Götz, wovon Teile im *Commercium* Bd. 2 (1732) veröffentlicht sind, sowie neun Briefe an Trew aus demselben Jahr, sechs Seiten umfassend; s. Schmidt-Herrling (1940), S. 204. Zu seiner Person finden sich drei Eintragungen im *Commercium* 1 (1731), S. 326 f., 342 und 351.
[756] Henri-François Le Dran (1685-1770) wurde im Jahre 1707 Magister der Chirurgie, war als Operateur in Kriegshospitälern in Flandern tätig und kehrte 1717 nach Paris zurück. Er führte die Titel „*Chirurgien jure de Saint-Come*", „*Prévot*" seiner Genossenschaft, „*Chirurgien-major*" der *Charité* in Paris, „*Démonstrateur de l'anatomie*" sowie „*Chirurgien consultant des camps et armées du roi*". Seinem Unterricht lauschten einige bekannte Wissenschaftler wie z.B. Albrecht v. Haller. Unter seinen Werken finden sich die „*Observations de chirurgie avec des réflexions*" (1731); sie wurden 1740 von Trew ins Deutsche übersetzt; s. Hirsch, Bd. 3 (1931), S. 715. Auf folgenden Seiten des *Commercium* sind Artikel von ihm abgedruckt: *Commercium* 2 (1732), S. 4, 197, 313. Aus dem vorliegenden Brief wird nicht klar, welchen Text Schulze meinte; wir erhalten aber hier einen Beweis, dass Texte und Rezensionen manchmal erst ein Jahr, nachdem Schulze sie bereits erwähnt hatte, im *Commercium* abgedruckt wurden.

die *formula finalis*⁷⁵⁷ angehencket werden. Ihr Exemplar gehet hiebey zurücke, und werden am Ende zwey mir zugeschickte Zeichnungen befindlich seyn. Durch Herrn Hereln habe die Physikalische bibel Erläuterungen von Herrn Dr. Scheuchzern heute wohl erhalten. Unser ehrlicher Herr Prof. |2| Müller liegt *in ex-tremis*⁷⁵⁸, und ist vielleicht schon todt. Meines Wissens habe der Herr bruder noch etwas im Vorrath – ich erwarte Nachricht was vornehmlich noch bis Ostern erfordert werde, und wie weit ietziges reiche, damit von der hand weg arbeiten könne. Ich möchte wünschen, daß ich einen Gesellen annehmen könnte; aber es ist nicht dran zu gedencken; es wäre denn, daß etwa Herr Dr. Huth⁷⁵⁹ sich auf eine Zeitlang herein begäbe, zu welchem viel Vertrauen habe. Indeßen bitte an unsere Sozietät meine gehorsamste Empfehlung und verharre

Eures hochEdelgebohrnen

Meines Herrn bruders

gehorsamster diener

J[ohann] H[einrich] Schulze

Altdorff den 4. *Mart[ii]* 1731

H UBE Briefsammlung Trew, Korr. Schulze, Nr. 39, 2 S ; [keine Adresse].

---

⁷⁵⁷ „Schlussformel".

⁷⁵⁸ „im Sterben".

⁷⁵⁹ Georg Leonhard Huth (1705-1761) studierte unter Feuerlein, Köhler, Schulze und anderen in Altdorf Medizin. 1728 verteidigte er unter Schulzes Vorsitz seine Disputation; er lernte in Straßburg unter Nicolai, in Paris unter Le Dran und schließlich hörte er auch Boerhaave in Holland; nach seiner Rückkehr 1733 nach Nürnberg wurde er Mitglied im *Collegium medicum* und ab 1734 Redakteur im *Commercium*, in welchem er vor allem die Besorgung der *Recensiones* und Aufsätze aus Paris und England betreute; er hielt einige Demonstrationen in der Anatomie in Nürnberg ab; 1749 wurde er Mitglied der *Leopoldina*. Unter seinen Schriften finden sich sowohl ein chirurgisches Werk als auch Werke über die Tierwelt sowie verschiedene botanische Schriften. S. DBA (1982) M 583, S. 386 (Will, Bd. 2, 1756).

38 *11. März 1731*
Johann Heinrich Schulze, Altdorf, an Christoph Jacob Trew, Nürnberg;

HochEdelgebohrner und hochgelahrter
insonders hochzuehrender Herr bruder.

Hiebey kommt der Correctur bogen zurücke, und bitte ich hinten auf der letzten *pagina*
5   nachzusehen, daß des bremischen neuen Herrn Assistenten Nahme recht gedruckt
werde. In Herr Dr. Götzens briefe heißet er <u>Möller</u>.[760] Anbey folgen viel *nova*[761], da
meines Erachtens das von Kiel zu erst hernach das Holländische, die Übrigen nach
Belieben zu *logiren*. Das Spanische habe ich, weil so viel drinnen corri-giret war, *a part*
beygeleget. Anlangend des Herrn bruders *observata* aus der letzten Anatomie: halte ich
10 dafür daß wir es, mit *Dero* Genehmhaltung, am besten theilen werden: und habe dazu
wirklich den Anfang gemacht, und zwar das letztere zu erst, *ob rationes, quas coram
exponam;*[762] denn ich hoffe künfftige Woche geliebts Gott gewiß bey Ihnen zu seyn. Ob
zum 13ten Stücke noch etwas abgehe, hoffe zu verneh-men. Zum 14ten wird noch eine
Recension und *observation* nötig seyn, die beyzeiten zu *mundiren* eingedenck seyn
15 will. |2| Das Erbieten der Parisischen *Societé Acadé-mique*[763] ist mir hertzlich
angenehm und uns allen sehr *reputirlich*[764]: wir wollen es auch nächstens *inseriren*:
aber ietzo, da eben die recension von Monsieur Le Drans buche[765] drein kommen ist,
möchte ich es nicht gerne *immediate*[766] drauf folgen laßen, weil man uns etwa für
parteyisch in der recension des gelobten buches ansehen möchte. als hätten wir der
20 neuen Societé zum Maule reden wollen. der Herr bruder wolle mir doch nächstens
berichten wie bald die Kaufleute nach Franckfurt von Nürnberg abgehen; weil an Herrn

---

[760] Offensichtlich ist der Name von Götze verwechselt oder falsch geschrieben worden, da der Assistent in Bremen im *Commercium* unter dem Namen Gottfried Melm (1706-1776) aufgeführt ist. Vgl. Rau (2006), S. 57.
[761] Zur Rubrik der *Nova* s. Kap. 4.2 dieser Arbeit. Vgl. hierzu auch Rau (2006), S. 96 ff.
[762] „[...] aus Gründen, die ich persönlich darlegen werde".
[763] Näheres zur Pariser Akademie siehe im Kap. 4.2 dieser Arbeit.
[764] „Ansehen bringend".
[765] Eine entsprechende Erwähnung findet sich im *Commercium* des Jahres 1731 nicht.
[766] „unmittelbar".

Dr. Burggrafen[767] gerne schreiben wollte. Wenn der Herr bruder ohne dem an Monsieur Le Dran schreiben wird, bitte unter anderm einfließen zu laßen daß wir die Einrichtung Ihrer Societé noch nicht gesehen: daher sie die gegebenen Nachrichten *excusiren*; auch
25 alle anderen von Paris bisher erhaltenen gütigst *corrigiren* und uns davon *avertiren* möchten, indem wir bißher nur meh-rentheils von publizirten Nachrichten profitiren müßten. Könnten wir durch derselben Societé Vorschub von |3| allen *Novis litterariis physico - medicis*[768] und dahin einschlagenden *editis* zuverläßige Nachrichten und etwa die *edita* selbst zeitig erhalten, wären wir sehr glücklich. Herr Dr. Burggrafen will
30 suchen zur Correspon-dentz zu *engagiren*, in der Hoffnung daß er uns nach Holland gute dienste thun werde. letztens habe einen guten freunde in berlin *commission* gegeben daß er einen der Englischen Sprache mächtigen daselbst angehen möge, der uns die *Transactiones philo-sophicas* der Englischen Societät[769] *excerpiren*, und Ihm dem *Excerpenti* für seine Mühe zum *récompens[e]* ein Exemplar von unserem
35 *Commercio* versprochen. Ich habe mich deßwegen dahin addressiret, weil ich weiß daß sie für die Bibliothek der *Academiae societatis scientiarum* angeschaffet werden. Es ist aber zur Zeit noch keine Antwort eingelauffen. Auch muß ich muthmaßen daß unsere *Specimina* daselbst noch gar nicht zu haben seyn, weil mir Monsieur Hoffmann erst vor wenig Ta-gen geschrieben daß Herr Prof. Eller[770] fleißig darnach frage, mich auch
40 deßwegen ersuchet Ihm *Exemplaria* zuzuschicken: welches diese woche durch die Fr[au] *Consulentin*[771] geschehen wird. Verharre übrigens

---

[767] Es handelt sich hier wohl um Johann Philipp Burggrave *jun.* (1700-1775), den Sohn von Johann Philipp Burggrave (1673-1746), Arzt in Darmstadt und Frankfurt. Jener studierte ab 1718 Medizin in Jena, Halle und Leiden; er hörte Vorlesungen bei Wedel sowie Fick in Jena und bei Friedrich Hofmann in Halle. In Leiden hörte er Boerhaave; nach seiner dortigen Promotion 1724 kehrte er wieder nach Frankfurt zurück, um dort als praktischer Arzt tätig zu sein. 1741 wurde er Mitglied der *Leopoldina*. S. DBA (1982) M 167, S. 254 (Adelung, Fortsetzungen und Ergänzungen, Bd. 1, 1784) und ADB Bd. 3 (1876), S. 602 f.

[768] „[…] von allen literarischen und naturwissenschaftlichen Neuigkeiten und dahin einschlagenden Veröffentlichungen […]".

[769] Mit der „Englischen Sozietät" ist die 1665 gegründete *Royal Society* gemeint, die sich vor allem der naturwissenschaftlichen Forschung widmete und das Journal der *Philosophical Transactions* herausgab. Diese erscheinen noch heute.

[770] Johann Theodor Eller (1689-1760) studierte zuerst Jura, dann absolvierte er sein Medizinstudium in Halle, Leiden, Amsterdam und Paris; 1721 wurde er zum Anhalt-Bernburgischen Leibarzt ernannt; zusammen mit Georg Ernst Stahl war er Urheber des 1725 dort erlassenen Medizinal-edikts. Als Professor der Medizin wurde er Mitglied des *Collegium medico-chirurgicum* und ab 1727 teilhabender Direktor der *Charité* in Berlin; außerdem war er Direktor der Berliner Akademie der Wissenschaften. Im Jahre 1730 schrieb er ein chirurgisches Werk mit Anleitungen zu Operation und Therapie; S. DBA (1982) M 277, S. 331-334 (Meusel, Bd. 3, 1804).

[771] Mit einiger Sicherheit handelt es sich hierbei um die Ehefrau von Friedrich Hoffmann, der in Halle Professor und Leibarzt des Königs Friedrich Wilhelm I. in Berlin war.

Eures hochEdelgebohrnen
Meines herrn bruders
gehorsamster | diener
45 J[ohann] H[einrich] Schulze
Altdorff den 11. *Martii* 1731

H UBE Briefsammlung Trew, Korr. Schulze, Nr. 40, 3 S.; [keine Adresse]

39   *4. April 1731*
Johann Heinrich Schulze, Altdorf, an Christoph Jacob Trew, Nürnberg

HochEdelgebohrner und hochgelahrter,
insonders hochzuehrender Herr bruder.

Euer hochEdelgebohrn statte hiemit, wie auch der gantzen verehrten Societaet, welcher
5   mich gehorsamst empfehle, schuldigen danck ab für die mir bey meiner letzten
Anwesenheit erzeigte viele liebe und Güte. Ich habe einen rechtschaffenen *catarrhum
cum omnibus requisitis molestiis*[772] heim gebracht, und heute zum ersten Mal wieder
versucht ob das Arbeiten gehen wolle: da ich denn beykommendes ins Reine gebracht,
und dem Herrn bruder hiemit *communicire* um zu sehen ob ich Ihre Meynung recht
10 *assequiret* habe: sollte es nicht gerathen seyn bitte ich *liberrime* daran zu ändern. Anbey
bitte beykommendes Päck[chen] womit unsere *Specimina* bekannt zu machen suche,
einem nach der Meße gehenden Kauffmann zu *recommen-diren*. der Mann ist mein
Gevatter und Schwager, und pfleget meistens auf die Leipziger Meße zu kommen; da
Ihr denn ein[en] Materialiste[n] [773] der dahin handelt vielleicht kennen, oder doch sonst
15 das Päck[chen] dahin zu befördern leicht Wege finden wird. Überdem muß berichten
daß ich des Herrn Apothekers Dietrichs Erinnerungen[774] nicht finden kann, und weiß
doch auch nicht anders als daß ich sie noch den Abend vor meiner Abreise ge- |2| habt
habe. Ich muthmaße daß sie etwa möchte bey Herrn Dr. Götzen, allwo ich am
Sonnabend Vormittag gewesen, hier habe liegen laßen: kann es aber auch nicht gewiß
20 sagen. Wenn der Herr bruder den ersten Aufsatz noch hätten, wollte mir denselben wol
ausbitten, und hoffete mich schon drein zu finden, indem ich es etliche mal überlesen
habe. Übrigens verharre

---

[772] „Katarrh mit allen dazugehörigen Beschwerden".

[773] Sinngemäß und grammatikalisch richtig hätte Schulze „er" statt „Ihr" schreiben müssen. „Materialist" ist ein Spezerei- und Materialienhändler, auch „Gewürtz-Krämer, irrig Apothecker"; s. Zedler, Bd. 19 (1739), Sp. 2026.

[774] Wie in Brief UBE BT Schulze 34 (36) ist hier Wolfgang Friedrich Diet(e)rich genannt, der Inhaber der Apotheke Zum Goldenen Stern. Die „Erinnerungen" Diet(e)richs mit dem Titel „*Monita ad observationem de Regulo antimonii [...]*" im *Commercium* 1 (1731), S. 132 f., enthalten Anmerkungen, die sich auf Schulzes „*Observatio de Regulo antimonii medicinali com-pendiosissime praeparando*" (Beobachtung über eine sehr vorteilhafte Zubereitung des medizinischen Spießglanzes) beziehen. Hier beschreibt Schulze die chemische Herstellung des Spießglanzes (auch als Spießglas bezeichnet, so bei Zedler durchgehend); s. *Commercium* 1 (1731), S. 24 f.

Eures hochEdelgebohrnen
Meines Herrn bruders
25 gehorsamster | diener
J[ohann] H[einrich] Schulze
1731, den 4. April

H UBE Briefsammlung Trew, Korr. Schulze, Nr. 41, 2 S.; [keine Adresse].

40   17. April 1731
Johann Heinrich Schulze, Altdorf, an Christoph Jacob Trew, Nürnberg

S[alvo] T[itulo]⁷⁷⁵
insonders hochzuehrender Herr bruder

Habe [be]kommen ein paar *Recensiones.* Mit *Mundirung*⁷⁷⁶ einer *observation* habe
5   gestern einen Anfang gemacht: es kamen aber *fures temporis*⁷⁷⁷ und ließen mich nicht
absolviren. In deßen habe hier ein *malum novum* von Herrn Dr. Scheuchzern in Zürich
gehöret, wovon Herr Prof. Schwartz über leipzig Nachricht erhalten haben soll. Ich
wünsche es sey nicht wahr; indeßen lautet es also: Es habe sich Herr Dr. Scheuchzer auf
ein gerüste gestellet, und den zugelauffenen Volcke viel von der Tyranney ihrer
10 Obrigkeit und Kränckung ihrer freyheit vorgesagt: sie auch nicht undeutlich zum
Aufstand ermahnet. Drauf hätte die Obrigkeit ihn hetzen laßen, und wäre ihm wirklich
*capitis sententia*⁷⁷⁸ gesprochen, aber aus besonderer Gnad in eine ewige
Gefangenschafft verwandelt worden, drauß Er aber glücklich *echappiret* und in Baßel,
daselbst Schutz zu suchen, angelanget sey. Wenn bey Ihnen auch etwas davon bekannt
15 werden sollte, bitte mir eine *communication* der rechten Umstände aus. Ich sollte es fast
für unmöglich halten, da noch neulich briefe von Ihm bey uns eingelaufen sind, und ich
auch weiß daß Herr Dr. Baier noch vor kurtzer Zeit erst briefe von Ihm erhalten habe.

---

⁷⁷⁵ „mit üblicher Anrede".
⁷⁷⁶ *Mundierung* ist abgeleitet vom lateinischen Verb *mundare* (säubern). Schulze bezeichnete mit *Mundierung* die Tätigkeit, eine Observation zum Druck fertig zu machen, also zu kürzen oder eventuell zu korrigieren.
⁷⁷⁷ „Zeiträuber" („Diebe meiner Zeit").
⁷⁷⁸ „das Todesurteil".

Doch sagt mir der iunge Herr herel[779], der die Zeitung aus Herr Prof. Schwartzens
Munde hat, daß Herr baier[780], als er es Ihm auf Herr Schwartzens begehren *referiret*
20 hätte, vermeynet habe, es konnte wol eine alte wieder aufgewärmte *Listeria* seyn: denn
man habe Ihm in Zürich würcklich einmal hart angestanden, weil Er zu frey gesprochen
haben sollte. *Haec raptim idem fusciculum obsignaturo calamus ad scribendum ruit.*
Vale et saluta dominos Collegas[781]
Tuus
25 J[ohann] H[einrich] Schulze
den 17. April 1731

H UBE Briefsammlung Trew, Korr. Schulze, Nr. 42, 1 S. [keine Adresse].

---

[779] Zu Vater und Sohn Herel s. UBE BT Schulze 29 (27)
[780] Zur Biographie Baiers s. Kap. 3.1.
[781] „Da ich dies rasch Geschriebene gleich unterzeichnen will, beeilt sich meine Feder zu schreiben. Lebt wohl und grüßt die Herren Kollegen!"

41   *20. April 1731*
Johann Heinrich Schulze, Altdorf, an Christoph Jacob Trew, Nürnberg

HochEdelgebohrner und hochgelahrter
insonders hochzuehrender Herr bruder.

Hiebey kömmt noch etwas von *Novis*, die *Recensio contraction[is] scripti*
5   *Schreiberiani*: alias *Groenlandiae*[782], und Ihrer *observation*[783], nebst dem Correctur
bogen. bitte mir aus was etwa zu den nächsten 2 *Speciminibus* noch das nöthigste seyn
möchte bald zu erinnern, indem ich mit einer neuen Arbeit *occupiret* werde, und in
nächsten 14 Tagen nicht viel Zeit übrig haben werde: wollte also noch sehen, daß gegen
Montag das nöthige bey hand geschaffet werden könnte. Es hat neulich Herr Dr. Goetze
10 geschrieben, daß allerseits Herrn Collegen, mir die Sache zu erleichtern, einige
Momenta selbst aufsetzen wollten: welches mir dann besonders lieb seyn wird, und bitte
mir solches bey den *novis* insonderheit. da ich aber es bisher so gehalten, daß ich so viel
möglich alle auf einerley hinauslauffende *nova*, als *exempla foecunditatis*,
longaevitatis[784] *pp*. zu sammen genommen: wollte bitten *in hoc tramite*[785] zu bleiben, da
15 sich auch die Materie mächtig häuffet, wird nicht nur *studium concinnae brevitatis*,
sondern auch *selectus* nöthig seyn[786]: da ich denn unmaßgeblich dafür hielte, daß wir
die Erwehnung ungewöhnlicher Witterungen, wo es nicht etwas recht *extraordinaires*
wäre, am allerersten weglassen könnten: wie ich denn deßwegen mit allem fleiß nicht
viel davon berühren mögen. Herr Dr. Götzens *observation de vino analeptico in*

---

[782] „Hierbei kommt noch etwas von den *Nova*, die Rezension der Zusammenfassung der Schrift von Schreiber, in anderer Bezeichnung „die Grönländische", und Ihrer *Observatio*, nebst dem Korrekturbogen." – Der Name Schreiber wird im Kapitel *Recensio Synoptica* des Bandes 1731 erwähnt, wobei hier berichtet wird, dass dem Gelehrten Schreiber eine extraordinäre Professur an der Universität Halle übertragen wurde, dieser aber nach Moskau gegangen und dort als Arzt tätig sei. S. *Commercium* 1 (1731), S. 208. Im *Specimen* Nr. 27 dieses Jahres 1731 werden die „*Elementa medicinae physico Mathematicorum*" genannt, die von ihm herausgegeben wurden und auch von Russland aus weiterhin herausgegeben werden sollten. S. *Commercium* 1 (1731), S. 150-152. In diesem Jahrgang ist in Ausgabe Nr. 50 nochmals eine Rezension seines oben genannten Werkes zu finden. S. *Commercium* 1 (1731), S. 397.
[783] Im *Commercium* des Jahres 1731 sind von Trew sieben Observationen aufgelistet.
[784] „als Beispiele der Ergiebigkeit und Langlebigkeit usw."
[785] „auf diesem Pfad".
[786] „wird nicht nur eifrige Bemühung um gefällige Knappheit, sondern auch Auswahl nöthig seyn".

197

20 V[enae] S[ectione]⁷⁸⁷ soll nächstens kommen: wie auch deßen Nachricht von dem
    Antipodagrico Dom[inorum] Licentiatorum Carlii et Dippelii.⁷⁸⁸ Ich war heute schon
    halb *resolviret* hinein zu kommen, um vom einen und andern mündlich ein mehrers zu
    sprechen: da sich aber ein Candidat gefunden hat, der geschwind *expediret* seyn muß⁷⁸⁹,
    wird es wol bis Pfingsten geliebts Gott Anstand haben müßen. Denen Herrn Ulmer
25 *Subscribenten*⁷⁹⁰ habe ich 4 Exemplare von hier durch einen abreisenden *Studiosus*
    überschicket, durch welchen auch ferner von Zeit zu Zeit die Spedition thun werde. So
    habe auch nach Magdeburg und in die Altemarck welche geschicket; in gleichem durch
    einen nach Wien gehenden Freund, an einen gelehrten und *curieusen* Mann in
    Straßburg, der mit allen Ungarischen *Medicis* in Correspondentz stehet. Gestern war ein
30 Reisender Professor aus Königsberge Fischer⁷⁹¹ genannt, bey mir, der um des
    Wolffianischen⁷⁹² willen |2| abgeset-zet ist, und als Hoffmeister einen StiefSohn von

---

⁷⁸⁷ „Herr Dr. Götzens Beobachtung über den kräftigenden Wein beim Aderlass". Der entsprechende Text findet sich im *Commercium* 2 (1732), S. 50 f.; es handelt sich um einen Auszug aus einem Brief von Licentiat Carlius an Götz, in dem Gebrauch und Nutzen von Wein bei Schwächeanfällen während des Aderlassens erklärt wird. Bezug genommen wird auf eine Observation von Götz über die Verhinderung von Ohnmachtsanfällen, die durch Aderlass entstehen können; s. *Com-mercium* 1 (1731), S. 149.

⁷⁸⁸ „[...] *Antipodagricum* (Mittel gegen Gicht) der Herren Lizentiaten Carlius und Dippelius". „Lizentiat" ist ein akademischer Grad als Voraussetzung für die Lehrtätigkeit an Universitäten, der heute noch vor allem im Bereich der Theologie gebräuchlich ist. Johannes Conrad Dippelius (1673-1734) studierte zuerst Theologie in Gießen und Straßburg, dann Medizin und promovierte in Leiden zum Doktor der Medizin. Er hielt sich in Dänemark, Schweden und Deutschland auf und entwickelte mehrere neue Arzneimittel; s. Kestner (1740), S. 256. Johann Samuel Carlius (1676-1757) war Hofmedicus des Grafen Iseburg-Stollberg sowie Leibarzt des Königs Christian VI. von Dänemark; s. Schmidt-Herrling (1940), S. 99.

⁷⁸⁹ In der Bedeutung: „dessen Arbeit rasch herausgegeben werden muss".

⁷⁹⁰ Damit sind die Abonnenten in Ulm gemeint.

⁷⁹¹ Diese Person ist nicht bekannt; hier kann nicht Johann Bernhard v. Fischer gemeint sein. Zu Johann Bernhard v. Fischer s. UBE BT Schulze 70 (67).

⁷⁹² Christian (Freiherr von) Wolff (1679-1754) studierte Theologie, Mathematik und Philosophie und habilitierte sich 1703 in beiden Fächern in Leipzig. 1707 wurde er Professor der Mathematik in Halle und hielt auch Vorlesungen in Philosophie; 1723 wurde er auf Bestreben seiner pietistischen Gegner (unter ihnen vor allem auch August Hermann Francke) seines Amtes enthoben und des Landes verwiesen. Er fand Aufnahme in Marburg, wurde jedoch 1740 von Friedrich d. Gr. wieder nach Halle berufen. 1745 wurde er zum Reichsfreiherrn geadelt. Wolff hielt als erster mathematische Vorlesungen in deutscher Sprache. In der Philosophie vertrat er eine von der Mathematik geprägte sehr rationale Richtung in Anlehnung an Leibniz und Descartes. Viele Schriften seines umfangreichen Werkes gab er in deutscher Sprache heraus und schuf damit die Grundlage für eine deutsche philosophische Terminologie. Die Wirkung seines Gedankenguts war so groß, dass in der zweiten Hälfte des 18. Jahrhunderts nahezu alle philosophischen Lehrstühle in Deutschland von Wolffs Schülern besetzt waren. S. Brockhaus Bd. 20 (1974), S. 457 f.

dem Dantziger Herrn *Secretario* Kibein[793] führet. Er wird, wo möglich, auch mit dem Herrn bruder bekannt zu werden suchen: ist in allen dingen, sonderlich *botanicis, curieux.*[794] Ich habe auch das *Excerptum* aus Herrn Dr. Schreibers briefe, nebst dem

35 bogen aus den *Actis Erudit[orum]*[795] beygeleget, mit bitte der Herr bruder wollen belieben einen Aufsatz zu machen, wie die Sache zu *proponiren* seyn möchte, oder Herrn Dr. Preißler dazu versuchen. Ich bin nicht recht in *botanicis versiret*, wie der Herr bruder weiß, und möchte das κρινόμενον[796] nicht treffen. Übrigens verharre, nebst meiner gehorsamsten Emphelung an sämtliche Herrn Collegen.

40 Eures hochEdelgebohrnen
Meines bruders
gehorsamster diener
J[ohann] H[einrich] Schulze
Altdorff den 20. April 1731

45

H UBE Briefsammlung Trew, Korr. Schulze, Nr. 43, 2 S.; [keine Adresse].

---

[793] Zu dieser Person konnten keine näheren biographischen Angaben gefunden werden.
[794] „besonders in den botanischen Dingen bewandert".
[795] Die „*Acta Eruditorum*" sind die erste gelehrte Zeitschrift Deutschlands, nach dem Vorbild des „*Journal des Scavants*" 1682 in Leipzig von Otto Mencke gegründet. Das Journal brachte in lateinischer Sprache Auszüge aus neuen Schriften, Rezensionen, kleinere Abhandlungen und Notizen, mit Schwerpunkt in den Naturwissenschaften und der Mathematik. S. Brockhaus Enzyklopädie, Bd. 1 (1966), S. 105.
[796] „die Beurteilung".

42   23. April 1731
Johann Heinrich Schulze, Altdorf, an Christoph Jacob Trew, Nürnberg

HochEdelgebohrner und hochgelahrter,
insonders hochzuehrender Herr bruder und *Collega*.

da ich anietzo zwar sehr *occupiret* bin, wie neulich berichtet habe, kam doch nicht
5   umhin ein Stündlein abzubrechen, und Meinem Herrn bruder von meinem Kummer und
Gemüts-Unruhe einige Eröffnung zu thun. Es hat mir eine Zeitlang geschienen daß
unser lieber Herr Dr. Götze kaltsinnig wird, und seine briefe haben zu weilen etwas
nachdenklich gelautet. Da ich nun erkenne daß den feinden unsers *Instituti* nichts
erwünschters seyn könne als wenn zwischen uns der Saame des Mißtrauens und der
10 Uneinigkeit einwurtzelte und schädliche Trennung machte: bin ich daher gantz
bekümmert, und sorge es möchte etwa weiter einreißen. Nun bin ich mir nicht anders
bewußt, als daß ich bishero nach Möglichkeit das beste unsers gemeinschaftlichen
Werckes aufrichtig gesuchet, und so viel mir nur Zeit zu finden möglich gewesen, auch
mit *Sacrifizierung*, will nicht sagen meiner *Recreations*-Stunden, sonders offtermals der
15 nöthigen Ruhestunden, daran gearbeitet habe. Bey dem allen bekenne, daß mich die
Eilfertigkeit öffters veranlaßet habe das leichteste vor die hand zu nehmen, und zu erst
zu *mundiren*, unter der schmeichelnden Hoffnung es werde einmal mehr Zeit seyn auch
an das andere zu kommen: und dadurch ist freylich geschehen daß auch von Herr Dr.
Goetzens |2| fleißigen *Recensiones* und guten *Observationes* etwas zurückgeblieben ist:
20 daran gewiß keine andere als diese angeführte Ursache ist. und da kann ich *in re facta*
nicht weiter helffen, als daß ich sage daß mir es leid sey, daß mich theils die Noth theils
die hoffnung es würde nicht so übel genommen werden, dazu verleitet haben. Überdem
habe ich bey des lieben Mannes Arbeit mehrmals gefunden daß sie allzu diffus
gewesen: und habe ohn-möglich *pro nostri instituti modulo*[797] alles so *concentriren*
25 können, daß nicht zu weilen viel hätte wegbleiben müßen. So war zum Ex[empel] die
Recension von Barchewitzens[798] Reisebeschreibung, die mit stupendem fleiße

---

[797] „im Vergleich zur Vorgehensweise unseres Instituts".
[798] Im *Commercium* 1 (1731), S. 126-128 findet sich die Rezension der besagten Ost-Indischen Rei-sebeschreibung von Ernst Christoph Barchewitz (gest. 1781) „Neu vermehrte Ostindianische Reise=Beschreibung", Chemnitz 1730, unter dem ins Lateinische übersetzten Titel: „*[...] De-scriptio itineris sui in Indiam orientalem*". Darin wird eine

verfertiget worden: aber ohne *delectu*⁷⁹⁹ der Sachen, die man fast in allen Ost-Indischen Reisebeschreibungen findet: welche niemandem in unsern blättern würden angenehm gewesen seyn. Deßwegen habe freylich von derselben wenig profitiret, sondern, nachdem ich das buch durchlauffen, eine Kürtze nach meinem Gutbefinden *substituiret*⁸⁰⁰ habe. demnach ist mir leid daß ich denselben verdrießlich gemacht habe, und bitte mir nur aus an die hand zu geben, wie man Ihn wieder *addouciren* könne. Ich weiß nicht ob nicht noch wieder eine andere Ursache dahinter stecke. Ich zweifele fast nicht es werden an Ihn so wol, als an mich geschehen ist, leute gekommen seyn, die *semina discordiarum*⁸⁰¹ durch *odiöse* Erzehlungen, oder erdichtete Dinge zu streuen In- |3| tention gehabt haben. daß bey mir solcherley Sachen angebracht seyn, kann ich bey meinem Gewißen versichern, ich bezeuge aber vor Gott, daß mein hertz gegen alle und iede herrn Collegen heute ist wie voriges Jahr, da wir den ersten Grund zu unserem *Instituto* legten, und daß bey mir keine *Calumnia* Gehör finden werde, indem ich weiß, daß wir arglistige feinde haben, die sich freuen wenn solche fallstricke nach ihrer Intention *reussiren*: welche freude ihnen zu machen mit Gottes hülffe nicht geschehen soll. Ferner ist mir eingefallen ob Herr Dr. Götze nicht etwa in einer kleinen Schwachheit von *Ambition* stecke, und es Ihn verdrieße daß, da man mir den offt *deprecirten*⁸⁰² Titel als *Praeses* oder Director gegeben, Ihm, der doch an Alter und *Experience* ein wahrhafftes *Ascendent*⁸⁰³ vor mir hat, nicht auch ein Titel gegeben sey. Nun bezeuge vor Gott, daß ich den *invidiosen*⁸⁰⁴ Titel nicht begehre, und es mein rechter Ernst sey, was ich mehrmals gesagt und geschrieben habe: nehmlich ich wünschte, daß wir ohne *Sollennität* und Titel lieber der Welt reelle Dienste thun mögen: als mit eußerlichem *Splendeur* uns selbst last und *invidiam* erwecken. Das beste *Systema* einer Societaet ist, meiner Einsicht nach, wenn der vornehmste ist wie der geringste und alle in brüderlicher liebe den gemeinschafftlichen |4| Nutzen mit gleichem Eifer befördern. Mir wäre demnach recht lieb, wenn wir uns aller Titulaturen entweder

---

geographische und botanische Beschreibung verschiedener Inseln und Inselgruppen des indonesischen Archipels gegeben, z.B. der Molukken und besonders der Banda-Inseln. Barchewitz stammte aus Großsömmerda bei Erfurt. Er fuhr 1711 nach Ostindien, wo er sich bis 1722 aufhielt.

⁷⁹⁹ „ohne Auswahl (Ausschluss)".
⁸⁰⁰ „eine Kürzung [...] vorgenommen habe".
⁸⁰¹ „die Samen der Zwietracht durch hasserfüllte [...]".
⁸⁰² „erwünschten".
⁸⁰³ „einen Vorsprung".
⁸⁰⁴ „den Neid erregenden Titel".

enthielten, oder, was es ja seyn sollte, Herr Dr. Götzen *communi societatis nomine*⁸⁰⁵ auch ein *Titulus honoris et officii*⁸⁰⁶ beygeleget würde. Ich habe dieses Meinem Herrn
55 bruder in höchstem Vertrauen schreiben und entdecken wollen, und bitte mir aus Dero aufrichtigen Gedancken mir hinwiederum zu entdecken, sonsten auch *quorumqe modo, quem prudentiae TUO permitto,*⁸⁰⁷ zu versuchen, wie etwa eine glimmende Kohle der Mißhelligkeit bey Zeiten könne gelöschet werden. Ich glaube, wenn davon viel gesprochen würde, möchte es nur weiter gehen, und der Riß ärger werden: wird also am
60 besten seyn in das füncklein lieber zu speyen, als es aufzublaßen. Mit Wiederrathung des *proiectirten*⁸⁰⁸ bewußten Ansuchens, habe es auch redlich und ehrlich gemeynet: *sed votum unius et unicum, et in societate plura vota concludunt*⁸⁰⁹: wenn es *deliberata re*⁸¹⁰ für heilsam befunden wird, will ich gerne *accediren*. Es schreckte mich unter andern mit, daß Herr Dr. B. in Braunschweig seine leute hat, und Herr Dr.
65 Brückmann⁸¹¹ meines Erachtens, wenn davon erfahren hätte, nicht schweigen würde, sondern es herum erzehlen oder schreiben würde: *novi eius ingenium*⁸¹². Gelänge es uns nicht nach Wunsch würde ein trefflich Jubilieren entstehen: Zöge sich die Sache auf die lange Bank, würde es an *Machinen*⁸¹³ nicht fehlen. *Sed spacio exclusus claudo* eilens⁸¹⁴, und verharre nach alter Teutscher Art
70 Eures HochEdelgebohrnen
Meines Herrn bruders und *Collega*
gehorsamster | diener
J[ohann] H[einrich] Schulze
den 23. April 1731

---

⁸⁰⁵ „im Namen der gesamten Sozietät".
⁸⁰⁶ „ein Ehren- und Amtstitel".
⁸⁰⁷ „auf irgendeine Art, die ich deiner Klugheit überlasse".
⁸⁰⁸ „des vorgeschlagenen [...]".
⁸⁰⁹ „Aber das ist der Vorschlag eines einzelnen allein, und in der Sozietät gibt die Ansicht der Mehr-heit den Ausschlag."
⁸¹⁰ „nachdem man die Sache überdacht hat".
⁸¹¹ Franz Ernst Brückmann (1697-1753) war Arzt, Botaniker und Naturforscher; er wurde Doktor der Medizin und Philosophie in Helmstedt ab dem Jahr 1721; außerdem war er praktischer Arzt in Weferlingen von 1720 bis 1721 und in Braunschweig von 1721 bis 1728. Eine weitere Funktion von ihm war die des Stadtarztes in Wolfenbüttel ab 1728; zudem war er ab 1725 Mitglied in der *Leopoldina*. S. DBA (1982) M 150, S. 11-24 (Goetten, Bd. 1, 1735).
⁸¹² „Ich kenne seine Begabung".
⁸¹³ „an Machenschaften" (von *machinatio* – Intrige).
⁸¹⁴ „Nun aber, da ich keine Zeit mehr habe [wörtlich: vom Zeitraum ausgeschlossen], schließe ich eilends."

75 [keine Adresse]

HochEdelgebohrner *pp.*

Nachdem meinen brief den der *Ordinaire* heutige bothe mit bringet, schon geschrie-ben
80 und weggeschicket war, *resolviret* meine Frau nach N[ürn]berg zu reißen: von welcher
Gelegenheit noch profitiren will.

Ich bin *occupiret* einem *Candidato* der *de valetudine salis coitorum*[815] *disputiren* will
und soll, mit Materialien an die hand zu gehen. Nun weiß nichts *in hoc genere*[816] außer
was *Ramazzinus*[817] geschrieben hat. Wenn Mein Herr bruder etwa in Ihrer *Bibliotheque*
85 etwas hätten, oder |2| bey einem guten Freunde etwas hirher einschlagendes bekommen
könnten, wäre es mir ein Gefallen. Ich habe *de metallicolarum morbis Praes[ide]*
Alberti[818] und *Metallurgiam morbosam praes[idio] Hoffmanno*[819] auch noch eine von
diesem *themate* die in holland von einem *Petraei*[820] gehalten: weiß nicht ob etwas
dienen[d] seyn wird, weil noch nicht nachgelesen habe. *Ramaz-zinum de morbis*

---

[815] „Über den Gesundheitszustand derer, die mit Salz umgehen." Eine Dissertation mit diesem Titel konnte unter den von Schulze veröffentlichten nicht gefunden werden.

[816] „über dieses Thema".

[817] Bernhardo Ramazzini (1633-1714) studierte in Parma, wo er 1659 den Doktortitel erwarb. 1671 ließ er sich als Arzt in Modena nieder. Ab 1682 war er Professor an der Universität zu Modena, ab 1700 Professor der Medizin in Padua. Bekannte Werke sind z.B. *„De principum valetudine tuenda"* (Über den Schutz der Gesundheit von Fürsten), 1711 in Leipzig nachgedruckt; *„De morbis artificum"* (Über Krankheiten von Handwerkern), 1718 in Leipzig nachgedruckt. Vgl. Zedler, Bd. 30 (1741), Sp. 729. Das Werk *„De morbis artificum"*, die erste zusammenfassende Darstellung von berufsspezifischen Krankheiten, wird hier von Schulze erwähnt.

[818] „[...] über Krankheiten von Metallarbeitern, unter dem Vorsitz von Alberti [...]." Diese Dissertation wurde 1721 von Stephan Anton Kochlatsch aus Besztercebánya (Ungarn) mit dem Titel „De metallicolarum nonnullis morbis" verteidigt. S. Kapronczay (1987), S. 177. – Michael Alberti (1682-1757), Sohn eines Pfarrers an der Lorenzkirche in Nürnberg, studierte ab 1698 in Altdorf Theologie, entschloss sich aber aufgrund einer Begegnung mit den Professoren der Medizin Wedel und Krause im Jahre 1701 dazu, in Halle mit dem Medizinstudium zu beginnen. Nachdem er 1704 unter Georg Ernst Stahl seine Dissertation verteidigt hatte, war er kurzzeitig in Nürnberg als Arzt tätig, kehrte jedoch schon 1705 nach Halle zurück, wo er medizinische und philosophische Vorlesungen hielt. 1710 wurde er zum ordentlichen Professor der Medizin in Halle ernannt, 1719 erhielt er auch eine außerordentliche Professur für Physik. Er war eifriger Anhänger und Verteidiger der animistischen Lehre Stahls. Unter seinem Namen wurden mehr als vierzig Dissertationen herausgegeben; er verfasste zahlreiche medizinische und philosophische Abhandlungen. S. DBA (1982) M 12, S. 90-129 (Börner, Bd. 1, 1748).

[819] „De metallurgia morbosa" (Über den Krankheit-bringenden Umgang mit Metallen). Diese Dissertation wurde 1695 unter Hoffmanns Vorsitz in Halle verteidigt. S. DBA (1982) M 552, S. 156 (Goetten, Bd. 2, 1736).

[820] Zu dieser Person und dieser Schrift konnten keine Angaben in Erfahrung gebracht werden.

90 *artificum*[821] habe nicht anders als deutsch, und bleibt schlecht übersetzt: möchte ihn gerne lateinisch haben: wenn ihn der Herr bruder hat, bitte mir denselben auf einige Tage aus. Meine frau kann ihn mitnehmen. Sie logiret bey der Consulentin hoffmännin. Es hat Herr HoffRath hoffmann eine Beschreibung des hällischen SaltzWesens ediret, deutsch, und wo ich nicht irre ist eine Collection lateinisch eingedrucket: deshalb
95 könnte vielleicht einiges nutzen. Übrigens verharre
Eures HochEdelgebohrnen
Meines Herrn bruders und Collegen
gehorsamster diener
J[ohann] H[einrich] Schulze
100 den 23. April 1731

---

[821] „Ramazzinus' Über die Krankheiten von Handwerkern".

H UBE Briefsammlung Trew, Korr. Schulze, Nr. 44 a, 4 S.; Nr. 44 b, 2 S., mit Datumsvermerk vom 23. April 1723 neben der Anrede;44 b adressiert an: A Monsieur | Monsieur le Docteur | Trew | à | Nuremberg [mit Siegel].

43   **9. Mai 1731**
Johann Heinrich Schulze, Altdorf, an Christoph Jacob Trew, Nürnberg

HochEdelgebohrner und hochgelahrter,
insonders hochzuehrender Herr bruder.

     Hiebey kömmt eine Recension. Ich vermeynte noch eine beyzulegen, es wird aber die
5   Zeit zu kurtz. Der Herr bruder beliebe in beygehendem Originale nach zu sehen ob ich
im frantzösischen nicht des wahren Sehens verfehlet; ingleichen ob ich die *nomina*
propria recht geschrieben habe und ob sie nicht Chicoyneau[822] und Peyro-nie[823] heißen
sollen. Vielleicht giebet es gelehrte bey Ihnen denen diese Nahmen bekannter sind, und
das *Decisum* geben können. Ich habe gemeynet anheute selbst bey Ihnen zu seyn: aber
10 mein Reise-Compagnon, der mit mir fahren wollte, hat verhinderung bekommen, daher
es gar anstehen laßen will, bis etwa am freytag, wo nicht aufs neue was dazwischen
kömmet. Inzwischen habe Meinem Herrn bruder im Vertrauen eröffnen wollen, daß mir
gegenwärtiges Ziel trefflich hart ankommt, indem meine völlige besoldung Herrn Dr.
Hereln zum Abtrag meiner Obligation *as-signiret* habe, und |2| es mit einer
15 anderweitigen Einnahme, darauf *Conto* gemacht hatte, noch weitläuffig aussiehet; von
Studiosis aber zwar viel zu hoffen, aber nicht mit Gewißheit zu erwarten habe, oder
doch nicht so bald als die Zeit erfordert. Nun ist mir eingefallen daß meine sämtliche
Herrn Collegen mehr als einmal sich gütig erklärt haben mir, wenn von unsern Herrn

---

[822] François Chicoyneau (1672-1752) promovierte 1693 in der Medizin, wurde 1732 königlicher Leibarzt in Paris und im selben Jahr Mitglied der *Académie Royale des Sciences*. S. *Nouvelle Biographie Générale*, hrsg. von den Brüdern Didot, Paris 1852-1866, 46 Bde. (Bd. 1-9 unter dem Titel *Biographie Générale universelle*); http://j_mirou.club.fr/index.htm, abgerufen am 10.05. 2008.

[823] François Gigot de la Peyronie (1678-1747) als Sohn eines Chirurgen in Montpellier geboren, studierte dort Philosophie und ließ sich zum Chirurgen ausbilden. In Paris setzte er seine Ausbildung unter Georges Mareschal fort. Nach Jahren der Lehrtätigkeit in Montpellier und Paris wurde er Mitglied der *Académie Royale des Sciences* und Leibarzt Ludwigs XIV. 1736 wurde er Erster Chirurg am *Hôtel-Dieu* in Paris. Er beschrieb als erster die *induratio penis plastica*, nach ihm auch als Peyronie-Krankheit bezeichnet. S. Zedler, Bd. 27 (1741), Sp. 1184.

Subscribenten etwas erkleckliches eingehen sollte, davon eine *Recreation*[824] für meine Mühe zu machen. da geschähe mir ietzo der größeste Gefallen, wenn ich durch diesen Canal einigen Zufluß bekäme, indem schon hart beklemmet bin, und noch keinen *succours* anders woher sehe. Ich weiß daß mit Mein Herrn bruder *cordat* reden darf sonst hätte mich kaum unterstanden Sie zu bitten, Dero gute *officia* dahin zu *interponiren*, daß mir einige beyhülffe geschehe. Ich erwarte hierüber Dero gedancken mündlich zu vernehmen, und werde mich am freytag geliebts Gott ohnfehlbar in meinem *ordinairen Logis* finden laßen. Übrigens verharre
Eures hochEdelgebohrnen,
Meines Herrn bruders
gehorsamster diener
J[ohann] H[einrich] Schulze.
Altdorff den 9. *Maij* 1731

H UBE Briefsammlung Trew, Korr. Schulze, Nr. 45, 2 S. *[keine Adresse]*.

---

[824] „*Recreation*" bedeutet Erholung, hier eine finanzielle Erholung.

44 **12. Juni 1731**
Johann Heinrich Schulze, Altdorf, an Christoph Jacob Trew, Nürnberg

HochEdelgebohrner und hochgelahrter
insonders hochzuehrender Herr bruder.

Meines Herrn bruders brief habe gestern etwas späte erhalten, weil auf unsers Herrn
5   Cantors hochzeit war, und erst langsam nach hause kam. Dabey passirte ein *Curieu-ser
Casus*[825]. Nehmlich die vormalige Pantzerin, nachmals hofmännin, die schon ziemlich
kränckelte seit Jahr und Tagen, saß nebst andern Gästen in der Neben-Stu-be: kam zu
uns in die Haupt-Stube, war lustig, redete daß sie sich nichts mehr als ein balden und
seligen Tod wünschete: ging wieder hinüber, war vergnügl[ich] und augenblicklich
10 mause todt: welches denn die hochzeitsfreude in etwas *derangirete* und einigen
Auflauffe machte.
Der Correctur bogen kommt hiebey: ingleichen *vita D[omini] D[octoris] Grassii*[826]. der
Entwurff vom Kupfer, der zu öberst ißt, gefällt mir am besten: wenn nur das Por-trait
recht geräth. Die Correctur Arbeit will mir heute gar nicht recht gehen, weilen ich einen
15 starcken fluß am lincken Auge, mit einer völligen Entzündung habe: weiß also nicht ob
der bogen allzu *accurat* seyn wird. Auch müßen um eben der Ursache willen mehr
dinge zurücke bleiben. *Recommendire* mich der gesamten werthesten Sozietät aufs beste
und verharre
Eures hochEdelgebohrnen
20 Meines Herrn bruders
gehorsamster diener
J[ohann] H[einrich] Schulze
Altdorff den 12 *Junii* 1731

---

[825] "sonderbarer Vorfall".

[826] Zur *Vita Grassii* s. *Commercium* 1 (1731), S. 217-218. Samuel Grass (1653-1730) kam in Breslau zur Welt, studierte und promovierte in Jena und praktizierte als Arzt in Breslau. Er war Mitglied der *Leopoldina* und gab als sein bekanntestes Werk die „*Historia morborum Wratisla-viensium*" heraus. S. DBA (1982) M 416, S. 73 (Jöcher, Bd. 2, 1750).

H UBE Briefsammlung Trew, Korr. Schulze, Nr. 47, 1 S. [keine Adresse].

44*   **16. Juni 1731**
C. J. Trew, Nürnberg, an Johann Heinrich Schulze, Altdorf
H UBE Briefsammlung Trew, Korr. Trew, Nr. 700, 2 S..

45   **21. Juni 1731**
Johann Heinrich Schulze, Altdorf, an Christoph Jacob Trew, Nürnberg

Hochzuehrender Herr bruder.

Hiebey kömmt was heute fertig geworden. Weil ich mit der *Elaboration* der weitläuffigen Beschreibung von dem *herbario*[827] nicht fertig werden können, soll solche

5   längstens am Mittwochen geliebts Gott erscheinen. Ich hätte sie gewiß vergeßen wenn der Herr bruder nicht dran erinnert hätte, weil sie zu unterst im Archiv gelegen. Ich werde diese Woche alle alte blätter durchsehen und zu förderst die *nova*[828] zu-sammen bringen. Die Menge derselben macht mir gantz bange: doch freuet mich die neue Schrifft, die vielmehr fördern kann, zumal da bißher anfangs die *nova* mit grober

10   Schrifft gedruckt worden, und nicht viel auf den dazu *destinirten* Platz zu bringen gewesen ist. Wollte Gott daß ich auf ein paar Tage einen Gehülffen hätte; weil mich *index* auch *urgiret*. *Vale& saluta Socios*[829].
Tuus
J[ohann] H[einrich] Schulze

15   den 21. *Junii* 1731
verte
P. S.
Der brief ist, weil unverhofft ein hinderniß dazwischenkam, liegen blieben, und indeßen ist die recension fertig geworden. Ich hoffe es soll sich so als ein *novum* beßer schicken.

20   Von dem termin bis Jacobi[830] finde nichts im proiect. Ist es aber an den Herrn bruder

---

[827] Die hier erwähnte Beschreibung von Kräutern könnte auf den Text „*Herbaria viva copiose pa-randa*" hinweisen; s. *Commercium* 1 (1731), S. 220.
[828] Zum *Commercium* s. Kap. 4.2 sowie Rau (2006).
[829] „[…] weil mich [die Anfertigung des] Index bedrängt. Lebt wohl und grüßt die Kollegen."
[830] Jakobi ist am 25. Juli.

etwa *privatim* geschrieben worden könnte es mit wenig worten angehänget werden, etwa folgender gestalt:

Interest auctori rescire propediem amatores instituti sui: nosque eo magis rogamus ut celeriter ipsius indicatis amicis nomina scribantur, quo magis dolemur, casu quodam
25 *factum esse, ut serius, quam volueramus, indicio nostro illud innotescat.*

H *UBE Briefsammlung Trew, Korr. Schulze, Nr. 48, 1 S. mit P.S. im Anhang;[keine Adresse].*

Übersetzung ab Zeile 22:
Es liegt dem Verfasser daran, dass die Gönner seines Institutes in den nächsten Tagen Nachricht erhalten: und umso mehr bitten wir darum, dass seinen von ihm angegebenen Freunden schnell die Namen geschrieben werden, je mehr es uns betrübt, dass es durch einen Zufall passiert ist, dass jenes später, als wir beabsichtigt hatten, durch unsere Anzeige bekannt gemacht wird.

46 **25. Juli 1731**
Johann Heinrich Schulze, Altdorf, an Christoph Jacob Trew, Nürnberg

Auf den dienstag geliebts Gott soll eine *Recension* nachfolgen.

Quid quaeso est arteria azygos? [831] *meminit eius quadam Jena transmissa observatio.*
[832] *Venam intellegi illo loco non sinit tota narratio. Considera quaeso totum casum et*
5 *mentem tuam scribe. Videtur mihi impossibilis tam profundi sinus accurata descriptio, et vereor ut vani videamus aut stolidi si eam, ut iacet, admittamus.Vale et saluta socios den 25. Julii 1731*

---

[831] Bei Zedler wird der Begriff *Arteria azygos* folgendermaßen erklärt: „ [...] eine gewisse Blutader, [...], welche ein Fortsatz der Hohlader ist, so aus dem rechten Theile des obersten Stammes entspringet und gemeinlich zwischen der vierten und fünften Rippe hervorkommt, nach den Wirbeln des Rückens steiget [...]." S. Zedler, Bd. 2 (1732), Sp. 2308. Im Index des *Commercium* findet sich der Begriff *Arteria ayzygos* nicht, jedoch sind drei Seitenzahlen zur *Arteria ossificata* genannt, *Commercium* (1731), S. 238, 407 f.

[832] Eventuell gibt Schulze hier einen Hinweis auf einen Artikel aus dem *Commercium* mit dem Titel „*Arteria serosa*"; s. *Commercium* 1(1731), S. 400.

10   *H UBE Briefsammlung Trew, Korr. Schulze, Nr. 49, 1 S.; [keine Adresse].*

Übersetzung:

Was ist bitte die unpaarige Arterie? Eine gewisse aus Jena überschickte Beobachtung erinnert mich daran. Die ganze Darstellung lässt nicht zu, zu meinen, eine Vene sei an jener Stelle. Bitte überlegt den ganzen Fall und schreibt mir Eure Gedanken. Es scheint mir die genaue Beschreibung eines so tiefen Bogens unmöglich, und ich fürchte, dass wir als Windbeutel oder Dummköpfe erscheinen, wenn wir annehmen, dass diese dort liegt. Lebt wohl und grüßt die Kollegen.

den 25. Juli 1731

47 *29. Juli 1731*
Johann Heinrich Schulze, Altdorf, an Christoph Jacob Trew, Nürnberg

Salutem plurimam
En mitto quae parata sunt, sine dubio iam suffectura proximo specimini. Die Jovis mittam plura et interea indices etiam, quantum licebit, curabo. Fac quaeso cum D[omino] D[octore] Preislero ut recensionis labore aliquantisper supersedere possim,
5 *quo celerius index pronuntiatur. Vale et saluta amicos et collegas.*
a. d. XXIX Julii 1731.
J[ohannes] H[enricus] Schulze
Pretium Celsi[833] *et Aretaii*[834] *scire vellem. Proxime ambos remittam, aut ipse, quum venero, mecum afferam una cum aliis quae mihi non amplius inserviunt.*

10   *H UBE Briefsammlung Trew, Korr. Schulze, Nr. 50, 1 S.; [keine Adresse].*

Übersetzung:

Ich grüße dich herzlich

Hier schicke ich, was fertig ist, zweifellos wird es nun für das nächste Heft ausreichen. Am Dienstag werde ich mehr schicken und inzwischen auch für Indices sorgen, soweit möglich. Macht bitte mit Herrn Dr. Preisler aus, dass ich mir die Mühe der Rezension

---

[833]   Zur Biographie des Celsus s. Kap. 4.1.
[834]   Aretaios von Kappadokien (1. Jh. n. Chr.), Arzt der pneumatischen Schule; von ihm sind acht Bücher über Ätiologie, Diagnostik und Therapeutik akuter und chronischer Krankheiten erhalten; s. Der Kleine Pauly, Bd. 1 (1979), Sp. 525.

ein wenig sparen kann, damit der Index umso schneller angekündigt wird. Lebt wohl und grüßt die Freunde und Kollegen.

den 29. Juli 1731.

Johann Heinrich Schulze

Ich hätte gern den Preis für den Celsus und Aretaius gewusst. Ich werde beide nächstens zurückschicken, oder selbst, wenn ich kommen werde, zusammen mit den anderen mitbringen, die mir nicht weiter dienlich sind.

47*   *28. Juli 1731*
C. J. Trew, Nürnberg, an Johann Heinrich Schulze, Altdorf
H *UBE Briefsammlung Trew, Korr. Trew, Nr. 701, 2 S.*

48   *[ohne Datierung]*
Johann Heinrich Schulze, Altdorf, an Christoph Jacob Trew, Nürnberg

Hochzuehrender Herr bruder

Hierbey überkömmt die *Recension*, worein ich noch etwas geflicket habe, damit der Titel nicht ja so lang als die Nachricht seyn möge. Ich kam nicht erst wieder ins
5   Geschick mit arbeiten zu können, daß auch wieder einmal was *contribuiren* könnte. Die vorige Woche habe 2 mal über land zu Patienten reisen müssen; und da ich meynete wie ruhig ich am Sonnabend arbeiten wollte, wurde ein *conventus extraordinarius*[835] angestellet, weil der Herr *Pro-Cancellarius*[836] wegen der *gravaminum in p[unc]to*[837] des Umgeldes herausgeschicket worden. Darüber ist der Tag auch verdorben worden, mit
10   samt dem heutigen Vormittag, da nochmals meine *Gravamina* aufsetzen und übergeben müßen. Wenn endlich nur was gutes aus dem handel wird, soll michs nicht reuen: *sed quam vereor ut fatales discordiae res nostras disiiciant. Academia*[838] *uno ore, una*

---

[835] „außerordentliche Zusammenkunft".
[836] „Prokanzler".
[837] „wegen der Beschwerden bezüglich des Umgeldes".
[838] Hiermit ist die *Leopoldina (Academia Naturae Curiosorum)* gemeint, deren Journal innerhalb Deutschlands die größte Konkurrenz für das *Commercium* darstellte. Sie wurde 1652 von vier Schweinfurter Stadtärzten unter Leitung von Johann Lorenz Bausch zur Förderung der Heilkunde und der Naturwissenschaften gegründet. An ihrer Spitze standen der aus dem Kreise der Adjunkten gewählte Präsident sowie der mit den gleichen Rechten

mente conspirat, sed moderata et mitia consilia DEUS inspiret Promiscualibus, qui nos indignissime lacessiverunt. Haec inscius dolor expressit. Vale

15   *TUUS*

J[ohannes] H[enricus] Schulze

H UBE Briefsammlung Trew, Korr. Schulze, Nr. 51, 1 S. [keine Adresse].

Übersetzung ab Z. 12:

Aber wie fürchte ich, dass fatale Zwistigkeiten unsere Angelegenheiten auseinander bringen. Die Akademie ist völlig einig, einmütig, aber möge Gott gemäßigte, milde Absichten den einfachen Leuten eingeben, die uns in ganz unwürdiger Weise herausgefordert haben. Dies hat unwissender Schmerz ausgedrückt. Lebt wohl,

EUER Johann Heinrich Schulze

48a*   **4. August 1731**
C.J. Trew, Nürnberg, an Johann Heinrich Schulze, Altdorf
H UBE Briefsammlung Trew, Korr. Trew, Nr. 702, 3 S. (als Entwurf).

48b*   **1. September 1731**
C. J. Trew, Nürnberg, an Johann Heinrich Schulze, Altdorf
H UBE Briefsammlung Trew, Korr. Trew, Nr. 703, 1 S., adressiert an: Monsieur | Monsieur le | Docteur Schulze | à Altdorf [mit Siegel].

48c*   **27. September 1731**
C. J. Trew, Nürnberg, an Johann Heinrich Schulze, Altdorf
H UBE Briefsammlung Trew, Korr. Trew, Nr. 704, 2 S.

---

ausgestattete *Director Epheme-ridum*, der für die Herausgabe des in Jahrgangsbänden erscheinenden Journals, den *Epheme-rides*, verantwortlich war. Zu den bedeutendsten Präsidenten zählten Lucas Schroeck (1693-1730), Johann Jacob Baier (1730-1735) sowie Andreas Elias Büchner (1735-1769). Vgl. hierzu auch Kap. 4.2. Besonders Johann Jakob Baier versuchte, die Mitglieder der *Leopoldina* von einer gleichzeitigen Mitarbeit im *Commercium* abzuhalten. Vgl. hierzu Schnalke (2002), S. 100.

48d* *1. November 1731*
C. J. Trew, Nürnberg, an Johann Heinrich Schulze, Altdorf
H UBE Briefsammlung Trew, Korr. Trew, Nr. 705, 3 S.

48e* *22. November 1731*
C. J. Trew, Nürnberg, an Johann Heinrich Schulze, Altdorf
H UBE Briefsammlung Trew, Korr. Trew, Nr. 706, 2 S.

48f* *4. Dezember 1731*
C. J. Trew, Nürnberg, an Johann Heinrich Schulze, Altdorf
H UBE Briefsammlung Trew, Korr. Trew, Nr. 707, 2 S.

49 *6. Januar 1732*
Johann Heinrich Schulze, Altdorf, an Christoph Jacob Trew, Nürnberg

Salutem & officia[839]

Bey dem überschickten *novo* bemercke, daß ich am Ende deßelben die Intention des Herrn *Concipienten* nicht *assequire,* sonderlich was die worte *quibus intenta haec ratio*
5 *vicissim declaratur*[840] eigentlich sagen wollen. Ist die Meynung, daß Herr Dr. baier[841] Vorschläge und bedingungen setze, wie sich ein iedes *Membrum Acad[emiae] N[aturae] C[uriosorum]*[842] der bibliothek und des *Musei* recht gebrauchen möge: könnte es etwa so ausgedrücket werden: *quibus cuius ad utilitatem suam apparatu librorum et rerum naturalium uti cupienti satis fieri posse existimat*[843]. Ist aber die
10 Meynung anders, würde auch eine deutliche *Expression* nöthig seyn. Ich kann das

---

[839] „Gruß und pflichtgemäße Anrede".
[840] „[...] mit welchen diese beabsichtigte Methode wechselweise bezeichnet wird [...]".
[841] Schulze bezog sich auf Baiers Anweisungen zum Umgang mit der Bibliothek der Leopoldina.
[842] „Mitglied der Akademie der Naturforscher".
[843] „Damit könne einem, der die Bereitstellung der Bücher und der Naturaliensammlung zu seinem Nutzen gebrauchen möchte, Genüge getan werden, wie er glaubt."

Schediasma Baierianum[844] nicht finden, sonst hätte mich daraus selber informiren wollen. Bey letzl[ich] überschicktem Archiv, wird, meines Behaltens der 9te Theil von Frischens *Insectis*[845] gewesen seyn, welchen ein guter freund allhier von mir wieder fordert. Und weil derselbe *in procinctu*[846] stehet, nach Wien abzureisen, wäre mir lieb,

15 wenn ich denselben *proxima occasione*[847] bekommen könnte. Ich werde ihm einen brief an den Herrn leib*Medicum* Garelli[848] mitgeben, und *privato nomine*[849] derweile *notificiren* daß unser Jahrgang nächstens an Ihn werde überliefert werden: zugleich unser *Institutum* bestens *recommendiren*. Wenn der Herr bruder mir ein recht sauberes und vergüldet beschnitten Post-Papier verschaffen und mit *retournirenden* bothen

20 schicken wollten, wäre mir es sehr lieb, ich schicke dazu beygehende 30 Kreuzer. In Herrn Dr. Stockens[850] *Indice*, nach welchem mich *in elaboratione praefationis synopticae*[851] gerichtet habe, ist unter dem Titul *Semiologia*[852] ein *vacuum* gewesen: Jetzo finde aber *pagina* 311 ein richtig *semiologicum* so hier beygehet. Wenn es noch in den andern bogen an gehörigem Platze eingerückt werden könnte, wäre es mir lieb: wo

25 nicht, muß ich es als ein *praetermissum* hinten anhängen. Vermutlich wird von dem ietzt überkommenen meist eine Columne übrig bleiben: und ich *aestimire* was noch

---

[844] Der volle Titel lautet: „*Schediasma quo institutum suum de Aurel. Cornel. Celso ad maiorem philiatrorum utilitatem accommodando aperit atque commendat.*" (Entwurf, mit dem der Verfas-ser sein Vorhaben der Bearbeitung des Aurel. Cornel. Celsus zum größeren Nutzen der Lieb-haber der Arztkunst ankündigt und empfiehlt). S. Baier (1720).

[845] Es findet sich eine Erwähnung dieses Autors und seiner Beschreibung von der Verwandlung der Insekten auf S. 414 der letzten Ausgabe des *Commercium* von 1731. Außerdem wird das Werk von Frisch zur Beschreibung von „allerlei Insecten in Teutschland" unter den *Libri novi* angekündigt. S. *Commercium* (1732), S. 248.

[846] „im Begriff" (eigentlich „gegürtet").

[847] „bei nächster Gelegenheit".

[848] Zu Garelli s. Brief UBE BT Schulze 38 (36).

[849] „in eigenem Namen".

[850] Es findet sich in den Indices des *Commercium* zum Jahre 1731 bei der Auflistung aller Mitarbeiter am *Commercium* auch die Erwähnung von Stock; s. *Commercium* 1 (1731), S. 371. Georg Nicolaus Stock (1702-1753) studierte mit Gessner und Haller in Basel und Paris und war seit 1729 als praktischer Arzt und Militärarzt in Nürnberg tätig; ab 1730 war er Mitarbeiter des *Commercium*. Es sind sechs Briefe von Stock an Trew sowie mehrere Briefe von Haller, Erhart, Jördens, Neaulme, Segner, Slevogt und Trew an Stock in der Trew-Sammlung vorhanden.   S. DBA (1982) M 1230, 57 f., und Will, Bd. 3 (1757), S. 778 f.

[851] „In Herrn Dr. Stockens Index, nach welchem [ich] mich bei der Ausarbeitung einer zusammen-fassenden Vorrede gerichtet habe, [...]".

[852] Zedler erklärt „die *Semiologie* als den Theil der Medizin, der von den Zeichen der Krankheit und Gesundheit" handelt"; s. Zedler, Bd. 36 (1743), Sp. 1758. Es findet sich jedoch weder im Inhalts-verzeichnis des *Commercium* von 1731 noch in dem von 1732 der Hinweis auf einen Artikel mit dieser Bezeichnung; wir dürfen also den Schluss ziehen, dass der von Schulze hier genannte Titel nie im *Commercium* abgedruckt wurde.

zurücke ist, ein solch blatt voll, als dieses ist: mithin wird es auf einen halben bogen anzutragen seyn. Ich bin erst am freytag Abend zurücke gekomen: denselben Abend habe mit Recepten und berichten zu bringen müßen.

30 Gestern |2| wurde mir ein guter Theil des Nachmittags und der gantze Abend durch *amicos fures temporis*[853] entrißen: und wenn es heute nicht *quovis modo decliniret*[854] hätte, wäre wieder nichts geschehen. hoffentlich will diesen Abend völlig zu Ende kommen, daß es am dienstag mit einander erschiene. Adieu.
Le votre[855]

35 J[ohann] H[einrich] Schulze
den 6. Jan[uarii] 1732
P. S.
Wenn dem Herrn bruder etwas unter seinen büchern die *ad historiam naturalem*[856] gehören vorkäme, da von dem grünen laub-frosche der im Sommer auf bäumen und
40 Stauden befindlich ist, gehandelt würde, wäre mir es sehr lieb. Mir hat der Herr Graf und Frau Gräfin von Wolfstein[857] viel *curieuses*, so Ihnen auf Ihrer letzten Reise von diesem Thierlein gesagt und gezeigt worden, erzehlet, welches in eine *observation* bringen wollte. Bitte auch anzumerken was Sie selbst oder andere gute Freunde von fröschen überhaupt bey händen haben. Meine *biblioteque* ist *in hoc genere*[858] sehr
45 schlecht. Es hat übrigens gute Weile damit, und darf nur bey guter Gelegenheit geschehen.

H *UBE, Briefsammlung Trew, Korr. Schulze, Nr. 52, 2 S.; [keine Adresse]*

---

[853] „zeitraubende Freunde".
[854] „auf irgendeine Weise abgewendet".
[855] „der Eure".
[856] „zur Naturgeschichte".
[857] Es handelt sich hier wohl um Graf Christian Albrecht von Wolfstein und seine Gattin. Deren kleine Reichsgrafschaft grenzte an das Nürnberger Land und umfaßte das Gebiet um die Burgen Wolfstein bei Neumarkt, Sulzbürg, Allersberg und Pyrbaum; sie fiel mit dem Tod Christian Albrechts von Wolfstein 1740 an Bayern; s. Köbler (2007), S. 624.
[858] „in dieser Hinsicht".

50 **27. Januar 1732**
Johann Heinrich Schulze, Halle, an Christoph Jacob Trew, Nürnberg

Hochzuehrender Herr bruder

Nebst vieler dancksagung für alle mir erwiesene höfflichkeit, schicke in Eil was *Commercio*[859] am nöthigsten ist. Bitte mich bey Herrn Dr. Götzen aufs beste zu
5 entschuldigen, daß heute nicht schreiben kann. Unsere Carnevals lustbarkeiten halten noch einige gute Freunde hier auf, und der *habitus* zu *conversiren* ist so *inuicibel*[860], daß keiner viertel Stunde Meister werden kann. Es soll am dienstag geliebts Gott ohnfehlbar eingeholt werden. *Interim vale et fave*[861]
Tuo
10 J[ohann] H[einrich] Schulze
den 27. Jan[uarii] 1732
verte |2| Von den zurückkommenden Jütterianischen briefen habe nicht mehr als diese finden können, wird also der Rest noch bey Herrn Dr. Götzen seyn.

H *UBE Briefsammlung Trew, Korr. Schulze, Nr. 53, 1 S.; [keine Adresse].*

---

[859] „dem *Commercium*".
[860] „und die Gepflogenheit, sich zu unterhalten, ist so unausweichlich."
[861] „Unterdessen lebt wohl und bleibt gewogen Eurem [...]."

51   *10. Februar 1732*
Johann Heinrich Schulze, Halle, an Christoph Jacob Trew, Nürnberg

Hochzuehrender Herr bruder

Ihr schönes *Communicatum*, wovon der Herr bruder und *Commercium nostrum* alle
Ehre haben werden, nebst dem *Excerpto ex litteris D[omini] D[octoris] Carlii* kommen
5   hierbey zurücke.

Das Exemplar, welches der berlinischen Societaet zuschicke, will mir ie eher ie lieber
aus bitten, weil wol nächstens *occasion* haben werde es mit leidlichen Kosten
hinabzubringen. Wäre ein gebundenes zu schicken beliebig, könnte ichs desto leichter
beypacken.

10 Verharre übrigens

Meines Herrn bruders

Gehorsamster | diener

J[ohann] H[einrich] Schulze

den 10. *Febr[uarii]* 1732

15 *Verte |2|* Auch, werthester Herr bruder, habe eine große bitte mir die in unseren
speciminibus recensirte *Dissertationem* des Herrn Agricola *de liquore Alcatestino s[ive]
igne Gehennae pp.*[862] von dem Herrn *Collega*, der sie besitzen mag, auszubitten, und
prima occasione[863] zu schicken, weil einem vornehmen Gönner etwas drauß soll
abschreiben laßen. Adieu.

---

[862] Der Titel der „*Dissertatio inauguralis chymico-medica*" lautet: „*Jgnis - aquae et Gehennae ignis historia atque prima tentamina. Praeside D. D. Elia Camerario a. d. 14. April. 1731 defensa a Joh. Guil. Agricola, Ratisbon.*" (Feuer - Geschichte und erste Versuche über Wasser und Höllenfeuer); s. Camerarius (1731). Die Schrift wurde im *Commercium* 1 (1731), S. 183 f., rezensiert. Elias Camerarius (1673-1734) war Arzt in Tübingen, wurde 1692 Mitglied der Leopoldina und 1693 außerordentlicher Professor in der medizinischen Fakultät der Universität Tübingen; 1708 wurde er zum Ordinarius und 1710 zum Leibarzt des Herzogs von Württemberg ernannt. Er tendierte zur Alchemie, sogar zur Magie und war ein entschiedener Gegner aller Neuerungen und Fortschritte; besonders der iatrophysischen Schule war er feindlich gesonnen und bekämpfte sie in zahlreichen Schriften. S. ADB, Bd. 3 (1876), S. 719 [Onlinefassung]. – Johann Wilhelm Agricola (1710-1739) studierte und promovierte 1731 in Tübingen und war dann in Regensburg tätig. S. Schmidt-Herrling (1940), S. 2. Von ihm erschien im *Commercium* eine *Observatio* unter dem Titel „*De sanguinis directione per canalem arteriosum in foetu*"; *Commercium* 5 (1735), S. 26 f.

[863] „bei erster Gelegenheit".

H UBE Briefsammlung Trew, Korr. Schulze, Nr. 54, 1 S.; [keine Adresse].

52   *12. März 1732*
Johann Heinrich Schulze, Halle, an Christoph Jacob Trew, Nürnberg

Hochzuehrender Herr bruder

Herr Dr. Götze hat mir das Exemplar für die berlinische Sozietaet nicht zugeschickt: wäre mir leid wenn darüber die Gelegenheit *echappiret*[864] wäre. Mir ist in deßen
5   unmöglich gewesen zu schreiben: und ich sehe schon zuvor daß ich die vielen sachen, wovon mit dem herrn bruder zu reden habe, alle mit einander nächster mündlich Conferentz zu *reserviren* habe. Hierbey ist der brief an Herrn hoffRath Coepers[865] secretair der königl. Sozietaet, darum nur ein *Convent* zu machen. Übrigens verharre Eures hochEdelgebohrnen
10   Meines Herrn bruders
      gehorsamster | diener
      J[ohann] H[einrich] Schulze
      den 12. *Martii* 1732

H UBE Briefsammlung Trew, Korr. Schulze, Nr. 55, 1 S.; [keine Adresse].

---

[864] „[...] verpasst worden wäre."
[865] Eventuell handelt es sich um Lueder Coeper (1779-1733), der 1725 ordentliches Mitglied der Kgl. Preußischen Sozietät der Wissenschaften war. S. http://www.bbaw.de/unsere-akademie/akademiegeschichte/mitglieder-historisch/alphabetische-sortierung, abgerufen am 24.08.2010

53   *22. Oktober 1732*
Johann Heinrich Schulze, Halle, an Christoph Jacob Trew, Nürnberg

HochEdelgebohrner und hochgelahrter,
insonders hochzuehrender Herr bruder.

Ich habe kürtzlich durch eine nach Nürnberg reisende und mit dem lämmer-man-
5   nischen[866] Hause verwandte Jungfer ein Päckch[en] mit *programmatibus* an Herrn Dr.
Götzen addressiret: und vorigen Sonnabend ein ander Päcklein nach leipzig in Herrn
Monaths buchhandlung addressiret; wieder an Herrn Dr. Götzen abzugeben: in
demselben waren *Disputationes de ictero*[867] und etliche Stücke von einem *veritablen
Ebore fossili*[868], nebst einer beschreibung die zum *Commercio* aufgesetzt war. hoffe
10 alles dieses werde wol eingelauffen seyn. Anietzo *communizire* ich die Titul der hier
zeit meiner Anwesenheit gehaltenen *Disputationum medicarum*[869]: wovon die
Continuation von Zeit zu Zeit folgen soll. daß das *Commercium litterarium* hier nicht
hat wurtzel schlagen wollen, wundert mich nun gar nicht: indem Herr Dr. Webel[870] ein
Mann ist, der nicht nur für sich *in obscuro* lebet, sondern auch fast bey allen
15 *Professoribus* verhaßet ist: zum wenigsten kann Herr HoffRath hoffmann ihn nicht
leiden *propter charlataneriam et |2| sordidum in extrudendis mercibus medicamen-
tariis quaestum. Relata refero.*[871] Mit Herr Prof. Junckern[872], deßen Schwager er ist,

---

[866]   Johann Jakob Lämmermann (1701-1785) war Jurist sowie Hof- und Regierungsrat in Nürnberg. S. Schmidt-Herrling (1940), S. 340.

[867]   Dies war eine unter Schulzes Vorsitz verteidigte Dissertation mit dem Titel „*De ictero*"; Schulze (1732).

[868]   „von einem echten elfenbeinernen Fossil".

[869]   Mit *disputationes medicae* sind die Verteidigungen (Rigorosa) bei der Promotion gemeint.

[870]   Christian Gotthelf Webel (Lebensdaten unbekannt) aus Querfurt bei Merseburg erhielt seinen Doktortitel 1730 in Halle. Er war Baccalaureus der Medizin in Halle und übte dort die Aufgabe eines Assistenten für das *Commercium* aus; s. Rau (2006), S. 56. Es ist ein Brief von ihm in der Trew-Sammlung erhalten; s Schmidt-Herrling (1940), S. 682.

[871]   „[…] wegen seiner Scharlatanerie und seines schändlichen Gewinnes aus dem Vertrieb von Me-dikamenten. Ich beziehe mich auf Berichtetes."

[872]   Johann Juncker (1679-1759) besuchte das Franckesche Pädagogium in Halle, studierte ab 1695 in Gießen und Marburg und setzte 1797 seine philologischen und theologischen Studien in Halle fort. Ab 1701 war er Lehrer am Pädagogium und verfasste eine Griechische Grammatik, die 1715 in der dritten Auflage unter Schulzes Namen erschien. Während seiner Lehrtätigkeiten in verschiedenen Städten studierte er autodidaktisch Medizin, blieb aber mit August Hermann Fran-cke in Halle in Verbindung und wurde schließlich 1717 von diesem nach Halle zurückgeholt; er promovierte 1718 und erhielt die

lebet er in Unfrieden, und die Frau hält sich beständig bey den büchern auf. Ich hoffe es
hier bald in beßern Gang und Schwang zu bringen, da nunmehro einiger Maßen bekannt
20 werde. Es hat mir viel geholffen daß mir Herr HoffRath Hoffmann gleich einen
Candidaten zur *inaugurae Disputation[i]* überließ, da ich denn 3 hiesige *Doctores
legentes*[873] zum *opponiren* erbitten ließ, davon aber nur ihrer zwey es annahmen. Ich
hatte ein ziemlich *nombreuses auditorium*[874], und es lieff, gott lob, alles nach wunsch
ab. *Auditores* finden sich auch noch ziemlich zu den *Collegiis* ein, und werde ich
25 morgen Gott lob ein *physiologicum*, das übers *Dispensat[orium] Branden-burgicum*[875],
und die versprochene *publicas lectiones*[876] anfangen. Auch haben mich schon etliche
um ein *Collegium privatissimum* angesprochen, darunter ist ein Schwede, ein
Königsberger und ein Belgrader. Herr Geheim Rath Böhmer[877] hat mir seinen jüngsten
Herrn Sohn, der Medizin studiren soll, übergeben, und anbey *committiret* für denselben
30 ein *compendiöses* besteck anatomischer *Instrumenta* zu bestellen: weil ich Ihm
anrühmete daß in N[ürn]b[e]rg dergleichen sehr gut gemacht würden. Habe also
Meinem bruder die *Commission* hiemit weiter auftragen wollen mit Herrn hahnen,[878]
den dienstl[ich] salutiere |3| zu reden; daß Er bei seinem Herrn bruder, der meine Meßer
verfertiget hat, etwa 2 - 3 Lan-cetten zum anatomiren, so wie die meinigen: dann ein
35 sauber Meßer mit einem Knopfe, zum aufreißen der Haut, und etwa noch ein etwas
größeres, das man bey *Separirung* der Haut und Musceln brauchet, verfertige: dabey
hätte auch gerne ein paar von der *façon*, wie sie der Herr bruder für *ordinair* brauchet:
dieses nebst einer pincette, einem saubern häcklein und etlichen Nadeln, endlich auch
einer guten Schere, bitte in ein bequemes futteral *compingiren* zu laßen. Den werth
40 *procurire* auf erhaltene Nachricht also bald. Ich sähe gerne, wenn dieses alles ie eher ie
lieber fertig werden könnte: und hoffe ich, wenn alles sauber und der Preiß billig seyn

---

medizinische Aufsicht über die Stiftungen. Nach dem Bau eines Krankenhauses innerhalb der Anstalten zog er zur Behandlung der Kranken Studenten der höheren Semester heran und wurde so durch die Begründung des *Collegium clinicum Halense* zum „Initiator des klinisch-poliklinischen Unterrichts an den Hochschulen des deutschsprachigen Raumes". 1729 wurde Juncker Ordinarius an der medizinischen Fakultät der Universität Halle und war lange Jahre dort tätig. S. Kaiser (1979), S. 7.

[873] „Dozenten".
[874] „zahlreiche Zuhörerschaft".
[875] S. Dispensatorium (1713) und Schulze (1735).
[876] „öffentliche Vorlesungen".
[877] Zu dieser Person konnten keine biographischen Angaben gefunden werden.
[878] Zu dieser Person konnten ebenfalls keine sicheren biographischen Angaben gemacht werden.

wird, daß sich wol mehr Nachfrage finden soll. Herrn Prof. Cassebohm[879] habe noch nicht gesehen oder gesprochen. Er soll sehr *caché* seyn mit seinen Künsten, und wenn Er, seiner Meynung nach, was neues entdecket, solches gar nicht als nur *sub fide*
45   *silentii*[880] zeigen. Es erzehlet mir der Herr Hoffmann, *Friderici nostri filius*[881], daß Er einmal *in vena iugulari valvulas*[882] gefunden, da eben niemand als Er bey der *praeparation* gegenwärtig gewesen, drauß hätte Er große Sachen gemacht, und es andern nicht zeigen wollen: da Er Ihm aber gesagt Er habe solches längst bey mir in Altdorff gesehen, und Ihm, was davon dictiret in seinem heister[883] |4| gezeiget hätte, sey
50   Er darüber gantz unmuthig geworden. *Sed hac inter nos*[884]. Ich muß sehen daß ich Ihm den *Narcaristischen*[885] Geist benehme. Herrn HoffRath *Buddeo*[886] habe auch eine Schreckenstund durch iemand, der es Ihm gewiß sagen wird, anhängen laßen. Nämlich ich habe davon gesagt, daß ein guter Freund mit ehestem die gantze Ruyschianische Iniections-*Mysteria*[887] würde drucken laßen. Vielleicht wirckt es sowohl, daß Ihn eine
55   noble Ambition von der *commoden Arcanisterey*[888] völlig losreißet, und der Welt seine Eleusinische[889] Wissenschaft im Iniiciren etwa desto eher entdecket. Wenn der Herr bruder gelegenheit hat, Herr Dr. Hereln zu sprechen, bitte demselben zu berichten, daß von seines Herren Sohnes Disputation auch kein blat nach leipzig auf die Meße

---

[879] Johann Friedrich Cassebohm (Anfang des 18. Jahrhunderts - 1743) war ab 1738 in Halle als Professor der Anatomie, ab 1741 in Berlin tätig; es ist ein Brief von ihm vom Trew von 1740 in der Trew-Sammlung enthalten. Bekannte Werke von ihm sind „*De aure interna*" (1730) oder „*Differentia foetus et adulti*" (1730). S. DBA (1982) M 182, S. 311 (Dunkel, Bd. 1, 1755).

[880] „unter Zusicherung der Verschwiegenheit".

[881] Über die Biographie des Sohns von Friedrich Hoffmann gleichen Namens ist wenig bekannt. S. DBA (1982) M 552, S. 146 (Goetten, Bd. 2, 1736). Im Universitätsarchiv Halle ist eine Bestallungsurkunde Hoffmanns des Jüngeren zum Professor der medizinischen Fakultät vom Jahre 1735 erhalten. S. UA Ha Rep. 29 F II Nr.1, Fol. 14.

[882] „in der Halsvene Klappen".

[883] Hiermit ist Heisters Werk „Chirurgie" gemeint; s. Heister (1817).

[884] „Aber das unter uns [gesagt]."

[885] Hier ist wohl das Wort „narzisstisch" gemeint.

[886] Franz Augustin Buddeus (1695-1753) wurde in Pommern geboren, studierte in Jena und Halle, wo er 1721 seine Dissertation machte. 1722 wurde er Direktor des anatomischen Theaters in Berlin und Professor der Anatomie sowie ab 1725 königlicher Leibarzt und Hofrat. Er schrieb unter anderem „*De Moluscorum actione et antagonismo*" (1721). S. DBA (1982) M 158, S. 126-141 (Döring, Bd. 1, 1731).

[887] Hiermit ist die Geheimhaltung der Injektionstechniken von Frederik Ruysch gemeint. Zu Frederik Ruysch s. UBE BT Schulze 30 (28).

[888] „von der bequemen Geheimnistuerei".

[889] „geheimnistuerisch" – Der Ausdruck „Eleusinisch" bezieht sich auf den Mysterienkult in Eleusis (nahe Athen), dem bekanntesten Geheimkult Griechenlands.

gekommen wie denn von allem, was bey Herrn Maiern[890] in Altdorff gedruckt worden,
60 nicht ein buchstaben zu haben gewesen. folglich hat sie in Jena, Leipzig, Wittenberg,
und allen örtern, die von da weiter versehen werden müßen, kein Mensch zu sehen
bekommen. Er hat mir einige *Exemplaria* beym Abschied geben wollen, es ist aber
vergeßen worden. Ich hätte an ihn selbst mit retournirenden Meßleuten geschrieben, ich
bin aber durch eine tödliche Kranckheit meiner |5| frauen, und den dabey beständig
65 *urgirenden* sowol Candidaten als buchdrucker dergestalt *distrahiret* worden, daß unter
so viel andern nöthigen Sachen auch diese unterblieben ist. Es soll aber mit ehestem
geschehen. An alle guten Freunde, sonderl[ich] die *Socios*, bitte meine gehorsamste
Empfehlung zu machen. Dieses schreibe *sera et concubia nocte*[891], wünsche Ihnen allen
gute Ruhe und alles Vergnügen. *Adieu mon frere. Je suis*
70 *Votre tres humble | Serviteur*[892]
Schoulze
Halle den 22. *Octobr[is]* 1732

H UBE Briefsammlung Trew, Korr. Schulze, Nr. 56, 5 S.; [keine Adresse].
75

---

[890] Georg Reichard Meyer (auch Mayer od. Maier, geb. 1671) war Buchdrucker in Altdorf. Seine Schulausbildung erhielt er durch Hauslehrer sowie an der Altdorfer Stadtschule, wo er Griechisch, Latein und Französisch lernte. Er arbeitete in Buchdruckereien in Leipzig, Prag, Augsburg und Wien, wo man ihm attestierte, dass er in seiner Kunst und besonders im Korrigieren der Probe-Bögen sehr genau war; später übernahm er den väterlichen Betrieb in Altdorf. S. DBA (1982) M 836, S. 246-247. (Will, Bd. 2, 1756, S. 622 f.)

[891] „zu später, ja tiefster Nacht".

[892] „Auf Wiedersehen, mein Bruder. Ich bin Euer höchst ergebener Diener Schulze."

54 **1. November 1732**
Johann Heinrich Schulze, Halle, an Christoph Jacob Trew, Nürnberg

HochEdelgebohrner, hochgelahrter,

hochgeehrtester Herr *Collega* und werthester gönner.

Hoffe es werden unterschiedliche Sachen, deren in meinem letzten an Herrn Dr.
5   Trewens Erwehnung gethan habe, richtig angekommen seyn. Herr HoffRath Hoffmann wird unserm *instituto* mehr und mehr geneigt, und habe ich, seiner uns sehr nützlichen *Faveur* zu erhalten Ihm von diesem ietzigen Jahre ein Exemplar auf Schreib-Papier von denen Meinigen, *nomine Societatis offeriret*[893], so Er mit danck angenommen hat.

Hiebey gehet ein *Excerptum* aus einem mir *communicirten* briefe an Ihn. In demselben
10   waren auch Klagen über das *Commercium litterarium*, daß es partheiisch von Herrn Dr. Schreibern[894], und zwar *notorie falsa*[895], inseriret hätte. Dieselbe *communicire pro notitia Societatis.*[896] Sonst habe ich darauf schon geantwortet und hoffe eine vollkommen schöne Correspondentz bis Petersburg, Moskau und Persien[897] zu erlangen.

Ich habe an den Herrn *Archiatrum* Rüger[898] selbst geschrieben, und unser *Institutum*

---

[893] „im Namen der Sozietät angeboten".

[894] Zur Biographie Johann Friedrich Schreibers s. UBE BT Schulze 28 (26). Der Name Schreiber wird in der *Recensio Synoptica* des Bandes 1731 des *Commercium* erwähnt, wo zu lesen ist, dass dem Gelehrten Schreiber eine extraordinäre Professur an der Universität Halle angetragen wurde, dieser aber nach Moskau gegangen sei, um auf anderem Gebiet seiner medizinischen Tätigkeit nachzugehen; s. *Commercium* 1 (1731), S. 208. Im *Specimen* Nr. 27 dieses Jahres werden die „*Elementa medicinae*" genannt, die von ihm herausgegeben wurden und auch von seiner neuen Wirkungsstätte in Russland aus weiterhin erscheinen sollten; s. *Commercium* 1 (1731), S. 209. In demselben Jahrgang ist in Ausgabe Nr. 50 nochmals eine Rezension über sein Werk „*Elementa medicinae physico-Mathematicorum, Tomus I*" zu finden. S. *Commercium* 1 (1731), S. 397. Auch in der *Recensio Synoptica* des Jahrgangs 1732 wird Schreiber mehrmals erwähnt, es findet sich aber keine der von Schulze genannten Angaben über sein Gehalt.

[895] „notorisch falsch".

[896] „teile ich zur Kenntnisnahme der Sozietät mit".

[897] In der vorliegenden Briefedition finden sich ausschließlich für eine Korrespondenz mit Petersburg Hinweise. Schreiber und der in den folgenden Briefen genannte Mediziner namens Nitzsch sind dabei die von Schulze erwähnten Kontaktpersonen für Petersburg. Rau nennt in seinem Kapitel über die Verbreitung der Zeitschrift in Europa keinen dieser Namen; vgl. Rau (2006), S. 57.

[898] Zur Biographie Rügers konnte nichts in Erfahrung gebracht werden, es gibt jedoch zwei Stellen im *Commercium* des Jahres 1731, an denen sein Name erwähnt wird. Soweit aus den Anmerkungen über ihn hervorgeht, war er Erster Kaiserlicher Leibarzt (*Protomedicus*) und damit ein sehr bedeutender Mediziner in Russland. S. *Commercium* 2 (1732), S. 178

bestens *recommendiret*. Es ist kein Zweiffel daß Herr Dr. Schreiber derselbe sey, mit welchem man daselbst am wenigsten zufrieden ist, und der sich zu dem, was ein *Medicus* können soll am allerwenigsten anzuschicken weiß: daher |2| man wol künfftig *parcior in referendo et cautior*[899] wird seyn müßen, auch in der *Recensione synoptica*[900] eines und das andere zu *corrigiren* seyn möchte: *exempli gratia* daß Er Professor in Petersburg sey, 800 Rubel *salarium* habe, da es doch nur 600 sind *pp.* daß er *medicus primarius*[901] sey, da Er doch keine *subalternen* unter sich hat *pp.*[902] *Sed en ipsa verba litterarum: inibi* 53[903] „Was sonsten Herr Dr. Schreiber der *Medicus primarius* oder Staatl[icher] Medicus der Rußischen Armee in Riga, wie man ihn im *commercio litterario* auspaunet, *quasi*, als wenn dieser allein der Mann, der es verdienet mit lügenhafften lobes Erhebungen groß gemacht zu werden. Ich sehe daß der *auctor* sich hier irre und uns *falsa imputire*.[904] Denn in dem andern *semestri*[905] *p.* 209 heißet es großprahlend, außer daß es gelogen, daß Ihm neben der Medizinischen *Professione extraord[inaria]*[906] auch die philosophische übertragen: *Luculento scil[icet] Stipendio octingentorum uncialium in singulos annos conductus*[907]: wie denn auch neben der Wahrheit spazieret, daß man geschrieben *imperii primariam urbem, Moscuam adibit, ibi medici munere functurus.*[908] Ich wollte dieser *Cappeleyen*[909] nicht gedencken, wenn man es dabey bewenden laßen, und [ihn] nicht noch in diesem Jahre, in welcher *hebdomade* ist mir entfallen, weil ich das *Commercium* nicht bey handen habe, einen *Medicum primarium,* als hätte er noch *subalternen* von seines gleichen unter sich,

---

und 386. Er war jedoch selbst kein aktiver Autor, sondern eher eine geeignete Kontaktperson, wenn es um den Vertrieb des *Com-mercium* in Russland ging.

[899] „knapper im Berichten und vorsichtiger".

[900] „zusammenfassende Rezension".

[901] „erster Stabsarzt".

[902] Auf S. 41 des *Commercium* von 1732 liest man eine sehr lobende und mit vielen Titeln ausge-stattete biographische Vorrede über Schreiber, er wird als *„medicus primarius [...] Praetorii mili-taris"* (etwa „Generalstabsarzt") bezeichnet. Weiter heißt es, der Titel eines *medicus primarius* sei ihm von der Petersburger Akademie für Wissenschaften übertragen worden. Es findet sich aber keine Angabe über sein Gehalt. S. *Commercium* 2 (1732), S. 41.

[903] „Aber nun wörtlich aus dem Brief selbst: dort [heißt es Zeile 53: "Was sonsten [...]".

[904] „uns Falsches unterstelle".

[905] Gemeint ist hier Halbjahresband oder -heft.

[906] „außerordentliche Professur".

[907] „Er ist natürlich mit einer glänzenden Besoldung von 800 Unzen pro Jahr angestellt worden." Eine Unze ist eine Gewichtseinheit, die in verschiedenen Ländern und Zeiten verschiedene Bedeutung hatte. Schulze setzte die Währung Rubel mit Unzen gleich.

[908] „[...], er wird in die führende Stadt des Reiches, nach Moskau, weggehen, um dort das Amt eines Arztes auszuüben."

[909] Hiermit sind Streitigkeiten gemeint.

35 genennet, da doch bekannt, daß Er sich *in praxi* täglich *prostituiret*⁹¹⁰, und dieses ist die wahre Ursache, warum er sich nach Teutschland sehnet. Eure *Magnificentz* halten |3| dieses meiner Schwachheit zu gute, es thut mir sehr wehe, daß man diesem allein den Ruhm geben will, den doch andere ebenfalls verdienen. Warum ist derer andern, die so wol von halle als leiden hirher gegangen, nicht Erwähnung geschehen, als daß wir keine
40 *Patronen* an des *Commercii litterarii* Verfaßern gehabt, denen wir, wie wir es gerne haben wollten, ein Zettelchen zugeschickt, und also allen leuten wißen laßen, daß wir hier in diensten getretten. *Hactenus litterae.*"⁹¹¹

Ich habe alles bescheiden beantwortet, und hoffe den *Concipienten*⁹¹² zu einem nützlichen *Correspondenten* zu machen, zu mal da Er mich gar höflich grüßen laßen,
45 und sich gegen den Herrn HoffRath Hoffmann *ultro* mit mir gerne zu corresponidren erbothen hat, mir auch seine in Weyburg bey 1300 Menschen gemachte *observationes de scorbuto*⁹¹³ zu überschicken versprochen.

Meine *lectiones* habe nunmehro mit Gott angefangen und schon 2 mal *publice* unter andren auch über die neueste bogen des *Commercii* gelesen, da allemal nicht weniger als 50
50 *Auditores* habe. Ich hoffe bald *Exemplaria* bey ihnen anzubringen. Die *Praelectiones* über das *Dispensatorium Brandenburgicum*⁹¹⁴ finden guten *applausum*, und habe ich die Ehre daß Herrn HoffRath Hoffmanns einziger Sohn, der schon, als *candidatus examinatus*⁹¹⁵, viel[e] Jahre lang kein *Collegium* bey seinem eigenen Vater gehöret hat, dieselbe, wie auch alle *publicas* die im *programmate* benennet sind⁹¹⁶, sehr fleißig besuchet, und mit seinem
55 Exempel andre reitzet. Wenn Gott ferner Segen und Gesundheit giebet, ist mir gar nicht leid drum, daß hier über lange Weile zu klagen haben werde. Es sind doch mehr als 70 *studiosi medicinae* allhier, von allen Enden und Ecken der Welt. |4| Sonst ist allhier noch eine ziemliche Anzahl von *Doctoribus legentibus*⁹¹⁷, unter welchen Herr Dr. Cartheuser⁹¹⁸,

---

⁹¹⁰ „[...] sich in praktischer Tätigkeit täglich herabwürdigt [...]."
⁹¹¹ „Bis hierher der Brief." – Mit diesem Brief an Schulze beschwerte sich Rüger wohl stellvertretend für etliche von Deutschland nach Russland ausgewanderte Mediziner darüber, dass sie im *Com-mercium* nicht genügend erwähnt wurden.
⁹¹² „den Verfasser".
⁹¹³ „Beobachtungen über den Skorbut"; s. *Commercium* 2 (1732), S. 104. Der Autor war Christian Gottfried Stenzel.
⁹¹⁴ S. UBE BT Schulze 59 (56).
⁹¹⁵ „geprüfter Kandidat".
⁹¹⁶ „wie auch alle öffentlichen, die im Vorlesungsverzeichnis benannt sind".
⁹¹⁷ „Dozenten".
⁹¹⁸ Johann Friedrich Cartheuser (1704-1777) war Professor der Anatomie und Botanik in Halle. Seine Dissertation schrieb er unter Alberti: „*De asthmate sanguineo spasmacheo*". S. DBA (1982) M 182, S. 380 (Meusel, Bd. 2, 1803).

der von Erffurt ist hierher gekommen, und *principia mechanica*[919] hat, der beste ist: hat
60 sich aber schon beklaget daß meine Gegenwart ihm Schaden bringe, ungeachtet ich nichts
lese, das Er versprochen oder angebothen gehabt. *Sed haec inter nos et amicos nihilque de
eo publicandum velim.*[920] Auf Weihnachten geliebts Gott wird Herr HoffRath Hoffmann
Decanus, und sind schon bis 8 *Candidati* bekannt, deren *Disputationes* mir dieser recht
väterlich für mich sorgende *Patron* schon zum voraus zu besorgen angetragen hat. Er wird
65 wol nicht viel mehr lesen, und weiset mir alles zu. Übrigens bitte um meine gehorsamste
Emphelung an Ihr gantzes haus und alle Gönner und gute freunde, sonderlich an die Herrn
Socios mit einander, und verharre, nebst Ergebung in göttliche *Protection*
Eures hochEdelgebohrnen
Meines Herrn *Doctoris, Collegae* und Gönners
70 gehorsamster | diener
J[ohann] H[einrich] Schulze
Halle den 1. November 1732

H UBE Briefsammlung Trew, Korrespondenz Schulze, Nr. 57, 4 S; [keine Adresse].
Z. 22: inibi], inibi bis 53: erg. am Rand.
*Z. 26-27: Ich], ich bis imputire: erg. am Rand . Unter dem Datum: Notiz in anderer
Handschrift.*

54*   *23. Februar 1733*
C. J. Trew, Nürnberg, an Johann Heinrich Schulze, Halle
75 *H UBE Briefsammlung Trew, Korr. Trew, Nr. 708, 6 S.*

---

[919] Hiermit sind wohl die Hoffmannschen Prinzipien (sein mechanomorphes Denkmodell) gemeint, die den Stahlschen (dem Animismus) entgegengesetzt waren; vgl. Müller (1991), S. 208 f.

[920] „Aber das unter uns und unter Freunden, und nichts davon soll an die Öffentlichkeit kommen."

55 **5. Mai 1733**
Johann Heinrich Schulze, Halle, an Christoph Jacob Trew, Nürnberg

HochEdelgebohrner und hochgelahrter,
insonders hochgeehrter Herr bruder.

In größester Kürtze der Zeit habe doch Herrn Möhrl[921], der ietzo von hier *in patriam*
5 zurück gehet, nicht gantz ohne briefe *dimittiren* wollen. Hoffentl[ich] wird um Ostern
per addresse der Fr. Con[sulentin] Hoffmännin das Conzept von der *Dedica-tion*[922]
eingelauffen seyn: und bald drauf wird auch Herr Dr. Haßfurth[923] im durchreisen nach
Ulm sich bey Meinem Herr bruder gemeldet, und ein Päcklein mit *Disputa-tionibus*
eingeliefert haben. Was saget man denn in Nürnberg zur Nabelschnur? Hier hat ein
10 guter Mann Prof. Bass[924] sich die Mühe gegeben dieselbe in einer *lectione publica* zu
wiederlegen, und hat fein vorher gesagt daß er es in folgender *lection* thun wollte, die
Herrn *Auditores* sollten es andern sagen. Es wurde Ihm aber von einem *Studioso
medicinae Hungaro*[925], der vor wenig Tagen *pro hospite*[926] bey mir *in Col-legio
physiologico*[927] gewesen war, gezeiget daß Er mir *falsissima imputire*[928]: maßen ich
15 meinen *mentem* so wohl in der von Ihm gehörten *lection* als in der *Dispu-tation* ganz

---

[921] Zu dieser Person waren keine biographischen Angaben zu finden. Möhrl wurde von Schulze in seinem Brief vom 25. Oktober 1733 unter den aufgeführten Doktoranden erwähnt und stammte wohl aus Ungarn, wohin er laut Schulze nun wieder zurückkehrte.

[922] Es handelt sich hierbei um die Widmungsbögen, mit denen die Jahresbände des *Commercium* jeweils einer bekannten, um die Wissenschaften verdienten Persönlichkeit gewidmet wurden. So waren die ersten fünf Bände Kaiser Karl VI. gewidmet.

[923] Philipp Haßfurth (geb. 1694) war Magister und Professor der Logik in Bamberg. S. DBA (1982) M 483, S. 86 (Jäck, Bd. 2, 1813).

[924] Heinrich Bass (1690-1754), stammte aus Bremen und promovierte 1718 in Halle unter Friedrich Hoffmann. Ab 1718 war er außerordentlicher Professor für Anatomie und Chirurgie an der Universität Halle. Seit 1720 hielt er Vorlesungen im Fach Augenheilkunde; er verfasste den ersten deutschen Lehrbuch über die Verbandslehre mit dem Titel „Gründlicher Bericht über Bandagen" sowie ein umfangreiches Werk über die gesamte Chirurgie. S. Herde (2007), S. 99-109. Er wird 1732 als Extraordinarius für Anatomie, pathologische Chirurgie und Physiologie im Vorlesungsverzeichnis der Universität Halle aufgeführt; s. LB SAn, Vorlesungsverzeichnis der Universität Halle aus dem Jahr 1732 (ohne Seitenangabe).

[925] „von einem ungarischen Studenten der Medizin".

[926] „als Gast".

[927] „im *Collegium physiologicum*".

[928] „mir völlig Falsches unterstelle".

anders erkläret hätte: Mit der |2| *Revange*⁹²⁹ kann hoffentlich zu frieden seyn, und es zur Noth leiden wenn mehrere anlauffen wollen. Aus berlin erhalte heute briefe von Herrn Dr. Hoffmannen, und in demselben diese Passage Z. 99. Berichte daß Herr HoffRath Eller seit meines letzten in der Charité drey *Experimenta* angestellet. Er ließ nehmlich einem neugebohrnen Kinde die Nabelschnur, ohne vorhero zu binden, abschneiden, iedoch auf solche Art, daß man allzeit noch im falle eine *haemorrhagie* entstünde, den Nabel zu binden könnte, und ließ es 10 Minuten, ein andres 25 Min[uten] und das dritte 20 Min[uten] lang liegen, aber es zeigte sich auch nicht ein einziger Tropfen blutes, ohnerachtet die Kinder stark schrieen und zappelten. Er wird künfftige Woche gewiß selbst schreiben, und diese, nebst andern *observationibus* überschicken.⁹³⁰ So weit der berl[inische] Brief. Ist etwas, das ins *Commercium* taugt, soll es bey Gelegenheit überkommen. Mich wundert daß bey Gelegenheit der Meße keine bogen vom *Commercio* kommen sind; vielleicht liegt es noch in leipzig, und wird mit *retournirenden* buchführern kommen. Mein Herr bruder thäten mir einen Gefallen wenn sie die beyden diese Materie angehende *disser-tationes* bald könnten *recensiren* laßen. *N[ota] bene:* ohne jetzo noch der berl[ini-schen] *Experimenta* zu gedenken bis ich dieselbe erst von Herrn Hofrath *Ellero* eigenen Händen bekommen, und aus seinem briefe *excerpiret* schicken kann. Ich wollte es selbst überschickt haben: aber Gott weiß daß ich nicht so viel Zeit habe. Eine *Dissertatio de servis medicis*⁹³¹ wird diese Woche noch fertig werden, dann soll auch noch vor Pfingsten einen *panegyricum*⁹³² halten, und wenns Glück gut ist bis Johannis noch 2 andere: dabey sind täglich zu 7 Stunden *collegia* mit der neuen Wochen anzufangen |3| und da ist wol kein Wunder wenn einem die Zeit zu kurtz wird. Gott sey danck der mir bisher Kräffte verliehen hat, ziemlich von der faust weg zu arbeiten. Doch wollte ich wünschen daß nur erst einen hier gezogen hätte, der mir zu weilen gesellen dienste thun könnte.

Wie weit neulich überschickte *Dissertationes* gereichet haben, werden der Herr bruder wißen: ietzo schicke noch etwas guten Freunden und Gönnern zu zustellen: daß ia Herr

---

⁹²⁹ Gemeint ist „Revanche" (Vergeltung).
⁹³⁰ Die Observation erschien 1733 unter dem Titel „*De funiculo umbilicali non ligato*"; s. *Com-mercium* 3 (1733), S. 377-379. Eine genaue Beschreibung der von Eller dargestellten medizinischen Zusammenhänge folgt im Brief UBE BT Schulze 59 (56).
⁹³¹ „Abhandlung über Sklaven als Ärzte." Der volle Titel lautet: „*Excursio in antiquitates ad servi medici apud Graecos et Romanos conditionem eruendam*" (Exkurs in die Antike, um die Lage des Arztes als Sklave zu eruieren); s. Schulze (1733 d). Die Rezension zu der Dissertation, die sich im *Commercium* wiederfindet, erschien ebenfalls 1733; s. *Commercium* 3 (1733), S. 254.
⁹³² „Laudatio" (Lobrede, Festrede).

Dr. Herel, Herr Dr. Götze und Herr Dr. Thomasius, ingleichen Herr Dr. Wiedemann[933]
und Herr Dr. Winkler nicht vergeßen werden. Alle guten Freunde und Gönner finden
45 hier mein dienstl[iches] Compliment, und ich verharre mit aller Aufrichtigkeit
Eures hochEdelgebohrnen
Meines Herrn bruders
gehorsamster diener
J[ohann] H[einrich] Schulze Doctor
50 Halle den 5. Maij 1733

H UBE Briefsammlung Trew, Korr. Schulze, Nr. 58, 4 S.; [keine Adresse].
Z. 18: Z. 99]: erg. am Rand; Z. 31-34: ohne], ohne bis kann.: erg. am Seitenende mit
Stern.

---

[933] Johann Wilhelm Wi(e)d(e)mann d. Ä. (1690-1743) promovierte 1712 in Altdorf und praktizierte seit 1714 als Arzt; im gleichen Jahr wurde er Mitglied im *Collegium medicum* in Nürnberg; ab 1717 gehörte er der *Leopoldina an*, von 1735 bis 1743 war er Direktor der *Ephemerides* und damit Vorgänger von Trew. Mehrmals war ihm eine Professur in Altdorf angetragen worden, die er aber jeweils – ähnlich wie Trew – ablehnte. Er besaß – wiederum ähnlich wie Trew – eine auserlesene Bibliothek und eine ansehnliche Naturaliensammlung. S. DBA (1982) M 1364, S. 1 f. (Jöcher, Allg. Gelehrtenlexikon, Bd. 4, 1751), Will, Bd. 4 (1758), S. 233-236, und Mücke / Schnalke (2009), S. 102 und 636.

56 **25. Oktober 1733**
Johann Heinrich Schulze, Halle, an Christoph Jacob Trew, Nürnberg

HochEdelgebohrner und hochgelahrter,
insonders hochzuehrender Herr Doctor,
hochgeschätzter Herr bruder.

5   An Euer hochEdelgebohrn habe lange Zeit nicht geschrieben, doch, wo mir recht ist, hat
Mein Herr bruder noch länger nicht an mich geschrieben, und gar nicht, so lange ich in
Halle bin. Es muß also bey Ihnen noch weniger Zeit zum Schreiben übrig seyn, als bey
mir. Mich hat in diesem Sommer erstlich meiner fr[au] Kindbett um ein paar Wochen
gebracht, wozu ein starcker Zuspruch von Ihren Geschwister kam: und fast zu eben der
10 Zeit mußte mich zu einer *Oratione panegyrica*[934], davon ein Exemplar beygehet,
entschließen, und dieselbige fraß wieder bey 14 Tage Zeit weg. Nun ist hier eine Todt-
Sünde wenn ein Professor nicht alle seine *Collegia* mit der Meßen schließet, und der
gewißeste Weg um alle *Existimation* bey Hofe und der gesamten Universität zu
kommen. dazu kam daß das *Semestre aestivum*[935] an sich kurtz war: und ich hatte mich
15 zu weitläufiger Arbeit *engagiret*, und ein auserlesen *auditorium*, Gott sey danck, so gut
als irgendein ander *Professor medicinae*. |2| Wollte ich also meine wolfahrt nicht
ruiniren, mußte ich gleich nach Johannis[936] anfangen *extra-ordinaire* Stunden zu lesen,
und im *Septembr[i]* noch mehrere derselben dazu nehmen: wodurch ich endlich gott
lob! in den Stand kam, daß meine *Collegia* noch vor Ablauff der letzten Meßwoche
20 schließen, und die neuen zur gewöhnlichen Zeit wieder anfangen können. Ungeachtet
nun wieder täglich 6 Stunden besetzen müssen: düncket mir es doch ich sey *in mediis
feriis*[937], weil ich doch täglich ein paar Stündlein habe, welche auch zu *conserviren*
bedacht seyn werde, damit ich endlich ein mal meine *praelectiones ad dispensatorium
Brandenburgicum*[938] *absolviren* und zum druck völlig einrichten könne. Was in dieser
25 Zeit *revidiret* habe, kömmt hiebey, mit bitte Mein Herr bruder wolle daßelbe nebst
meiner Empfehlung Herrn Mäyer einhändigen, und Ihn versichern, daß alle Tage nun

---
[934] *oratio* (im Brief in italien. Form) *panegyrica* in der Bedeutung „Festrede".
[935] „Sommersemester".
[936] Johannistag ist der 24. Juni.
[937] „mitten in den Ferien".
[938] „Vorlesungen zum *Dispensatorium Brandenburgicum*"; s. Schulze (1735).

etliche blätter weiter *avancire*, so daß hoffentl. bis Neu-Jahr alles soll *complet* werden. Indessen mag derselbe getrost die |3| buchdrucker zu arbeiten anfangen laßen. Mein Herr br[uder] beliebe doch denselben zu erinnern, die gewöhnliche *Exemplaria*, damit
30 der *Auctor* etwa seinen *Patronen* und *special* Collegen aufwarten muß, auf Schreib-Papier nicht zu vergeßen: auch sonst in meinem Namen zu bitten gute Schrifft zu nehmen und dem gantzen Wercke damit eine *grace* zu schaffen, da zumal ietzo das *saeculum* auf solche Sachen sehr siehet. Wollte Herr Mayer es in 8^{939} drucken laßen, wäre mir es schon recht. Solchen falls wollte rathen daß Er einige, etwa 200
35 Exempl[are] *in qu[ar]to* drucken ließe, damit man sich deßelben zum Lesen bedienen könnte. Läßet mich Gott leben, sollen dieselbe in Halle abgehen, weil gleich um Ostern, geliebts Gott drüber lesen wollte, und der breite Rand zum beyschreiben sehr dienete. Er hat mir einen bösen brieff geschrieben, und mich bey Ihr[er] Königl[ichen] Maiestät zu verklagen gedrohet, welches mir sehr geschmertzet hat: doch weil er mir auch zu
40 einer Zeit der Noth gedienet, habe |4| mich mit keinem andern Verleger einlaßen wollen, da mir sonst hätte leicht fallen sollen, Ihm sein *avancirtes* Geld zu schaffen: und wenn Er es auch noch haben wollte, und Ihn der Contract gereuete, soll das Geld in Kürtzen übermacht werden: dagegen ich mein Exemplar zurück erwarte. Ich kann mir nicht anders einbilden, als es habe Ihm ein *S.R.I. Nobilis*[940], oder eine Creatur von demselben,
45 etwas in den Kopf gesetzet pp. Wenn Mein Herr bruder Ihres Ortes einige Nachricht haben, wer die Erfurtische Edition des *Dispens[atorium] Bran[denburgicum]* veranlaßet habe, bitte mir doch im Vertrauen Nachricht zu geben. Ich habe bis *dato* noch kein blat davon gesehen, weiß also nicht was es für ein Werck seyn möge. Man hat mir gesagt Herr Dr. Büchner sey *Director Ephemerid[um] N[aturae] c[urioso-*
50 *rum]*[941] geworden. *Mirum!* Doch was thut nicht ein Medaillen Stempel; darauf der Herr *Praeses* als eine Meerkatze praesentiret wird![942] Ein rechter Tausch! *Professori Seniori Facultatis Lipsiensis succenturiatus Extraordinarius Erffurtensis.* Jedoch *quae supra*

---

[939] „8" bezeichnet hier Oktavformat.

[940] „ein Adliger des Heiligen Römischen Reiches".

[941] Andreas Elias Büchner (1701-1769) wurde 1733 vom Präsidenten der *Leopoldina* Johann Jakob Baier (1677-1735) zum *Director Ephemeridum,* dem „zweiten Mann neben dem Praesidenten" ernannt; von den Adjunkten der *Leopoldina* wurde er 1735 zum Präsidenten gewählt und leitete sie bis zu seinem Tod im Jahre 1769; s. Parthier (1994), S. 18. Trew wurde 1727, ein Jahr nach Büchner, in die *Ephemeriden* aufgenommen und 1744 von Büchner zum Direktor der *Ephemeriden* ernannt, vgl. hierzu Mücke / Schnalke (2009), S. 40 ff.

[942] Hier weist Schulze wohl auf eine etwas entstellende Abbildung von Büchner auf einer Medaille hin.

nos, nihil ad nos.[943] Ich werde mich nicht drum grämen, wenn auch der iunge Herr Dr. Baier[944] binnen nächsten 5 |5| Jahren als *Adiunctus*[945] erscheinen würde. Nur hat mich die Tücke verdroßen, daß ER Herr Dr. Götzen und Meinem Herrn bruder diese *Dignitaet* zuerst angetragen gehabt. Das heißt *divide et impera. Sed sufficiant haec.*[946] Meinem Herrn bruder *communiciere* hiermit ein *arcanum, ut mihi revelatum est, summum* von der *iniectione Ruyschiana.*[947] Nehmlich der zum allerzärtesten geriebene Zinnober soll mit *Vernis* angemacht, laulicht[948] iniiciret werden. Herr Dr. Eller hat dieses *Arcanum* nach berlin gebracht, und Herrn Prof. HoffRath Buddeo communi-ciret: wie mir *sub fide silentii,*[949] von Herrn Proffessor Cassebohm[950] ist gesagt worden, der mir schon *Praeparata* gezeiget hat, die also gemacht sind: auch habe von mehr als einem sonderl[ich] von Herrn Dr. Hoffmann *Norimberg[ensi]*[951], daß die *Buddeanische Iniecta*[952], wenn sie *seciret* werden, ausfließen. *Ergo mora temporis opus est.*[953] Wie stehets um des Herrn bruders *tractat de iniectione?*[954] Wird noch was draus werden, oder warten Sie, bis es andere *praecipiren?* Man hat bey mir nachgefragt auf was für *Conditiones* man auf ein anatomisches Werck von Meinem Herrn bruder *praenumerire*: und da ich davon nicht Nachricht |6| geben konnte, eine Verwunderung bezeuget, maßen ich ia zum *Collectore subscriptionum publice*[955] angegeben sey: welches Geheimniß ich nicht verstehe. Vom *Commercio litterario* habe mit letzterer Meße etwa eine *Continuation* erwartet, aber nichts bekommen: daher ich schließen muß daß man mich wegen meiner Galeeren -Arbeiten, und daraus erfolgten unfleißigen Schreibens mit gleicher Müntze bezahlen wolle: welches eben so ungerecht nicht wäre, aber doch

---

[943] „Den Senior-Professor der Leipziger Fakultät hat ein Extraordinarius aus Erfurt ersetzt. Aber was über unseren Köpfen geschieht, geht uns nichts an."

[944] Hier ist wohl der Sohn von Johann Jakob Baier gemeint. Ferdinand Jakob Baier (1707-1788) wurde in Altdorf geboren. Er war von 1730 bis 1773 Arzt in Nürnberg, anschließend wurde er zum markgräflichen Hofrat in Ansbach ernannt. Von 1770-1788 war er Präsident der *Leopol-dina*. S. Schmidt-Herrling (1940), S. 20 sowie Parthier (1994).

[945] „Assistent".

[946] „[...] teile und herrsche. Aber dies mag genügen!"

[947] „ein Geheimnis, wie es mir entdeckt worden ist, das höchste, von der Ruyschianischen Injektion".

[948] „Laulicht" bedeutet „lauwarm".

[949] „unter dem Siegel der Verschwiegenheit".

[950] Zur Biographie Cassebohms s. UBE BT Schulze 57 (54).

[951] „aus Nürnberg".

[952] „das von Buddeus Injizierte".

[953] „Also ist ein Zeitaufschub notwendig."

[954] „Abhandlung über die Injektion".

[955] „[...] da ich ja als Sammler von Subskriptionen öffentlich angegeben sey".

sehr unbarmhertzig, weil ich nicht muth-williger Weise in Rast geblieben bin. Ein gewißer ansehnlicher Mann, der nach Nürnberg *correspondiret*, soll vor gewiß gesagt haben, das *Commercium litterarium* würde aufhören, weil die *membra* miteinander strittig wären. *Ego contradixi.*[956] Herr HoffRath Alberti[957] hat das *Comm. litt.* in der *praefation* seines letzten *tomi Juris-prudentiae medicae*[958] angezäpfet; welches verständige zum lachen bewegen wird. Seine Vorrede zu *Thomasii scripto*[959] wird auch bey der Nachwelt, als ein Muster einer guten *Praefation* zu einem schlechten buche, oder |7| umgewandt, so wird ein Schuh draus,[960] angesehen werden.

Herr HoffRath Hoffmanns einziger Herr Sohn ist diesen Sommer Doktor worden. Er hat mir ein Exemplar gegeben einzuschicken, daß sie *recensiret* würde: daßelbige finde nicht: doch wird beygehendes die Stelle vertreten, in welchem ich, beym *opponiren* mit bleystiffte etwas *pro memoria*[961] notiret gehabt. Meine letzte Dissert[ation] *de servis medicis*[962] wird ia von Mons[ieur] Behling[963], *ni fallor*[964], oder einem anderen, eingeliefert seyn. Was nach dieser *ediret* ist, kömmt hierbey.

Anbey ist das *Excerptum* aus Herrn HoffRath Ellers briefe.

H[ier] ein Zettul von Herr Dr. *Clacio*[965]: gleiches Inhalts mit dem schon *inserirten*: womit Ihn abspeisen werde, wenn Ihn selbst sprechen werde: denn es ist *in absentia mea*[966] angekommen.

Ingleichen eine observation von Herr Dr. *Cothenio*[967] die Er mir neulich zugeschickt hat. Sie ist ziemlich lang. *Permittitur iudicio Societatis.*[968]

---

[956] „Ich habe dem widersprochen".

[957] Zu Michael Alberti (1682-1757) s. UBE BT Schulze 44b (42).

[958] „seines letzten Teils der medizinischen Jurisprudenz". Schulze nennt hier dessen wohl bekanntestes Werk „*Jurisprudentia medica*" von 1725, eine Arbeit zur Gerichtsmedizin.

[959] „zu einer Schrift des Thomasius".

[960] „umgekehrt wird ein Schuh draus" bedeutet: umgekehrt wäre es richtig.

[961] „zur Erinnerung".

[962] S. UBE BT Schulze 58 (55).

[963] Zur Biographie dieser Person war nichts in Erfahrung zu bringen.

[964] „wenn ich mich nicht täusche".

[965] Es können keine biographischen Daten zu dieser Person angegeben werden.

[966] „in meiner Abwesenheit".

[967] Möglicherweise handelt es sich um folgende Person: Christian Andreas Cothenius (1709-1789) studierte in Berlin und wurde dort 1732 Stadt- und Landphysikus. Später erlangte er die Stellung eines Hofrats und Bürgermeisters. Er war Hofarzt von Friedrich II., ab 1747 Arzt im Großen Waisenhause in Berlin und Leib-und Generalfeldmedicus; 1770 wurde er Direktor der *Leo-poldina*, 1758 zuerst zweiter Direktor des *Collegium Medicum* zu Berlin, 1784 dann erster Direktor. Eines seiner bekannten Werke sind die „*Pensées sur la necessité d'une école vétérinaire, avec des projets sur la manière l'établir*". S. DBA (1982) M 204, S. 17 (Schrader, 1863).

Item Catalogus hiesiger *Disputationum medicarum. Item Catalogus* einer schönen
95   Medizinischen bibliothek des seel[igen] Herrn *Archiatri Merseburgensis D[omini]
D[octoris] Lichtenhanii*[969]. Wenn Meinem Herrn bruder was anstehet, bitte *Commission*
zu geben. das andere Exemplar mit meinem Compliment an Herrn Prof. Schwartzen
nach Altdorff zu schicken. |8| Daß Herr Dr. Hut[970] wieder in N[ürn]b[e]rg angekommen,
haben neulich von Herrn Löfflern[971], der mich hier besuchte, vernommen. Ich gratulire
100 ihm zur glücklich und nützlich vollbrachten Reise: bitte Ihn meinetwegen zu grüßen
und anzufragen ob Er bey Erblickung aller bücher nicht einmal an mich gedacht habe,
wie er mir bey der Abreise versprochen hat. Wenn Er alte *Celsos*[972] aufgetrieben hat,
und sie mir nicht schicket, werffe ich ihm einen Prozess an den Hals und nehme seine
J[ung]ferbraut zur Richterin.
105 Meine dienstl[iche] Empfehlung an alle und iede herrn *Socios* und andere gönner und
gute freunde. Verharre
Eures hochEdelgebohrnen
Meines *Doctoris* und werthesten Herrn bruders
gehorsamster diener
110 J[ohann] H[einrich] Schulze
Halle den 25. *Octobr[is]* 1733
P. S.:
Eben heute Abend d[en] 27. *Novembr[is]*[973] bekomme 2 paquete dabey ein brief von
Herr Dr. Götzen *de dato 21. Aug[ustii]* und von Herrn Conr[ector] Webern[974], die will
115 nächst beantworten.
|9| *Excerptum ex litteris Excellentis D[omini] D[octoris] ELLERS Consiliarii aulici et
Collegii medici superioris Decani; scriptis Berolini a. d. XVI Maii ad Dr. Schulzium:*[975]

---

[968] „Sie wird dem Urteil der Sozietät überlassen."
[969] „des [...] Herrn Archiaters zu Merseburg Herrn Dr. Lichtenhan." Christian August Lichtenha[h]n war Doktor der Medizin und Physikus zu Zörbig und Bitterfeld. Er schrieb über den Lauchstädter Gesundbrunnen. Er hatte unter Hoffmann 1723 über dieses Thema promoviert. S. DBA (1982) M 761, S. 394 (Adelung, Bd. 3, 1810).
[970] Zu Leonhard Huth s. UBE BT Schulze 39 (37).
[971] Zu dieser Person konnten keine biographischen Angaben gefunden werden.
[972] Hiermit sind alte Ausgaben des Celsus gemeint.
[973] Der am 25.Oktober geschriebene Brief wurde offensichtlich nicht abgeschickt, so dass ihn Schulze einen Monat später am 27. November um den Bericht Ellers ergänzte; das endgültige Absendedatum ist nicht ersichtlich.
[974] Nicolaus Weber (1699-1751) war ab 1731 Konrektor, ab 1737 Rektor an der Spitalschule (La-teinschule am Heilig-Geist-Spital) in Nürnberg. Es sind fünf Briefe von ihm in der Trew-Sammlung vorhanden. S. Schmidt-Herrling (1940), S. 683.

Für die übersandten so gelehrt als gründlich ausgeführten *dissertationes* bin Euer hochEdelgebohrn gehorsamst verbunden. Ich habe in denen beyden die *de structura et resectione funiculi umbilicalis*[976] handeln, nicht wenig Vergnügen verspüret, um so viel mehr, da seither einigen Jahren bereits *casu* auf eben dieselben gedancken gerathen. Die erste Gelegenheit hiezu gab mir ein *casus domesticus*[977]. Es seyn nehmlich ohngefähr 8 Jahre verstrichen, daß meine frau mit meinem ältesten annoch lebenden Sohne unvermuthet, wegen falsch gemachter Weiber-Rechnung, des Nachts zwischen 12-1 Uhr plötzlich entbunden ward. Diese unvermuthete und so geschwind überfallende Arbeit verwehrete, daß weder licht anzünden, noch meine etwas entfernete *Domestiques* ruffen, noch das bey selben Umständen benöthigte herbey schaffen konnte: ich war vielmehr gezwungen, sonder eine Minute Zeit Verlust, *manus obstetricis*[978] darzu reichen, und *post partum ilico editum*[979] alles gewöhnliche gantz allein im finstern zu besorgen. Daher es denn geschah, daß etwa ein im finstern und in großer *Confusion* gefundener Faden mir zur Abbindung der Nabel-Schnur dienen mußte. die Abschneidung der Nabelschnur, zur Herausbringung der Nachgeburth, geschah, wie ich vermuthete, in guter Ordnung. Indeß da eine halbe Stunde und mehr verstrichen, bevor ich meine leute wecken, licht anzünden, und nach einer hebamme zur Abwaschung des Kindes schicken konnte, so war hernach-malen nicht wenig erschrocken; wie bey Ankunfft der hebammen das im Kißen eingewickelte Kind besichtigte, und gewahr ward, daß meine gemachte *ligatur* am *fu-niculo* nicht alleine aufgegangen, sondern auch gäntzlich abgefallen war, welches vermuthlich im finstern, durch ein unvorsichtig abschneiden, |10| und durch die gegenwärtige *Confusion*, verursachet worden war. Ich fand das kind munter und schreiend, verspürete keine erlittene *haemorrhagie*, und machte nach Verlauf von mehr denn einer Stunde eine zweyte Ligatur. Dieser Umstand veranlaßete mich verschiedene *reflexiones* zu machen über die Geburt der Thiere, wodurch noch mehr in meiner Meynung gestärcket ward. Hiernächst betrachtete ich auch, daß die hebammen gemeiniglich ein paar Zoll vom *abdomine* die Nabelschnur abbinden: ich bin aber niemaln gewahr worden, daß zwischen der *Ligatur* und *abdomine* eine *Intumescentz* von preßendem Geblüthe in denen *arteriis umbilicalibus*

---

[975] „Ein Auszug aus dem Brief des hochverehrten Herrn HofRath und Superior-Dekans des *Colle-gium medicum* Dr. Eller, geschrieben zu Berlin am 16. Mai 1732 an Dr. Schulze: (...)".

[976] „von der Struktur und der Resektion der Nabelschnur".

[977] „häuslicher Vorfall".

[978] „die Hände der Hebamme".

[979] „und nach gleich darauf erfolgter Geburt".

sich gezeiget. Daher ich denn auch meine Gedancken geheget über den *situm*, so der *foetus in utero mater-no*[980] hält, da die gantze *spina*, vom Kopf bis auf das *os coccygis*, fast einen *Circel formiret*: bey welchem *Situ* der freye Eintrieb des Geblüts *ex arteriis iliacis* in die *arterias umbilicales*[981] frey geschiehet: daher denn nicht zu verwundern, wenn *post foetum enixum*[982] da die *spina dorsi* und *extremitates inferiores in lineam rectam*[983] sich ausdehnen, das geblüthe *ex iliacis per umbilicales*[984] nicht mehr wie zuvor eingetrieben werden kann, da nunmehro diese letzteren mit den ersten *angulum valde acutum*[985] in ihrem Ursprunge verursachen, und also durch diesen neuen *situm* den Eintrieb des Geblüthes wo nicht gäntzlich, doch mehrentheils verschließen. Um aber allen solchen beurtheilungen durch entscheidende Beweißthümer abzuhelffen, so habe in unserm hiesigen großen Charite – Lazareth einige Experimenta dieserhalb angeordnet. das erstere geschah den 24. April *anno currente* bey Entbindung einer unehlichen Person Nachmittags 35 Minuten auf 6. Die Nabelschnur ward 3 finger breit, sonder *ligatur*, vom *abdomine infantis*[986] abgeschnitten, das Kind auf Kissen gelegt und mit dergleichen bedecket, bis 50 Minuten auf 6 liegengelaßen, da denn kein Tropfen geblüth aus denen offenen gefäßen zum Vorschein gekommen, |11| ohnerachtet das Kind der Gewohnheit nach schrie, und sich nicht wenig bewegte. Der abgeschnittene *funiculus versus placentam*[987] gerechnet, gab eine ziemliche Quantitaet geblüthes *ex vena umbilicali*[988]. drauf ließ ich die Nabelschnur verbinden, und das Kind gehörig besorgen. Zwey Tage hernach, als den 26. April hatte wiederum Gelegenheit dergleichen Experimente machen zu lassen, das erstere geschah des Morgens von 20 - 40 Min. auf 9 Uhr, und das 2te zu gleicher Zeit von 34 Min. auf 9 Uhr bis um 10 Uhr. Bey beyden zeigete sich daßelbe, wie bey dem erstern, daß also nicht die geringste Spur von *haemorrhagie* einige bedencklichkeit oder Schrecken in Zubindung des *funiculi* erweckte. Ich hätte noch wohl länger die Verbindung zurückgehalten, wenn eines Theils solches nöthig erachtet, indem der blutfluß sich anfangs am hefftigsten zeigen müßte; andern Theils auch denen einfältigen Müttern kein fataler Schrecken

---

[980] „die Lage des Fötus in der mütterlichen Gebärmutter".
[981] „über die *Arteriae iliacae* in die *Arteriae umbilicales*".
[982] „nach der Geburt des Feten".
[983] „wo die Wirbelsäule und die unteren Extremitäten sich in einer geraden Linie ausdehnen".
[984] „aus den Iliakal- durch die Umbilikalarterien".
[985] „einen sehr spitzen Winkel".
[986] „vom Unterbauch des Kindes".
[987] „Nabelstrang bis zur Plazenta".
[988] „aus der Nabelschnurvene".

einzuiagen, und die Kinder zum baden und Abwaschen zu überliefern. Sehen also Euer
175 hochEdelgebohrn daß diese *Experimenta* von allen vernünfftigen mit gleichem *Succes* zu wiederholen stehen. Ich habe bereits vor einiger Zeit die *omissam deligationem umbilicalis funiculi*[989] in einem *responso(2)* entworffenen*(1) Medico* [990], contra *opinionem D[ominorum] D[octorum]* keines weges vor *lethal* [991]ausgeführet: hoffe auch daß künfftig dieser *error ex foro medico* werde *relegiret* werden.[992]
180 mit der *Insertion* dieses *Excerpti*[993] bitte noch ein wenig an sich zu halten, weil ich dazu noch erst Erlaubniß von Herrn HoffRath Ellern erwarte, und sonderlich wißen möchte, ob Ihm nicht etwa zu wider seyn möchte, wenn das *exemplum domesti-cum*[994] unter seinem Nahmen publiziret werden sollte. Ist denn gar kein *dubium in hoc puncto* [995] eingelauffen? |11 |
185 **Tituli disputationum Halensium medicarum inauguralium**[996]
De e primigenio fere universali.[997] *Pr[aeside] Alberti Resp. Jo. Christian Zimmermann Lusatus. 1733 Septembr[i]*[998] 5 bogen. Ist eine Neumännische Frucht und sehr gut.
De frequenti mystarum sermocina[tion]e egregio sanitatis praesidio.[999]
190 *Pr[aeside] Dr. Alberti Resp. Jo. Theophil. Hildebrand, Nimiscensis Silesius* 5 bogen ist des Resp. Arbeit im October 1733.
Diss. inaug. physico-medica de gravitate A[er]is eiusque elasticitate.[1000]

---

[989] „das Unterlassen des Abbindens der Nabelschnur".

[990] „in einem entworfenen medizinischen Antwortschreiben".

[991] „keineswegs zum Tode führend".

[992] „[...], dass dieser Irrtum aus der medizinischen Welt verbannt werde". – Die hier in Form eines Briefes niedergelegte Kasuistik wurde unter dem Titel „*Observationes de funiculo umbilicali non ligato*" noch im gleichen Jahr im *Commercium* veröffentlicht; s. *Commercium* (1733), S. 377. Im Folgejahr findet sich im *Commercium* eine weitere Bezugnahme auf die Erfahrungen Ellers hinsichtlich des Abbindens der Nabelschnur; s. *Commercium* (1734), S.220 f.

[993] „mit dem Druck dieses Exzerptes".

[994] „Beispiel aus der eigenen Praxis".

[995] „Zweifel in diesem Punkt".

[996] „Titel der Inauguraldissertationen aus Halle".

[997] war das damals gebräuchliche chemische Zeichen für *sal (Salz)*, s. Schneider (1962), S. 50; also lautet der Titel „*De sale primigenio fere universali*" (Über das ursprüngliche und gewöhnliche gemeine Salz).

[998] „Unter dem Vorsitz von Alberti, Respondent Johann Christian Zimmermann aus der Lausitz, September 1733." – Im Folgenden werden diese Angaben nicht mehr übersetzt.

[999] „Über das häufige Gespräch von Mysten (Priestern von Geheimkulten) zum besonderen Schutz der Gesundheit".

[1000] „Dissertation über das Gewicht der Luft und deren Elastizität".

Praes[ide] Hoffmanno. Resp. Auctore Christoph. Christ. Hoffmanno, Schleusinga. Hennebergico. 4 ½ [bogen], *1733, Junio.*

195   *De spasmis pharyngis.*[1001] *Pr[aeside] Hoffmanno Resp. Auct. Andrea Gottlieb Marggraf, Berolinense* 4 bogen im August 1733.

De singultu.[1002] *Hoffmann. Resp. auct. Franc. Henr. Gottfriedt, Carolothermensi. Junio* 1733, 3 ½ [bogen].

De curatione per contraria.[1003] *Alberti. Resp. Jo. Jac. Hoffmeyer Amensdorffa-*
200   *Cotheniensis.* 5 bogen 1732 Octobr[i] Ist Albertinische Arbeit.

De spirituum ardentium usu & abusu diaetetico.[1004] *Alberti. Resp. Auctore Stephan Siegfried Vogel Dahlenwarslebio Magdeb. Sept. 1732,* 5 b[ogen]

De sudore observationes quaedam.[1005] *Pr[aeside] Schulze. Resp. Carol. Frider. Jaeckelio Vratislaviensi Septembr[i]* 1733, 3 ½ [bogen]

205   *De necessario sanis medico.*[1006] *Pr[aeside] Hoffmanno Resp. A. Henr. Immanuele Fromanno. Gerano.* 5 ½ [bogen] *Junio 1733.* der A[uctor] ist ein gesetzter braver Mann und bekehrter Jude. Ich habe ihm praesidiret, wie mehr andern da Herr HoffRath Hoffmanns Nahme vorstehet.

De praeservandis litteratorum morbis.[1007] *Alberti: Resp. Jeremias Möhrl Posonio.*
210   *Hungarus.* 4 ½ [bogen] *April[i]* 1733.

De convenientia medicinae cum theologica practica.[1008] *Alberti Resp. Auct. Joach. Abrah. Rothe, Christianopolis Lusato* 4 bog[en] *Decembr[i]* 1732.

De coena immodice largiori gulae intemperantis noxa certiore.[1009] *Praes[ide] Schulze Resp. Auct. Carol. Frid. Schwertnerer Julioburgo-Silesio* 3 ½ [bogen] *Febr[uarii]*
215   *1733.*

De abortu.[1010] *Hoffmann. Resp. Daniel Mindner Vratislaviensis Martio* 1733, 4 bog[en].

De rerum non naturalium ad valetudinem tuendam verito usu.[1011] *Schulze. Resp. Daniel Fiedr. Ulrich, Wolaviensis Silesius. Februar[ii].* 1733, 4 bogen.

[1001] „Über Krämpfe im Rachen."
[1002] „Über das Schlucken (Schluckauf)."
[1003] „Über Behandlung durch Gegensätzliches."
[1004] „Über diätetische Anwendung und Missbrauch von brennendem Weingeist."
[1005] „Einige Beobachtungen über den Schweiß / das Schwitzen."
[1006] „Über die Notwendigkeit des Arztes für Gesunde."
[1007] „Über die Vorbeugung von Krankheiten bei Gebildeten."
[1008] „Von der Übereinstimmung der Medizin mit der praktischen Theologie."
[1009] „Über den ziemlich sicheren Schaden für die Speiseröhre durch maßlos reichliches Essen."
[1010] „Über die Abtreibung."
[1011] „Über die bedenkliche Anwendung von „res non-naturales" zum Schutz der Gesundheit."

De vomitu.[1012] *Hoffmann Resp. Auct. Matthia Philippo Ritter, Susato-Westphalo. Martio*
220 *1733, 4 bog[en].*

De spasmis galae inferioris et de nausea.[1013] *Hoffmann. Resp. Auct. Joannes Christian.*
Zweigel Vratislaviens[i] Octobr[i] 1733, 4 bogen.

De emotionibus patheticis corpori interdum proficuis.[1014] *Pr[aeside] Johanne Junckero.*
Resp. Auct. Carol. Godofr. Herrmann Berolstadio. Silesius Octobr[i] 1733. 3½ [bogen]

225 *De motuum convulsivorum vera sede ex indole.*[1015] *Hoffm. Jo. Francisc. Broke*
Monasterio. Westphalus Octobr[i] 1733, 6 bogen.

De morbi hysterici vera indole, sede, origine et cura.[1016] *Hoffmanno. Resp. Auctore filio*
Frider. Hoffmanno Hallensi Julio 1733. 7 bogen. Vaters und Sohns Arbeit.

De anaemia[1017] *Alberti. Resp. Auctore Jo. Conr. Daumius Gorlicio. Lusat. Octobr[i]*
230 *1732, 5 bogen.|2 |*

De morbis occultis.[1018] *Alberti Resp. Davide Samuele Madai*[1019] *Schemnicio-Hungaro.*
Octobr. 1732, 6 bogen. der *Respondens* ist jetzt Herr HoffRath Richters Schwieger
Sohn, *per consequens ein lumen medicinae*[1020], weil er so engagiret.

De Valerianis officinalibus.[1021] *Albert. Resp. Auct. Joh. Friedr. Stantke Vratislaviens[i]*
235 *Octobr[is] 1732, 2 1/2 [bogen].*

De vertigine.[1022] *Praesidio Junckero. Resp. Joan. Nicol. Hoff, Wertheimens[is] Francus*
Septemb[ri] 1733, 3 bogen.

Disquisit. analytica arcani tartari[1023] *Praesidio Junckero Resp. Auct. Alberto Reichardo*
Reusch. Horrhemio – Würtemberg[ensi] Septembr[i] 1733, 6 bogen.

240 *De morbo Lazari.*[1024] *Hoffm. Auct. Samuel Gottfr. Feige. Keit. Schlesio. Sept[embri]*
1733, 4 bogen.

dieses Kind weiß seinen Vater wohl nicht recht. der Resp. bekennt sich dazu, Herr

---

[1012] „Über das Erbrechen."
[1013] „Über Krämpfe der unteren Speiseröhre und über Übelkeit."
[1014] „Über die dem Körper manchmal zuträglichen leidenschaftlichen Erregungen (Gefühlsbewe- gungen)."
[1015] „Über den wirklichen Ort krankhafter Bewegungen."
[1016] „Über die wahre Eigenschaft, Lokalisierung, Ursprung und Behandlung der Hysterie."
[1017] „Über die Anämie".
[1018] „Über verborgene Krankheiten".
[1019] Zu Madai (Maday) s. UBE BT Schulze 72 (69)
[1020] „folgerichtig eine Leuchte der Medizin".
[1021] „Über die *Officinales* (Rezeptbücher) des Valerius."
[1022] „Über den Schwindel."
[1023] „Analytische Erörterung des geheimnisvollen Tartarus."
[1024] „Über die Krankheit des Lazarus."

Licentiatus Scharschmidt[1025] hat sie gemacht aus seines seel[igen] Schwiegervaters Dr. Gohls Entwurff. Das Curieuseste ist pag.8. lin. 1. da dem alten ehrlichen Avicenna[1026] wieder seinen Willen Fenster eingesetzet werden. Pagina 9 ist *surrexurus* auch eine schöne Perle. der Stilus ist meist den *Actis medicis Berolinens[ibus] conform. haec inter nos, non inserens a recensor[ibus]*.[1027]

De emphysemate[1028] *Praes[ide] Schulze Resp. Carolo Christoph[oro] Pusch Lignicensi a.d. 17. Septembr[is]* 1733. 3 bogen. Zu dieser *disputation* hat der naseweise buchdrucker einen teutschen Titel gemacht: von der lust geschwulst der Augenlieder. Wenn Ihnen *Disputationes* von mir vorkommen mit teutschen Titeln, bitte sicherlich zu glauben daß derselben keiner von mir herkomme, und ia keinen |13| mir zu *imputiren*. Ich habe den buchdrucker damit gestrafft, daß er so bald kein blat von mir wieder zu drucken bekommen soll: zumal ich höre daß er sich der freyheit mit mehreren bedienet habe: da mich alle mein lebelang die teutschen Titel geärgert haben.

De medicamentorum acidorum natura viribus et usu: eruditorum censura exhibuit.[1029] *Emmanuel Israel Neo-Veda Vedanus. 17., den 24. Octobr[is]* 3 bogen.

der Candidat ist ein Jude. Diese dürffen nicht auf den Catheder, sondern geben nur ein *Specimen* das bey der Universität ausgeteilt wird. Der wahre Autor heißet Schulze: denn der Candidat hat alles aus meinem *Collegio* genommen und ich habe endlich *ultimam manum*[1030] dran geleget. Herr HoffRath Hoffmann ist nicht der beste Freund von *acidis*[1031] und hat das thema wieder[1032] rathen wollen: und desto öfter ist er drinnen *citiret* worden, *ut placaretur*.[1033] § X. *pag.* 13. *lin. penult.*[1034] wird auf einen *casum*

[1025] Samuel Schaarschmid (1709-1747) studierte in Halle und promovierte 1729 unter Alberti in Halle. Er wurde Professor für Medizin in Berlin und verfasste „*Tabulae anatomicae*", die 1767 in Moskau in russischer Übersetzung erschienen. S. Kaiser / Völker (1987c), S. 206 f.

[1026] Avicenna (980-1036) war persischer Arzt, Physiker, Astronom und Philosoph. Sein umfang-reiches Werk, darunter auch der *Canon Medicinae,* der ins Lateinische übersetzt wurde, stellte eine Zusammenfassung des Wissens der Antike dar und galt als medizinische Autorität für die nächsten fünfhundert Jahre. Vgl. Kestner (1971), S. 65.

[1027] „Dies unter uns, nicht in die Rezensionen einzufügen."

[1028] „über das Emphysem".

[1029] „Über Wesen, Kräfte und Anwendung saurer Medikamente: Das Urteil Gebildeter hat [die Schrift] bestätigt."

[1030] „letzte Hand".

[1031] „von Säuren."

[1032] Nach heutiger Rechtschreibung „widerraten".

[1033] „damit er besänftigt würde."

[1034] „§ X, S. 13, vorletzte Zeile".

gezielet, der sich 1732 allhier zugetragen. Ein *Studiosus iuris*[1035] aus Ost-frießland war
265   *ad extrema*[1036] gekommen: hatte Hoffmannen, Junckern, Basten[1037] p.p. gebraucht, und hatten ihm alle das Leben abgesagt als *pathisico consumato*[1038]. Da nun die Erdbeeren reiff geworden, hat er seinen appetit *indulgiret,* und aus allen Gärten alle Erdbeeren aufgekauffet, daß mich einer versichert, er habe für |14| mehr als 10 Thaler zusammen gekaufft. *Et ecce in dies magis inde convaluit: tandemque sanissimus urbem reliquit &*
270   *patriam repetiit*[1039]*. Ad imitationem eius*[1040] hat in vergangenem Sommer ein hiesiger Haupt-Mann der bey 10 Wochen bettlägerig gewesen und da es allem Anschein nach zur *lectica*[1041] hätte lauffen sollen, sich mit Erdbeeren und Kirschen wieder herausgefreßen, zu trotz allen *tristibus prae-sagiis medicorum*[1042], auch solcher die sonst Gras wachsen hören wollen, und fast wetteten er würde, ohngeachtet der unter
275   meiner Cur anscheinenden besserung, *circa aequinoctium autumnale*[1043] ins Gras beißen. Jetzto aber ist er völlig gesund, und thut seine dienste wieder wie vorhin: hat auch neulich eine *tour* an benachbarte höfe gethan, und wohl 14 Tage hintereinander alle *fatiguen* der Jagd, wie andere gesunde, ausgehalten.
     Und das werden wol die meisten *dissertationes medicae* seyn, die binnen Jahresfrist hie
280   gehalten sind. Einer besinne ich mich noch *sub praesidio Junckeri*, R[es]p[ondent] Schanckebank *de prognosi*[1044]*:* weil ich sie aber nicht finde, kann den Titel nicht genau angeben. |15|
     Nova Scripta[1045]
     Dr. *Johan. Danielis Geyeri*[1046]*, Consilarii et Archiatrorum Comitis emeriti, Academici*
285   *Germaniae Curiosi* <u>*Meletema in Svetonii August. c. VIII*</u>[1047]

[1035] „ein Jurastudent".
[1036] „todkrank" geworden.
[1037] Zu dieser Person können keine näheren biographischen Angaben gemacht werden.
[1038] „als einem ausgezehrten Wüstling".
[1039] „Und siehe da, von da an genas er von Tag zu Tag mehr; schließlich verließ er vollkommen ge-sund die Stadt und kehrte in seine Heimat zurück."
[1040] „um es ihm nachzumachen".
[1041] „Sänfte", hier „Tragstuhl, Rollstuhl".
[1042] „traurigen Vorhersagen der Ärzte".
[1043] „um die herbstliche Tag- und Nachtgleiche".
[1044] „Über die Prognose".
[1045] „Neue Schriften".
[1046] Johann Daniel Geyer (1660-1735) war *Medicus* in Regensburg und Garnisonsmedikus zu Mannheim. Später ernannte ihn Kurfürst Friedrich zu seinem Leibarzt. Zudem war er Mitglied der Kaiserlichen Akademie der Naturforscher. S. DBA (1982) M 389, S. 197 (Baader, Bd. 1, 1804).

De Harundinatione vulgo die Schilff Strügel Cur. *quarto plag. 2*[1048]

Dr. *Johannis Danielis Geyeri Consiliarii et archiatri emeriti, Academici curiosi Meletema de Salisatione ad amplissimum Dr. FRIDER. HOFFMANNUM Consiliarium, Archiatrum, Professorem undique celeberrimum.*[1049] *quarto plag. 2.*

290 Dr. Johann Daniel Geyers S[eine]r Königl[ichen] Maiestät in Pohlen, dreyer Churfürsten zu Sachsen und dreyer Churfürsten zu Pfaltz *Medici, Consiliarii* und *Archiatrorum Comitis emeriti, Academici curiosi* Müßiger Reise Stunden Gedancken von denen Todten Menschen-Saugern, an die hochpreißlichen *Praesidem* und *Collegas S. R. I. Academiae Naturae Curiosorum.*[1050] *quarto. plag. 5.*

295 Dr. Johann Daniel Geyers Königl. Polnischen und Churfürstl. Sächsischen HoffRaths, *Archiatrorum Comitis* und *Academici Curiosi* Antwort an weiland seinen guten freund in Nürnberg Dr. Daniel bscherern von dem *Grand Remede de Paris*, um der darinnen enthaltenen fürtrefflichen Wahrheit[1051] zum zweyten mal aufgeleget und übergeben an die hochpreißl[ichen] *Praesidem und Collegas Academiae Leopoldinae Curiosae*, von

300 einem Mitglied der Academien 1 ½ bogen *quarto*

Alle 4 vorstehende Schriften habe gelesen, sie scheinen mir aber nicht *excerpible*, ia selbst nicht überall *intellegible.*[1052] Er zielet mehr als er abschießet, und die letzte mag wol eine scharffe Satyre seyn. |15|

Man hat Ihn deßwegen in Dresden zur Verantwortung gezogen, weil man geglaubet hat

305 es sey auf den verstorbenen König gezielet gewesen. Die beste Erleuterung hat Er selbst in handbriefen an Herrn HoffRath Hoffmann gegeben: dem *publico* ist aber damit nicht gedinet. Er ist ein alter 74 jähriger Mann und vielleicht schon etwas kindisch, oder wo nicht dieses doch *vitio senii obscurus, suspicax, vindicta inhians.*[1053]

[1047] „Untersuchung zu Kap. 8 der Augustus-Biographie Suetons von Dr. Johann Daniel Geyer, Rat und emeritiertem Mitglied der Archiater, Wissenschaftler der Akademie Deutschlands."

[1048] „Über die Behandlung mit Schilf, in der Volkssprache die Schilffstrügel-Kur. Im Quartformat zwei Bögen". „*Quarto plag.*" wird im Folgenden nicht mehr übersetzt.

[1049] „Dr. Johann Daniel Geyers, des Rates und emeritierten Archiaters, des Forschers der [Kaiser-lichen] Akademie, Untersuchung „Über das Zucken" an den sehr bedeutenden Dr. Friedrich Hoffmann, den Rat, Archiater und überall hochberühmten Professor."

[1050] „Dr. Johann Daniel Geyers [...] Leibarztes, Rates, ehemaligen Mitglieds der kurfürstlichen Leib-ärzte und Mitglieds der Akademie Müßiger Reise Stunden Gedanken von denen Todten Menschen-Saugern, an den hoch gepriesenen Präsidenten und die Kollegen der Akademie der Naturforscher des Heiligen Römischen Reiches."

[1051] S. Geyer (1735).

[1052] „nicht exzerpierbar und nicht überall verständlich".

[1053] „[...] durch die Gebrechen des Alters undurchschaubar, argwöhnisch und der Rache nachhängend."

Die teutschen Schrifften sind schon vor Michaelis herauskommen: die lateinischen sind
neuer, und die *ad Hoffmannum*[1054] die neueste.

Gantz neu ist auch:

Exercitatione physico medica <u>virtutem camphorae refrigerantem</u> ac internis corporis humani incendiis restringuendis aptissimam edisserit, atque ex genuinis artis principiis adseruit Dr. BALTHAS. LUDOVIC. TRALLES, medicus Vratislaviensis. Comitatur opusculum praefatio Doctoris FRID[ERICI]. HOFFMANNI. Com. Pal. Caes. Consilarii & Archiatri Regii, Academiae Halensis senioris, cetera. Vratislaviae et Lipsiae apud Michaelem Hubertum 1734. 8. plag. 13.

Übersetzung ab Z. 327:

Dr. Balthasar Ludwig Tralles, Arzt in Breslau, hat in einer physikalisch-medizini-schen Studie die kühlende Wirkung des Kampfers und die sehr gute Eignung zur Linderung von Entzündungen im Inneren des menschlichen Körpers erörtert und aus den echten Prinzipien der Kunst bekräftigt. Das kleine Werk begleitet eine Vorrede von Dr. Friedrich Hoffmann, dem Kaiserlichen Hofrat und Königlichen Leibarzt, Senior der Hallenser Akademie, *pp.* Breslau und Leipzig bei Michael Hubertus 1734. Im Oktavformat 13 Bögen.

H *UBE Briefsammlung Trew, Korr. Schulze, Nr. 59, 15 S.; [keine Adresse]*
  Beilagen: Brief von Hofrath Eller an Schulze; Liste über Dissertationen; Liste über Nova scripta für das Commercium.
  Z. 116-118: P.S.], P.S. bis beantworten*: erg. am Rand.*
  Z. 251: hac], hac bis dissertationibus*: erg. am Rand.*

[1054] „an Hoffmann".

57   **27. Oktober 1733**
Johann Heinrich Schulze, Halle, an Christoph Jacob Trew, Nürnberg

P. S.[1055]

Auch, liebwerthester und hochgeehrtester Herr bruder Habe bitten wollen mit Herrn
Mäyern zu reden, daß Er sich ia nicht mercken laße, daß ich wegen der nachgedruckten
Schrift *de* ♆ *ido* ⊕⫶ᵢ,[1056] Rathgeber gewesen. Herr Dr. Hoffmann, der kein Wort davon
5   gewußt, daß ich es gethan, ietzo aber wol zu frieden ist, wird *pro forma* an Ihn Herr
Mäyern schreiben und etwas *expostuliren.* drauf mag Er nur trocken hin schreiben, Es
wäre so viel Nachfrage gewesen, und Er Hätte von allen Orten her *Commission* gehabt
exemplaria zu schaffen, wüßte auch von andern dergleichen. da nun alles Fleißes
ungeachtet von hier kein Exemplar zu erhalten gewesen, der buchdrucker auch auf
10 befragen, ob Er es wollte wiederdrucken laßen, solches rund abgeschlagen hätte: als
hätte er dieselbige, nachdem Ihm ein fremder durchreisender Hoffmeister ein Exemplar
gegeben, und daselbst auf den Abdruck gewartet, unter die Preße gegeben. Wann auf
solche Art geschrieben wird, kommt Herr Dr. Hoffmann[1057] und ich aus allem *Contract*
mit dem Herrn HoffRath Hoffmann, als der nicht so viel für sich, als sein *capricieuser*
15 Herr Sohn, die Disputation, daran Er doch im geringsten kein Recht hat, *supprimiret,*
nachdem Er Sie ohndem *castriret* und *mutiliret* hat. Sollte |2| etwa auch Herr Prof.
Pott[1058] von Berlin, als der Herr Dr. Hoffmanns Haus-Patron und *Praeceptor* gewesen,

---

[1055] Eigentlich als *Postscriptum* zum Brief UBE BT Schulze 59 (56) gehörend, in der Katalogisierung von Schmidt-Herrling mit eigener Briefnummer versehen.

[1056] Die besagte Schrift findet sich im *Commercium* 3 (1733), S. 312, in der Rubrik der *Libri novi* unter dem ausführlichen Titel „*Caroli Hofmanni, Norici, diatriba chymico-medica de Acido Vitrioli Vinoso, antehac sub praesidio III. Friderici Hofmanni disputata, iam autem ob sui praestantiam recusa.[...]*" (Über weinhaltige Vitriolsäure, vorher unter dem Vorsitz Friedrich Hoffmanns zum dritten Mal erörtert, nun aber wegen ihrer Vortrefflichkeit wieder angefertigt. Bei Endters Erben, Mayer, gedruckt, Nürnberg 1733). Der Erstdruck ist im *Commercium* 2 (1732), S. 277, angeführt: „*Dissertatio inauguralis chymico-medica de acido vitrioli vinoso. Praes. D.D. Frid. Hofmanno, Auct. Carolo Hofmanno, Norico, Halae Magdeb. Mens. Aprili 1732*".Schulze kürzte den Titel ab und verwendete die damals gebräuchlichen chemischen Zeichen, die hier zum Zweck der originalgetreuen Wiedergabe aus seinem Buch über chemische Zeichen kopiert und eingefügt wurden; s. Schulze (1745), S. 152. Das „♆" war das Zeichen für *acetum*, das „⊕⫶ᵢ" bedeutet *vitrioli;* ausgeschrieben müsste der Titel also „*De aceto vitrioli*" (Über Vitriolsäure) lauten.

[1057] Es wird nicht klar, ob hiermit der Sohn von Hofrath Friedrich Hoffmann oder ein anderer Hoff-mann gemeint ist.

[1058] Johann Heinrich Pott (1692-1777) studierte zuerst in Halle Theologie, dann Medizin und hörte Stahl, Alberti und Heinrich. Nach Erlangung der Doktorwürde kehrte er nach

und sich ietzo auch ein Recht daran anmaßen will, weil sie *sub* [s]eine *manuductione elaboriret*[1059] worden, deßwegen melden, bitte es mir nur zu *communiciren*, so will

20 schon *suppeditiren* wie zu antworten sey. Mich ärgert überhaupt aller *arcanistischer* Eigennutz. wenn aber närrische Tyranney dazu kommt, wäre ich *capable* meinem Vater und bruder obstatt zu halten.[1060] Ich *addressire* mich dißfalls an Meinen Herrn bruder, weil ich glaube Herr Mäyer habe sich an Ihnen auch *addressiret*, und Sie wißen um alle Umstände: stand auch in solchen Umständen, daß Ihnen bey so einer *honetten* Sache

25 nicht zu wieder seyn kann, daß ich Sie zu hülffe nehme; wie ich denn bey gleichen Umständen *reciprociren* werde.[1061]

d[en] 27. *Octobr[is]* 1733

ut in litteris[1062]

30 H UBE Briefsammlung Trew, Korr. Schulze, Nr. 60, 2 S.;
Z.6: *Mäyern:* eingefügt oberhalb des Textes. [keine Adresse].

Halberstadt zurück, danach lehrte er kurzzeitig in Halle, um sich 1719 nach Berlin zu begeben. Dort erfolgte die Aufnahme in die Königliche Sozietät der Wissenschaften, hierauf die Ernennung zum Professor der theoretischen und später auch der praktischen Chemie. Durch seine Versuche zur Nachbildung des Meißener Porzellans, die Friedrich d. Große unterstützte, wurde er zu einem Hauptvertreter der Pyrochemie. S. DBA (1982) M 975, S. 53-62 (Börner, Bd. 3, 1764).

[1059] „ unter seiner Anleitung ausgearbeitet".
[1060] In der Bedeutung: „Widerpart leisten".
[1061] „[...] mich erkenntlich erweisen werde".
[1062] „wie im Brief".

58   19. Dezember 1733
Johann Heinrich Schulze, Halle, an Christoph Jacob Trew, Nürnberg

HochEdelgebohrner und hochgelahrter,
liebwerther Herr bruder.

Meines Herrn bruders brief mit der traurigen Nachricht von dem frühzeitigen Ableben
5   meines so lieben Gönners und freundes *Tis*[1063] Herrn Dr. Götzens habe zu Anfang des
Decembris, da er eben 10 Tage alt war, wol erhalten: Dero letztes aber ist am 19t[en]
huius[1064], und also um der hälffte eher eingelauffen. Gleichwie ich der liebwerthesten
Societaet alles zu gefallen thun nach eußerstem Vermögen: habe mich auch gleich an
die Recension gemacht, und des Herrn Dr. Werlhofs[1065] Werck von forn bis hinten
10   schon durchlesen und *excerpiret*[1066]*:* daß es aber nicht völlig hat fertig werden können,
ist die wichtige Materie schuld, und die bey mir kurtze Zeit: wozu ein hertzkränckender
Kummer das meiste gethan hat indem mein jüngstes halbiähriges Töchterlein, da die
Zähne eingeschoßen nun schon von 3 Wochen her gefährlich krank wurde, da es sich
nun endlich zu einem faust großen Abscess an der einen Schulter *resolviret*, den ich
15   habe |1| öffnen müßen, wobey es sich allerdings zum kalten brand schon anließ. Es liegt
nun schon etliche Tage in äußerster Schwachheit, und möchte mir bei dem Jammer das
hertz brechen. Mein Herr bruder wird mir leicht glauben daß bey so einem betrübten
Haus-Umstand alle *Capacité* etwas zu thun vergehen muß, und wenn ich mich auch
forciren wollte, nichts gerathen würde. Ich verspreche heute nach Möglichkeit zu eilen,
20   daß es, da es nun doch in dieses Jahr zu spät seyn wird, in den ersten bogen des
folgenden, Gott gebe glücklichen Jahres, kommen möge.
Weil mir auch sehr anlieget daß Herr Mayer nicht aufgehalten werde, schicke noch
einige bogen, so viel als ietzo habe *revidiren* können. In den ietzigen *feriis* will, so viel
möglich die recension zu förderst, hernach den Rest des Wercks verfertigen. Der Herr
25   bruder helffe doch sorgen daß es correct werde. Wenn einer von unsern herrn Collegen

---

[1063] „und Freundes von Euch" - *Tis* - seltene Form für *Tui;* s. Georges (1962), s. v. *tis.*
[1064] „dieses Monats".
[1065] Paul Gottlieb Werlhof (1699-1767) war seit 1725 als Arzt in Hannover tätig. 1729 trat er in höfische Dienste und wurde 1742 hannoverscher Leibarzt. S. DBA (1982) M 1353, S. 249-283 (Meusel, 1802-1815). Zur besagten Rezension s. *Commericum* 3 (1733), S. 410.
[1066] In der Bedeutung: „zusammengefasst".

die *Revision* übernehmen könnte, würde es mir ein großer gefallen |2| seyn. Wenn etliche bogen abgedruckt seyn sollten, bitte sie doch, nebst dem *Commercio* mit guter Gelegenheit, oder nur mit der Jenischen Kutschen zu schicken. Aus Petersburg habe beygehendes von Herr Dr. Nitzschen[1067] *pro commercio*[1068] erhalten.

30 Herr Dr. Pott berichtet daß die neulich *avisirte* Disputation[1069], die *de +ido fere universali*[1070] handelt, ihm *per manifestum plagium*[1071] entzogen sey, indem sie fast von Worte zu Worte aus einem von ihm in berlin gehaltenen *Collegio* genommen, und nur ins lateinische übersetzet worden, ohne Ihn darum zu begrüßen oder zu dancken. Er verlangt man möchte deßelben *in Commercio* erwehnen, dazu ich dann selbst den

35 Aufsatz einschicken will. Die Nitzschische Observation[1072] wird wol müßen getheilet werden. Ich habe was undeutlich war mit rother Tinte suchen zu verbeßern. Herr hoffRath Hoffmann ist *impatientissime*[1073] seines Herrn Sohnes Disputation *recensiret* zu sehen[1074], und thut gantz empfindlich. Wenn sie etwa schon gedruckt bitte mir doch nun den bogen bald zu schicken, damit |3| ich ihn besänfftige, weil Er wie alte Leute

40 pflegen, voller *soupçon*[1075] ist, und vielleicht meynet ich hätte die disputation nicht

---

[1067] Abraham Nitzsch aus Danzig (gestorben 1749) war von Friedrich Hoffmann nach Petersburg empfohlen worden, wo er russischer Militärarzt und Hospital-Oberarzt wurde. Auch Schulze hatte über Hoffmann enge Verbindungen nach Russland (war selbst Mitglied der Petersburger Akademie) und korrespondierte auch mit Nitzsch. S. Zimmermann (1988), S. 76; Hirsch, Bd. 4 (1932), S. 375. Bereits in der 49. Ausgabe des *Commercium* von 1732 findet sich eine Vorstellung mehrerer in Russland tätiger Militärärzte mit einer Beschreibung ihrer Tätigkeiten. Neben der Erwähnung von Ärzten aus der Ukraine und aus Moskau findet sich außer Schreiber aus Riga, der bereits aus anderen Briefen bekannt ist, Nitzsch aus Petersburg. S. *Commercium* 2 (1732), S. 386.

[1068] „für das *Commercium*".

[1069] „angekündigte Dissertation" .

[1070] Zur Bedeutung s. UBE BT Schulze 60 (57); dementsprechend wäre hier die Bedeutung „Über Säure allgemein". Eine Dissertation mit diesem Titel lässt sich bibliographisch nicht belegen.

[1071] „durch offenkundigen geistigen Diebstahl".

[1072] Diese Observation findet sich nicht im *Commercium* dieses Jahres, sondern erschien erst 1734, s. *Commercium* 4 (1734), S. 2. Der Titel lautet: „*Observatio de praestantia venae sectionis in colica spasmodico-sanguinea seu haemorrhoidali*" (Beobachtung über den Vorzug des Aderlasses bei einer spastisch-blutigen oder haemorrhoidalischen Kolik).

[1073] „sehr ungeduldig".

[1074] Zur Biographie von Hoffmann *junior* konnten keine Angaben gefunden werden. Mit ziemlicher Sicherheit lässt sich sagen, dass die im vorigen Brief erwähnte und im Commercium 2 (1732), S. 277, aufgeführte „*Dissertatio inauguralis chymico-medica de acido vitrioli vinoso. Praes. D.D. Frid. Hofmanno, Auct. Carolo Hofmanno, Norico, Halae Magdeb. Mens. Aprili 1732*" nicht die von Hoffmann *junior* sein kann, da der Autor Carl Hofmann als „Noricus" (aus Nürnberg) bezeichnet ist.

[1075] „voller Argwohn".

überschickt oder gar *disrecommendiret*[1076]. Allhier ist eine gemeine Sage daß Herr HoffRath Wolff[1077] von Marburg* wieder hirher kommen werde, und mag wol nicht ohne seyn, daß von hofe aus Vorschläge an denselben geschehen seyn: wovon aber nichts Zuverläßiges zur Zeit noch berichten kann. Es wird sich ia auch dieses mit der Zeit besser einsehen laßen.

Schließlich emphele Meinen Herrn bruder und die gantze liebe Sozietaet göttlicher Obhut und gnaden beystande auch auf das bevorstehende neue Jahr.

Gott gib glück in deinem lande, glück und heil zu allem Stande: vor allem steure seine hand der gefährlichen Kriegesflamme, die vielleicht uns allhier in Sachsen eben so nahe als Ihnen im Reiche ist. Vor wenig Tagen ist eine bande liderlich Gesindlein, Zigeuner und Polacken etwa 4 Meilen allhier für einen Marktflecken Jeßnitz genannt gerücket, und hat brandschatzung *pretendiret*[1078]. Man hat aber die Sturm glocke gezogen, worauf sich diese bey 200 Mann starcke Gesellschaft zerstreuet hat. Verharre
Eures hochEdelgebohrnen
Meines Herrn bruders
gehorsamster Diener
J[ohann] H[einrich] Schulze
Halle d[en] 19. *Decembr[is]* | 1733

[Oberhalb des Textes ergänzt]:

*N[ota] B[ene] heute Abends vernehme von einem Gönner, der aus berlin genaue Nachricht hat, daß man daselbst von der gantzen Sache nichts wüßte; und sollte wol [berlin]ische *Inquisition* auf den Urheber der *famae*[1079] erfolgen.

P.S. beygehendes bitte nach Altdorf ablauffen zu laßen. Die hälfte, wovon im briefe, will zurückhalten und mit nächster Jenischen Kutschen schicken.

H *UBE Briefsammlung Trew, Korr. Schulze, Nr. 61, 4 S. [keine Adresse].*
Z. 64-65 : P.S.], P.S. bis schicken: erg. am Rand.

[1076] „für schlecht erachtet".
[1077] Zu Wolff s. UBE BT Schulze 41 (43).
[1078] „angestrebt".
[1079] „[...] Untersuchung über den Urheber des Gerüchtes".

58* C. J. Trew, Nürnberg, an Johann Heinrich Schulze <Halle>; 31. Dezember 1733
H UBE Briefsammlung Trew, Korr. Trew, Nr. 709, 3 S.

59   **28. Januar 1734**
Johann Heinrich Schulze, Halle, an Christoph Jacob Trew, Nürnberg

HochEdelgebohrner Herr,
   hochgeehrtester Herr bruder.

5

   daß ich nicht nach meinem Wunsch und nach gegebener *Parole* so bald habe mit der versprochenen Recension, die endlich hierbey kömmt, habe fertig werden können, davon ist die Ursache zum Theil bekannt: nehmlich die schwere Kranckheit meines kleinsten Kindes, die mich in den Ferien nicht froh werden ließ, und da meiner frauen

10 Stuben die krancken Stube seyn mußte, mir überdem meine Studir Stube so unmüßig machte, daß ich dahin allen Zuspruch weisen laßen mußte. Wie ich hirmit meist fertig zu seyn glaubte, und die *Collegia* wieder angehen sollten: *Distrahirte* mich meines alten 85 Jährigen Herrn SchwiegerVaters schwere *Maledie*, nebst andern unbeschreibl[ichen] *Distractionibus*, so daß ich diesen gantzen Monat nicht so viel habe arbeiten

15 können, als wol sonst in 4 Tagen. Was ich indeßen zusammen gebracht kommt hiebey. die Recension ist mit vielem fleiße gemacht, um das *filum* der *tractation*[1080] unter den vielen *Digressionibus* zu erhalten, und zu *continuiren*. die auf der ersten Seite fehlende *Citation* werden Sie leicht beysetzen können: ich habe mein Exemplar nicht zu hause, und der freund, dem ich es geliehen habe, ist verreiset. |2|

20 Die Auction ist bis über die helffte *avanciret*, und habe ich bey den Medizinischen büchern mich meistens selbst gegenwärtig befunden. Auf des Herrn bruders und Herrn Dr. hutens *Commission* sind einige erstanden: als

	Th[aler]	G[u]l[den]	Pf[ennig]
Num 7		19	-----

[1080] „den [roten] Faden der Abhandlung".

		38	-----	8	-----
Pag. II	num.	12	-----	5	6
-----	-----	83	3	5	-----
13	-----	105	-----	21	-----
14	-----	123	-----	17	-----
22	-----	217	1	1	------
-----	-----	227	-----	9	-----
31	-----	96	-----	10	-----
37	-----	160	-----	9	6
38	-----	164	------	6	------
50		334	-----	4	-----
-----		339	-----	3	6
-----		343	------	7	-----
61		63	------	5	-----
63		66	-------	3	-----
66		103	-------	4	-----

Summa 15 Th[aler] 17 G[ulden] 6 Pf[ennig]

Auf Num. 83 habe die Commissions gräntzen wißentlich überstiegen, weil der Herr bruder das buch, wie Sie schrieben, nicht gesehen und kennen. Sie werden beym Ansehen erkennen, daß es unter 6 Thalern nicht kann geschafft seyn. Herr HoffRath Hoffmann hat es wohl um 8 Thaler gekaufft. Es sind fast lauter saubern in Rom gestochene Kupfer.[1081]

Num. 105 ist durch versehen eines *Commissarii* übertrieben: wird doch nicht eben zu theuer seyn.

Hierüber werde den *Extract* der Auctions bücher, wenn alles zu Ende seyn wird, *in forma*[1082] überschicken. Da ich nun *praenumerationes* auf 2 Exemplare der Anatomie in händen habe, und also für 10 Gulden *responsable* bin, auch hoffnung habe, daß ehestens von Magdeburg auf ein oder 2 Exemplare *subscribenten*[1083] |3| bekommen werde: will indeßen die 6 Thaler 16 Gulden bey Ende der Auction zur bezahlung *employiren*[1084]: die übrigen neun Thaler, muß mir ausbitten bald zu schicken, weil ich mich auch ziemlich

---

[1081] Kupferstiche.
[1082] „in entsprechender Form".
[1083] „Abonnenten".
[1084] „verwenden".

starck bey der Auction verblutet habe, und gleich *finita auc tione*[1085] das geld zu
schaffen versprochen worden. Einige bücher sind doppelt und dreyfach über die
angesetzte Preise gegangen, sonderl[ich] was meine Herrn Collegen noch nicht gehabt
haben, da für andere Herr Prof. Juncker niemanden hat aufkommen laßen, der in
kurtzem eine rechte *Bibliotheque* zusammen bringen wird, weil er sich kein geld reuen
läßet.
Wenn die von Magdeburg zu hoffende *subscriptiones*[1086] eingehen, will davon, was
etwa zu den übrigen nöthig seyn möchte nehmen. Erwarte *ordre* ob ich die erstandenen
bücher ietzo mit der Jenischen Kutsche schicken oder dieselbe mit einer Meß -
Gelegenheit solle abgehen laßen. da ich aber selbst wenig in leipzig bekannt bin, auch
auf mein hinweisen nicht viel Sta[a]t zu machen ist, indem es selten damit weiter
kommt, als zum guten willen: erwarte die addresse an Nürnbergische Kaufleute, durch
die es am sichersten schicken könnte. Eben heute wird beygehen der *Catalogus* der
Hoffmannischen Schriften[1087], daran so lange gebettelt und getrieben habe, in der
Druckung fertig: und da ich mich erinnere, daß denselbigen durch seel[igen] Herrn Dr.
Götzen etlichemal *urgiret* worden, habe ein Exemplar gleich |4| schicken wollen. Mir ist
leid daß nicht eher habe damit dienen können. Von hier fällt nichts neues zu berichten
vor. Von Herrn HoffRath Wolffens Überkunfft wird ietzo *desperiret*.[1088] dagegen
andere für gewiß wißen wollen, daß Er schon ein haus allhier habe miethen laßen;
variant[es] lectiones[1089] geben gar er habe es erkauffen laßen, woran aber zweiffele,
weil ich ein deutsch Sprichwort gehöret habe, daß der nicht gescheid sey der auch eine
Katze unbesehen und im Sack kaufft. Verharre lebenslang
Eures hochEdelgebohrnen
Meines Herrn bruders
gehorsamster diener
J[ohann] H[einrich] Schulze
In Eil

[1085] „nach Beendigung der Auktion".

[1086] „Subskriptionen" (Abonnements).

[1087] Dieser Katalog wurde in der 10. Ausgabe des *Commercium* von 1734 angeführt; s. *Commercium* 4 (1734), S. 73.

[1088] „gezweifelt". – Man zweifelte wohl zu dieser Zeit an der Rückkehr von Christian Wolff an die Universität Halle, der 1723 wegen Religionsfeindschaft aus Halle verwiesen worden war. Er blieb bis 1740 in Marburg, wo er Aufnahme gefunden hatte. 1734, zum Zeitpunkt dieses Schreibens kann er also nicht nach Halle gezogen sein. Im *Commercium* von 1733 gibt es drei Erwähnungen von Wolff, jedoch finden sich zumindest in den *Indices* des *Commercium* von 1733 keine Rezensionen oder Observationen von ihm.

[1089] „unterschiedliche Lesarten (Gerüchte)".

251

Halle den 28t[en] Januar I 1734

H UBE Briefsammlung Trew, Korr. Schulze, Nr. 62, 4 S.; Z. 24-30: auf], auf bis seyn: erg. neben der Tabelle; [keine Adresse]

60   15. Mai 1734
Johann Heinrich Schulze, Halle, an C. J. Trew; <Nürnberg>;

HochEdelgebohrner und hochgelahrter,
insonders hochgeehrter Herr Doctor,
werthester Herr bruder.

5   daß an Euer hochEdelgebohrn so lange Zeit nicht geschrieben, habe[n] überhäuffte
    Arbeiten verursachet, indem mich einige *Candidati* nebst meinen *ordinairen laboribus*
    zu *privatissimis*[1090] engagiret gehabt, und sonst dazwischen unverhofft manches dazu
    gekommen, darüber mir die Tage und großen Theils auch die Nächte zu kurtz geworden
    sind.
10 Es ist bey weitem doch noch nicht zu Ende: weil aber heute *inauguraliter*[1091] disputiret
    wird, und nicht lesen darff, ergreiffe die Zeit zu schreiben. *Praenumerationes* auf das
    anatomische Werck habe nun in allen 4 zusammen gebracht: und sind die Nahmen
    Herr Paulus Curtius, *Candidat[us] med[icinae]*.
    Herr Hieronymus Freyer *Inspector Pedagog[ii] Regii*[1092], für deßelben Bibliothec.
15 Herr Schröter, *Candidatus medic[inae]*.
    Herr Philipp[us] Adolph[us] Boehmer, *Studiosus medicinae*
    Da nun für 2 bereits abgerechnet worden: erwarte *ordre* wohin die 10 Gulden so noch
    übrig sind, zahlen soll. Anbey habe auch von Herrn Candidat *Curtio* auf die drey ersten
    tomos commercii litterarii[1093] bekommen 6 Gulden sind in allen 16 Gulden welche nach
20 Ihrer Anweisung zu gestellet werden sollen.[1094] Für gedachten Herrn *Curtio* bitte
    nächstens mit der Jenischen Kutsche, oder wie Sie es sonst gut finden, ein *complet*

[1090] „neben meinen üblichen Arbeiten zu *Collegia privatissima* engagiret".
[1091] „anlässlich einer Inaugural-Disputation" (eines Promotionsexamens).
[1092] „Inspektor des Königlichen Pädagogiums".
[1093] „Bände des *Commercium litterarium*".
[1094] Nach Rau betrug der Preis für eine Jahresausgabe zwei Rheinische Gulden; s. Rau (2006), S. 49.

Exemplar der 3 *tomorum*[1095] zu schicken. Ihre bücher nebst einigen bisher gehaltenen Disputationen, die mich aber nicht Vater heißen sollen, gehen am Sonnabend geliebts Gott, ohnfehlbar mit der Jenischen Kutsche ab. bitte den Verzug dem langwierigen
25 Kreißen zuzuschreiben; weil ich doch dieselbige gerne mit überkommen laßen wollen. Herr HoffRath Hoffmann ist gantz böse auf mich, weil Er bisher alle bogen von Herrn HoffRath Alberti eifrig abgefordert, und weder seines Herrn Sohns disputation noch das überschickte von Herr Dr. Nitzschen[1096] aus Petersburg darinnen angetroffen hat. |2| Ich kann Ihm weiter nicht helffen, als daß ich nach der Wahrheit versichere alles
30 überschickt und bestens recommendiret zu haben. Helffen Sie mir doch bald wieder aus der *disgrace*, mit ehester *insertion*, wenn es nicht schon geschehen ist. Er ist recht in Ernst böse darüber, und meidet mich fast. Überkommende *Dissertationes* bitte deßwegen auch nicht so bald zu recensiren, damit sein Verdacht, wie alte leute leicht faßen aber nicht leicht fallen laßen, nicht vermehret werde. Sein Herr Sohn ist vielleicht
35 mehr dran Schuld als Er selbst, ein Mann von wunderlichem Temperament, der damit in seines Herrn Vaters Gemüth viel Einfluß hat. Zum vorigen Jahre überließ er mir viel Candidaten, ietzo habe kaum den einen überkommen, und ist es vielleicht nicht einmal recht, daß mich die andern zur Verfertigung ihrer Dissertationen unter der Hand ersuchet haben: denn er alles an Herrn Licentiatus Scharschmidten weiset, deßen Arbeit
40 auch die *de ebore fossili Halae suevorum*[1097] ist, welcher ich doch praesidiren mußte, weil Er in der Kälte nicht ausgehen möchte. *Sed haec transeant, et cum tempore transibunt.*[1098]

Es werden sich bey Meinem Herrn bruder 2 *Doctores medicinae* einfinden und diesen brief übergeben. Der eine ist ein Siebenbürger, der ander ein Ungar, beyde recht
45 ehrliche brave leute: wäre mir lieb wenn Sie dieselbe[n] in Ihrem Mittwochs *Convent* admittirten.[1099] Ich zweiffele nicht daß beyde zur Correspondentz sehr tüchtig seyn werden. Wollte auch bitten Ihnen einige Anleitung bey andern Herrn *Medicis* zu machen. Herr Dr. Walaskay[1100] wollte in Teutschland gern bleiben, wenn Sie etwa einen

---

[1095] „der 3 Bände".
[1096] Eine Observation von Nitzsch wird von Schulze bereits in Brief UBE BT Schulze 61 (58) erwähnt.
[1097] „Über das Elfenbeinfossil von Schwäbisch Hall". Der Titel dieser Dissertation findet sich im *Commercium* unter der Rubrik der *Libri novi* wieder. S. *Commercium* 4 (1734), S. 280.
[1098] „Aber dies möge vorübergehen und wird mit der Zeit vorübergehen."
[1099] „[...] in Ihrem Mittwochstreffen zuließen."
[1100] János Wallaszkay/Johann Wallaskay (geb. 1709) erlangte die Doktorwürde 1734 in Halle unter Hoffmans Vorsitz mit seiner Dissertation „De morbis peregrinantium". S. Kapronczay (1987),   S. 178. Schulze veranlaßte auch seine Aufnahme in die

Platz für ihn wüßten. Ich stehe dafür, daß Er überall hin tauge. Ihre *Disputationes* werden sie selbst wol übergeben, daher nur einige andere in das nächst abzusendende *pacquet* legen will. Ich schließe weil der *chirurgus* kommt und mir Ader laßen soll.
Verharrend
Eures hochEdelgebohrnen
Meines Herrn *Doctoris* und werthesten Herrn | bruders
gehorsamster | diener
J[ohann] H[einrich] Schulze
P.S. Salutem plurimam omnibus amicis & sociis.[1101]
Halle den 15. Maij 1734
Resp[onsum] den II Junii[1102]

H UBE Briefsammlung Trew, Korr. Schulze, Nr. 63, 2 S.; adressiert an:
A Monsieur | Monsieur le Docteur Trew, | Physicien tres excellent de l'Illustre | République Nuremberg et Membre | de plusieurs Societés Sçavantes[1103] | *zum Catharinen Closter | zu erfragen | à Nuremberg. [mit Siegel].*

Leopoldina und bemühte sich, Wallaszkay als Arzt an den Ansbachischen Hof zu vermitteln. Er ging aber nach Wien und später nach Preßburg, zuletzt war er Stadtphysikus in Pest. 1753 wurde er in den ungarischen Adelsstand erhoben. S. Schmidt-Herrling (1940), S. 679.

[1101] „Besten Gruß allen Freunden und Gefährten".
[1102] „Antwort am 2. Juni."
[1103] „An Herrn, Herrn Doktor Trew, sehr hervorragenden Arzt der berühmten Republik Nürnberg und Mitglied mehrerer wissenschaftlicher Gesellschaften zu Nürnberg."

61   *29. Mai 1734*
Johann Heinrich Schulze, Halle, an Christoph Jacob Trew, Nürnberg

HochEdelgebohrner und hochgelahrter
hochzuehrender Herr bruder

Mit gegenwärtigem will nur Dero bücher begleiten und addressiren. Ich bedaure den
5   Todt des seel[igen] Herrn Dr. Preisler, von welchem durch einige Herren Nürnberger
Nachricht erhalten habe. Zwey von hier abgereiste *Doctores* Soterius[1104] und Wallaskay
werden bey Meinem Herrn bruder gewesen seyn und briefe abgegeben haben. Ich warte
auf die in denselben gebetenen Exemplar[e] von *Commerc[io]* Anm[erkung] 1, 2 & 3
vielleicht mit morgender Post ein mehrers. *Saluto amicos omnes.*
10 *Recte valete omnes*[1105]
Eures HochEdelgebohrnen
Meines Herrn bruders
gehorsamster die- | ner
J[ohann] H[einrich] Schulze
15 Halle den 29. *Maji* 1734
P. S.
Eine ausgeschnittene *Piece*[1106] von Fr. Balduino[1107] wird mitkommen die für Herr Prof.
Schwartzen *destiniret* ist. bitte sie bey sich zu behalten.
resp. den [...] *Junii*

*H UBE Briefsammlung Trew, Korr. Schulze, Nr. 64 1 S. mit P. S.; adressiert an: A
Monsieur | Monsieur le Docteur Trew | Physicien tres excellent de l'Illustre République
Nuremberg | à| Nuremberg| nebst einem Kästel büchern so bezeichnet | Herrn D[octor]
T[rew] Francò Jena [mit Siegel].*

[1104] Andreas Soter aus Nagyszeben legte einen Tag nach Wallaszkay seine Inauguralschrift unter Hoff-mannschem Vorsitz vor. S. Kapronczay (1987), S. 178.
[1105] „Ich grüße alle Freunde, lebt alle recht wohl."
[1106] Die Bedeutung von „*pièce*" ist sehr vielfältig, es könnte z.B. ein Schriftstück gemeint sein.
[1107] Zu dieser Person konnten keine biographischen Angaben in Erfahrung gebracht werden.

255

62 15. November 1734
Johann Heinrich Schulze, Halle, an Christoph Jacob Trew, Nürnberg

HochEdelgebohrner und hochgelahrter,
insonders hochzuehrender Herr bruder.

Den Empfang Ihres *paquets* vom Ende des Septembers habe neulich an Herrn Con-
5   Rect[or] Weber *avisiret.* für die *epistolam anatomicam* dancke ich besonders. das eine
Exemplar habe ich *nomine* des Herrn bruders Herrn Prof. Caßebohm *praesentiret*, zur
Revange für das von demselben für *Mon frere* mir zugestellten Exemplar seines Tractats *De aure*[1108], so hirbey kömmt. Von meinen Arbeiten erscheinet
1.) de lithontripticis[1109] *2.) de climatum diversitate.*[1110]
10 Von der ersten gehet bey eine gekürzte Recension. Nach derselben könnte, wenn es
beliebig, aber in einem andern Stücke, folgendes *inseriret* werden, so absonderlich
darnach stehet. Daß Herrn Prof. Cassebohms Tractat bald *cum aliqua laude*[1111] er-
wehnet würde, sähe gern, weil Er sonst auf mich zürnen möchte. *Est homo sui generis
valde suspicax.*[1112] Von dem Anatomischen Wercke möchte Nachricht haben, weil die
15 *Subscribentes* mich öffters befragen. Unser alter Herr HoffRath Hoffmann ist seit
etlichen Wochen [*darüber geschrieben:* Monathen] in berlin und Potsdam, und wird
bey der Cur Ihro Königl[icher] Maiestaet gebraucht, hat auch die Gnade gehabt, daß Ihn
der König in allergnädigsten *terminis* zum geheimden Rath und leib-Medico ernennet
hat. Eben diese gnade |2| hat sich auch auf seinen Herrn Sohn erstreckt der das
20 Praedicat eines *Profess[oris] medicinae ordinarii*[1113] und hofRaths erhalten hat. Wie

---

[1108] Zu diesem Tractat mit dem Titel „*De aure humana*" (Über das menschliche Ohr), s. *Commercium* 5 (1735), S. 45-48.
[1109] S. *Commercium* 4 (1735), S. 40-43, mit dem genauen Titel: „*Lithontripticum medicamentum Horatii Augenii, Laurembergii et Dippelii*". Es handelt sich hier um Schriften zur medikamentösen Behandlung von verschiedenen „Steinerkrankungen", wie z.B. von Nierensteinen.
[1110] Diese Dissertation aus dem Jahre 1734 mit dem ausführlichen Titel „*De mendi methodo varia pro climatum diversitate*" (Über die unterschiedliche Art medizinischer Behandlung entsprechend der Verschiedenheit der klimatischen Bedingungen) ist bei Haeberlein unter Schulzes Namen aufgeführt; s. Sauer-Haeberlein (1969), S. 129. Die Arbeit lässt sich jedoch weder im *Commercium* des Jahres 1734 noch dem des Jahres 1735 finden.
[1111] „in irgendeiner lobenden Weise".
[1112] „Er ist ein in seiner Art sehr misstrauischer Mensch."
[1113] „eines ordentlichen Professors der Medizin".

bald der Herr Ge[heim]Rath wieder zu uns kommen werde, stehet zu erwarten, und ist wol nicht eher zu hoffen, als bis sich die zur beßerung anschickende *Maladie* völlig wird absentiret haben, welches das gantze Land mit mir wünschet.

Von duisburg bekam neulich einige *Disputationes* deren Titel *communicire*:

25 *Diss[ertatio] Inaug[uralis] medica de catalepsi. A[uctore] Henrico von de Wehrt Duisburgo. Clivensi. mense Februar[io] 1734. 5½ pl.*[1114]

de symptomatibus gravidarum et puerperarum. Auctore Ernsto Ferd[inando] Schroedero, Brunswicensi, mense April[i] 1734plag. 5[1115]

de fabrica et usu lienis

30 *A[uctore] Anton[io] Wilhelmo Schaaf, Caroli Filio, Lugdun[ensi] Batavo[rum] a. d. 19. Junii 1734. 5 plag.*[1116]

Inliegende briefe bitte nach Altdorff zu schicken. *Sociis et amicis plurimam salutem. Valete omnes*[1117]

Eures hochEdelgebohrnen

35 Meines Herrn bruders

gehorsamster | diener

J[ohann] H[einrich] Schulze

Halle den 15. *Novembr[is]* 1734

H UBE Briefsammlung Trew, Korr. Schulze, Nr. 65, 1 S.; [keine Adresse].

[1114] „Medizinische Inauguraldissertation über die Katalepsie. Vom Verfasser Heinrich de Werth aus Duisburg in Kleve. Im Monat Februar 1734, 5 ½ Bögen."

[1115] „Über die Symptome der Schwangeren und Wöchnerinnen. Vom Verfasser Ernst Ferdinand Schroeder aus Braunschweig. Im Monat April 1734, 5 Bögen."

[1116] „Über die Arbeitsweise und Funktion der Milz. Vom Verfasser Anton Wilhelm Schaaf, Sohn des Carl aus Leiden. 19. Juni 1734, 5 Bögen."

[1117] „Den Kollegen und Freunden alles Gute. Lebt alle wohl."

63   *24. April 1735*
Johann Heinrich Schulze, Halle, an Christoph Jacob Trew, Nürnberg

HochEdelgebohrner und hochgelahrter,
insonders hochzuehrender Herr Doctor,
werthgeschätzter Herr bruder.

5   Mit letzter Post werde *avertiret*, daß sich in der ersten Woche bevorstehender Leipziger Meße[1118] ein Siebenbürgischer Kauffmann bey mir melden werde, und ein *Complet* Exemplar der vier ersten Jahren vom *Commercio litterario* gegen baare Bezahlung abfordern, und zwar auf SchreibPapier. Weil nun diesen Correspondenten, welcher Kayserlicher Feld-Medicus ist, Herr Dr. Termin[1119], gerne bedienen wollte: als bitte
10 mich durch Übersendung eines completen Exemplars in Stande dazu zu setzen. Wie es mit dem Anatomischen Wercke[1120] stehe, werde öfters befraget: bitte doch auch davon etwas zu melden. Mit der Gelegenheit von Meßleuten soll von mir ein starck *Pacquet dissertationum*[1121] einlauffen. Vorietzt schließe und verharre
    Eures hochEdelgebohrnen
15 Meines Herrn Doctors und werthesten Herrn bruders
    gehorsamster | diener
    J[ohann] H[einrich] Schulze
    Halle den 24. April 1735
    Verte |2|
20 *P. S.*
    Die Übersendung bitte mit der Jenischen Kutsche *à part* zu thun, und nicht mit Kauffmannes Gelegenheit, als durch welche ich es nicht eher als nach der Meße

---

[1118] Die Leipziger Messe fand dreimal im Jahr statt, zu Neujahr, zu Ostern und zu Michaelis (29. September). Die Tatsache, dass zu diesen Ereignissen mehrmals im Jahr Kaufleute in Richtung Leipzig unterwegs waren, nutzte Schulze gerne zum Transport von Briefen, wie aus der Korrespondenz hervorgeht.

[1119] Es waren keine biographischen Angaben zu dieser Person zu finden.

[1120] Hiermit ist das 1733-1734 von Trew in Ansätzen begonnene, aber nie fertig gestellte anatomische Tafelwerk gemeint. Trew hatte die beiden Nürnberger Künstler Nicolaus Friedrich Eisenberger (1707-1771) und Georg Lichtensteger mit den Zeichnungen beauftragt, nach deren Fertigstellung jedoch nie einen Begleittext geliefert. Vgl. Trew (1733) und Schnalke (1995), S. 53-72.

[1121] „ein umfangreiches Paket an Dissertationen".

bekäme, da er zu spät seyn würde, weil die Siebenbürgischen Kauffleute gleich mit
Anfang der Zahlwoche wieder abgehen.

25

H UBE Briefsammlung Trew, Korr. Schulze, Nr. 66, 2 S.; adressiert an: à Monsieur | Monsieur Trew | Docteur en Medecin | et Physicien tres excellent | de et | Francò duderstadt | à Nuremberg [mit Siegel].

64   *26. Juni 1735*
Johann Heinrich Schulze, Halle, an Christoph Jacob Trew, Nürnberg

HochEdelgebohrner und hochgelahrter,
insonders hochzuehrender Herr Doctor,
werthester Herr bruder.

5   Eures hochEdelgebohrn geehrtestes vom 10t[en] *huius* habe am 20t[en] wol erhalten:
auch ist in der Meße das Pacquet für den Herrn Dr. Termin zwar zur rechten Zeit
arriviret, aber weil der bedeutete Kauffmann, der es mitnehmen, und die Zahlung thun
sollte, nicht zu erfragen gewesen lieget es noch bey mir. Außer dem daß Mein Herr
bruder wegen des bewußten Manuskriptes Erinnerung gethan, habe von der Fr.
10   Mayerin[1122] selbst ein sehnliches Schreiben erhalten. Meine Schuldigkeit so wol als
mein eigen Interesse erfordern der Sache einmal ein Ende zu machen, und da ich ietzo
ein wenig mehr als sonst friede von *Candidatis* habe, soll alle Zeit drauf gewendet
werden es zu *completiren*. Es liegen wieder etliche heffte fertig, die sollen mit ehester
Jenischen Kutsche nebst denen versprochenen *Disputationibus*, abgehen. die Fr.
15   Mayerin möchte nur den Anfang zum druck machen laßen, und zwar, wie ich an den
seel[igen] Herrn Mayer geschrieben habe, das Format *Octav* machen laßen, doch so daß
einige hundert *Exemplaria* |2| auf Schreib Papiere *in quarto* abgezogen würden, deren
man sich bedienen könnte darüber zu lesen. Ich wünschte den Probe-bogen ehestens zu
sehen. Meinen Herrn bruder ersuche besorgt zu seyn daß die Correctur und Revision
20   *accurat* geschehen, und vielleicht läßet sich Herr Dr. Stock dem mich dienstl[ich] zu
empfehlen bitte, dazu erbitten. Mein Manuskript wird hoffentlich deutlich genug seyn,

---

[1122] Es handelt sich um die Witwe des Buchdruckers Georg Reichard Mayer (Maier, Meyer), wie aus dem Folgenden zu schließen ist; weitere biographischen Angaben konnten nicht gefunden werden. Zu Georg Reichard Mayer s. UBE BT Schulze 56 (53).

daß nicht viel Anlaß zu *sphalmatibus*[1123] vorkommen wird. bey der Fr. Meyerin verspreche[1124] mir einige *Exemplaria* damit ich guten Freunden *presente* damit machen könne, weil ich mich bey vielen zu *revengiren* habe, die mir ihre *Edita* zugeschickt haben: Ich hoffe auch solches um so viel eher, ie gewiß ich versichern kann, daß von mir recht großer Fleiß angewendet worden sey das büchlein *recom[m]endable* zu machen.

Was Mein Herr bruder wegen der vorhabenden *Dedication* schreiben, scheinet mir doch noch sehr bedencklich: will aber meine Meynung, nach einer kurtzen *mora deliberandi*[1125] weitläuffiger ein ander Mal schreiben.

Daß Ihre Sozietaet mit mehreren *praesentibus membris*[1126] vermehret werden möchte, wünsche von |3| hertzen. Mir ist ein Mann bekannt der gelehrt, fleißig, friedfertig und von recht guter *Condition* ist, auch bisher alle *Edita* begierig gelesen hat. Er ist prompt in der lateinischen Feder: hat kürtzlich promoviret und suchet einen *sedem fortunae*[1127] zu finden. Wenn es nur in Nürnberg *propter receptionem exterorum*[1128] nicht so hart hielte, wollte ich ihn schon bewegen dahin zu kommen. Darff ich meinem Herrn bruder meine Gedancken *praevie* entdecken, so meynete ich, wenn die Fr. Witwe von dem seel[igen] Herrn Dr. Schoder[1129] etwa mit demselben könnte bekannt gemachet werden, und da eine Parthey zu treffen stünde[1130], möchte ihm wol damit gedienet seyn, und die Fr. Doctorin bekäme einen Mann der alle tüchtige und liebenswürdige Qualitaeten besitzet. Dazu könnten Mein Herr bruder vielleicht dienen, wenn Sie Ihn bey denen Herrn Hautschen[1131] bekannt machen wollten. Es ist derselbe Herr Dr. Struve[1132], und

---

[1123] „zu Fehlern".
[1124] In der Bedeutung: „bitte ich mir […] aus".
[1125] „Bedenkzeit".
[1126] „gegenwärtigen Mitgliedern".
[1127] „einen Wohnsitz des Glücks".
[1128] „betreffs der Aufnahme von Fremden".
[1129] Ferdinand Adam Schoder (1704-1735) studierte seit 1724 in Altdorf unter Baier, Jantke und Schulze Medizin und schloss 1728 seine Dissertation unter Schulze ab. Nach kurzen Aufenthalten in Jena, Leipzig und Halle und weiteren Reisen durch die Schweiz, Frankreich und Holland ließ er sich 1730 in Nürnberg als Medicus nieder und wurde 1731 ins *Collegium medicum* zu Nürnberg aufgenommen und heiratete im selben Jahr Maria Barbara Klett, Tochter des ordentlichen Physicus Johann Tobias Klett in Nürnberg. Er starb am 1. April 1735. S. Will, Bd. 3 (1757), S. 558.
[1130] In der Bedeutung: „[...] eine Partie zu machen wäre."
[1131] Zu dem Namen Hautsch(en) konnten keine biographischen Angaben ermittelt werden; es findet sich jedoch bei Will in der Biographie von Ferdinand. Adam Schoder eine Erwähnung dieses Namens, die auf eine nähere Beziehung der Witwe Schoder zu „denen Hautschen" schließen lässt: „Als […] Kind kam er in das Hautschische Haus, allwo er von

hält sich mit dem Herrn General Grafen von Truchseß[1133] in Carlsbade als seyn *Medicus* auf. Ich will an Ihn schreiben, daß er von da suchen soll auf Nürnberg zu kommen, und
45 sich bey Meinem Herrn bruder melden. Er ist viel Jahre bey Herrn GeheimRath Hoffmann im Hause gewesen, und hat nicht nur viele *edita |4| ipsius nomine*[1134] besorget, sondern wol die meisten *Consilia*, die unter seinem Nahmen in den letzten Jahren ertheilet sind, aufgesetzet. Er ist also *praxeos Hoffmanniae plenissime gnarus*.[1135] wird sich aber in die Nürnbergische *praxin*[1136] auch schon schicken lernen.
50 Wenn es so sollte angehen, würden Sie sich gewiß eines treuen auch guten Mitarbeiters an ihn zu erfreuen haben. Er hat sehr *probable* Vorschläge nach Kiel, doch will hoffen, Er sollte Nürnberg vorziehen. Übrigens verharre *cum officiosissima salutatione totius Societatis et omnium amicorum*,[1137]

Eures hochEdelgebohrnen
55 Meines Herrn *Doctoris* und liebwerthesten Herrn bruders
gehorsamster | Diener
J[ohann] H[einrich] Schulze
Halle den 26. *Junii* 1735

H UBE Briefsammlung Trew, Korr. Schulze, Nr. 67, 4 S.; *Notiz unter dem Brief: Monsieur R[ector] N[icolaus] Weber läs[s]t anfragen, ob Sie die Medaillen und die Zeichnung bekommen haben; [keine Adresse].*

Jugend an bis in sein männliches Alter viele Wohltaten genossen." Will, Bd. 3 (1755), S. 558)

[1132] Ernst Gotthold Struve (1714-1743), Sohn eines Landphysikus in der Uckermark, begann 1731 mit dem Studium der Philosphie in Halle, wobei er bei Joh. H. Juncker wohnte, durch den er Interesse an der Medizin gewann. Er studierte bei Cassebohm, Bass, Hoffmann und Schulze und erhielt 1735 den Doktorgrad und die *Facultas legendi*. Er hatte zwar ein Angebot aus Ansbach für eine Stelle als Leibarzt am dortigen Hof, entschied sich aber, einer Berufung als Leibarzt des Herzogs von Schleswig-Holstein nach Kiel zu folgen. 1737 wurde er außerordentlicher, 1738 ordentlicher Professor der Medizin an der dortigen Universität. 1740 wurde er von Herzog Adolf Friedrich zum Kanzleirat berufen und begleitete diesen 1742 zur Krönung von Kaiserin Elisabeth nach Moskau. Er wurde Leibarzt der Kaiserin und blieb in Petersburg, starb jedoch nach kurzer Tätigkeit in Russland. S. Zedler, Bd. 40 (1744), Sp. 1108-1112.

[1133] Truchsess ist der Name vieler alter Adelsgeschlechter.

[1134] „Ausgaben in dessen Namen".

[1135] „[...] vollkommen kundig der Praxis von Hoffmann".

[1136] griechischer Akkusativ von „praxis".

[1137] „[...] mit pflichtgemäßestem Gruß an die ganze Sozietät und alle Freunde, [...]."

65 9. November 1735
Johann Heinrich Schulze, Halle, an Christoph Jacob Trew, Nürnberg

HochEdelgebohrner und hochgelahrter,
insonders hochzuehrender Herr Doctor,
hochgeschätzter Herr bruder.

5   Bey dieser Gelegenheit habe Meinen Herrn bruder dienstl[ich] ersuchen wollen, mir
doch zu berichten ob von der in letzter Michaelis-Meße erwarteten Anatomie[1138] ein
Teil heraus sey. Ich habe binnen höchstens 10 Tage Gelegenheit an Herrn Dr. *Curtium*,[1139] der *praenumeriret* hat, und ietzo in Rußland ist, *Per faveur* etwas zu schicken,
und er wartet recht sehnlich darauf. Da nun auch von der Fr. Mayerin ein *Pacque*t
10 erwarte, könnte es dazu geleget werden. Eben derselbe bittet um die Titel-bogen und
Praefationes zum *Commercio litterario*. Ich wollte unmaßgeblich rathen die
vergangenen Jahre wegen der mir bekannten Absichten mit der *Dedication* nicht länger
aufzuhalten, indem ia zu fernern *Dedicationen* noch immer Gelegenheit seyn wird. Ietzo
aber wird es darum verdrießlich, weil niemand sein Exemplar kann binden laßen, oder
15 auch, in Ermangelung der Register, etwas darinnen wieder finden. Herr Dr. Struve, von
dem vormals geschrieben, hat jetzt schlechte |2| lust nach Nürnberg und ist seit
Michaelis gar nicht mehr hier: man sagt mir aber er werde bald wieder kommen. Was
wegen der Altdörffischen Profession passire, bin *curieux* zu vernehmen. Ich glaubte Sie
könnten nicht beßer thun als den jungen Herrn Dr. hereln[1140] nehmen, der nun bald von
20 Reisen *retourniren* wird: und wenn Mein Herr bruder den selben in Vorschlag bringen
wollten, würden Sie vielleicht dem Herrn Vater und Sohn einen dienst thun: Ich habe
vor einiger Zeit an den ersten geschrieben: es scheinet mir aber der ehrliche Mann sey
mehr behertzt für andere, als für sich oder die Seinige[n] zu arbeiten, und setze zu viel
diffidentz in seinen Sohn: der gewiß der *Capacitaet* nach alle *requisita* besitzet, und fast
25 mehr geschicklichkeit zum Professor als *practico*[1141] erlanget hat: weil Ihm eine
gründliche theorie zu haben und zu finden über alles gehet, und nicht vergnügter ist, als

---
[1138] Hiermit ist das 1733-1734 von Trew in Ansätzen begonnene, aber nie fertig gestellte anatomische Tafelwerk gemeint. S. UBE BT Schulze 66 (63).
[1139] Es handelt sich um den in UBE BT Schulze 63 (60) angeführten cand. med. Paulus Curtius.
[1140] Zu Dr. Herel und seinem Vater s. UBE BT Schulze 29 (27).
[1141] „als zum praktischen Arzt".

bey büchern und in der StudierStube zu bleiben, wie ich solches genugsam gemercket habe, da Er bey mir als *helluo librorum*[1142] ein Jahr und 2 Monat gewesen ist. Sein *iudicium de rebus medicis*[1143] ist |3| gewiß gut, und was er untersuchet, das untersuchet er recht und *jusq' au fond.*[1144] Ob von des seel[igen] Herrn Dr. Baiers büchern und *Curiosis* etwas zu bekommen seyn möchte, wäre *curieux* zu wißen. Vielleicht könnte ich meinen Mangel aus diesen schönen Sammlungen vermehren, und guten freunden, die dergl[eichen] suchen, etwas zuweisen. die Zeit leidet ietzo mehr nicht: ich verharre nebst dienstl[icher] *Salutation* an die wertheste Sozietaet,

Eures hochEdelgebohrnen

Meines Herrn *Doctoris* und hochgeschätzten herrn bruders

gehorsamster | diener

J[ohann] H[einrich] Schulze

Halle den 9. *Novembr[is]* 1735

H UBE, Briefsammlung Trew, Korr. Schulze, Nr. 68, 3 S.; adressiert an: A Monsieur | Monsieur Trew | Docteur en Medecine et Physicien tres excellent | per couvert. À Nuremberg [mit Siegel].

[1142] „Bücherfresser".
[1143] „Urteil in Bezug auf medizinische Sachverhalte".
[1144] „bis auf den Grund".

66 **20. Oktober 1737**
Johann Heinrich Schulze, Halle, an Christoph Jacob Trew, Nürnberg

HochEdelgebohrner und hochgelahrter
insonders hochzuehrender Herr hoffRath und
leib Medice
hochgeschätzter Herr und Gönner

5   Ungeachtet ich nur wenig Minuten zu schreiben Zeit habe, will doch derselben
gebrauchen bey Euer hochEdelgebohrn mein Andencken zu *renoviren.* Die Gelegenheit
dazu giebt mir Überbringer dieses welcher schon um Johannis von mir in Halle
Abschied genommen, von gantz ohngefehr aber allhier in leipzig wieder von mir
10   erblicket wurde, da ich denn erfuhr daß derselbe die *tour* auf Nürnberg nehmen würde.
Es ist derselbe Herr Dr. Wallaskay, welcher vor viertelhalb Jahren bey Meinem Herrn
bruder schon gewesen und viel liebe genoßen hat. Derselbe war *intentioniret* nachdem
Er noch den Sommer in Teutschland *passiret* und die vornehmste[n] Orte besehen hatte
in sein Vaterland zurücke zu kehren, da |2| Ihn der Herr geh[eim]Rath hoffmann *me*
15   *praesente*[1145] fragte, ob er nicht eine *Condition* am Anßbachischen Hofe annehmen
wollte, indem Er wäre ersuchet worden einen braven Mann dahin zu *recommendiren.*
Nachdem Er solches mit dem beding[1146] angenommen hat, sich aller Umstände erst zu
erkundigen, hat Er die Reise übernommen, mit der Resolution nichts ohne Eures
hochEdelgebohrn guten Rathe zu thun. Ich habe Ihm gesaget daß Sie alldort engagiret
20   seyn: und Er ist von der *honetten Disposition* sich in kein Engagement einzulaßen,
wobey Er etwa mit Meinem Herrn bruder *colliditet* werden könnte: will es aber vor ein
Glück und Vergnügen halten, wenn Er Sie zum Gönner und Collegen dabey haben
kann. Die Zeit erlaubet mir nicht mehr zu sagen, als daß Sie einen vollkommen *honetten*
Mann an ihm finden werden, deßen Worten Sie völlig trauen dürffen: daher Er sich
25   ausbitten wird mit Ihm gantz *cordat* zu reden, darnach Er seine *Mesures* nehmen wird.
Es ist Ihm nicht |3| um eine Station zu thun, dabey er nicht vergnügt leben sollte. Mein
Herr bruder belieben also Ihm und mir die liebe zu thun, und Ihm mit dem besten Rath
an die hand zu gehen. Sie werden an Ihm nicht weniger einen reellen und treuen Mann

---

[1145] „in meiner Anwesenheit".
[1146] Alte Form für „Bedingung".

finden, als ich ihn gefunden habe. Ich muß gleich auf die Post sitzen und kann ietzo
30   nichts mehr schreiben
Verharre lebenslang | Eures hochEdelgebohrnen
Meines Herrn bruders | gehorsamster | diener | J[ohann] H[einrich] Schulze
Leipzig den 20ten *Octobr[is]* 1737

35   *H* UBE, *Briefsammlung Trew, Korr. Schulze, Nr. 69, 2 S.; [keine Adresse].*

67   *10. Mai 1740*
Johann Heinrich Schulze, Halle, an Christoph Jacob Trew, Nürnberg

HochEdelgebohrner und hochgelahrter,
insonders hochzuehrender Herr hoffRath und leib *Medice*,
hochgeschätzter gönner und brüderlicher freund.

5   Euer hochEdelgebohrn hiemit dienstl[ich] aufzuwarten, und mich Ihres guten
Wohlstandes zu erkundigen veranlaßet mich die Abreise eines geehrtesten Freundes, der
Nürnberg auf seiner *tour* berühren wird. Es ist der eintzige Sohn des Käyserl[ich]
Rußischen *Archiatri* Herrn von Fischer[1147], ein sehr *curieuser* herr *in anatomicis,
botanicis*[1148] und überhaupt der gantzen Medicin. Ich habe die Ehre gehabt denselben
10   als einen liebwerten *Convictorem* Jahr und Tag, auch fleißig und unausgesetzt *in
collegiis* bey mir zu haben, und kenne Ihn in der *Qualité* eines vollkommen *honetten*
und hoffnungsvollen iungen herrn. Weil nun derselbe weiter nach Strasburg und
Franckreich, Engelland, Holland u.s.w. reisen will: wird Er nicht nur für ietzo zur Corre
|2| spondentz, sondern am meisten *de futuro*[1149] dienlich seyn: deßwegen Ihn
15   vornehmlich an Euer hochEdelgebohrn habe addressiren wollen: mit bitte Ihm bey
denen berühmten übrigen Herrn *Medicis Thomasio*[1150], Volkamern[1151] Widemannen und

---

[1147] Johann Bernhard v. Fischer (1685-1772) war seit 1710 Arzt in Riga; 1733 zweiter Stadtphysikus und von 1734 bis 1742 Leibarzt der russischen Kaiserin Anna und Iwan III.; 1735 wurde er *Archiater*, dann Vorstand des russischen Medizinalwesens; von Halle aus wurde er 1736 zum Mitglied der *Leopoldina* berufen. 1742 legte er alle Ämter nieder. Von ihm sind zwei Briefe aus Petersburg an Trew und ein Brief Trews an ihn (als Abschrift) in der Trew-Sammlung vorhanden. S. Schmidt-Herrling (1940), S. 182 und DBA (1982) M 323, S. 133.

[1148] „in der Anatomie, Botanik".

[1149] „in Zukunft".

[1150] S. UBE BT Schulze 3 (1).

übrigen, an welche zugleich meine dienstliche Emphelung ergehet, zu addressiren. Ich weiß daß Er sich überall wohl zeigen werde, und Euer hochEdelgebohrn nicht reuen wird seine bekanntschafft bekommen zu haben. Übrigens empfehle mich Euer

20 hochEdelgebohrn und sämtlichen Herrn *membris* des *Commercii litterarii* aufs
ergebenste und verharre lebenslang
Eures hochEdelgebohrnen
Meines Herrn hoffRaths und leib *Medici*
gehorsamster | diener
25 J[ohann] H[einrich] Schulze
Halle den 10t[en] *Maij* 1740

H UBE Briefsammlung Trew, Korr. Schulze, Nr. 70, 2. S.; [keine Adresse].

[1151] Johann Georg Volkamer d. Jüngere (1662-1744) studierte ab 1680 in Jena unter Johann Ernst Stahl Chirurgie. Nach 2½ Jahren verließ er Jena und studierte in Altdorf Medizin, Botanik und Chemie. Nach mehreren Reisen durch Italien erhielt er 1686 die Doktorwürde. 1685 war er bereits in die Akademie der Naturforscher aufgenommen worden. Zudem war er Mitglied des *Collegium medi-cum.* Er war seit 1688 als Arzt in Nürnberg tätig und starb dort im Alter von 83 Jahren. Briefe Volkamers an Trew oder an andere aus der Korrespondenz bekannten Personen sind nicht überliefert, jedoch ein Brief von Trew an ihn. S. Schmidt-Herrling (1940), S. 673, 636, und Diefenbacher (1999), S. 1145.

68   **28. Mai 1740**
Johann Heinrich Schulze, Halle, an Christoph Jacob Trew, Nürnberg

HochEdelgebohrner und hochgelahrter,
insonders hochzuehrender Herr hoffRath und leib-*Medice*
hochgeschätzter Herr bruder und Gönner.

5   Vor einigen Tagen habe an Euer hochEdelgebohrn durch Herrn von Fischer, des
käyserl[ich] Russischen *Archiatri* Herrn Sohn, geschrieben. Derselbe wird aber wol
noch nicht angekommen seyn, weil Er sich unterwegens hie und da umsehen will. Sollte
Mein Herr bruder etwa verreisen müßen, bitte einen von den Herrn *Membris Collegii* zu
ersuchen, daß Er bey demselben die gesuchte Addresse habe, und den gehoffeten
10   Nutzen von seiner Reise erlangen möge. Er ist ein *politer* und *obligeanter* herr |2| der
sich *in medicis*[1152] wol umgesehen hat. An ietzo habe nur beygesendet Wercklein[1153] an
Euer hochEdelgebohrn addresiren sollen, mit bitte deßelben nächstens *in commercio* zu
erwehnen. Es hat der in der Vorrede gedachte Mahler Herr Gründler[1154] den Verlag
übernommen: und ich hoffe es soll *Approbation* finden, weil die holländische Edition
15   nicht nur überaus theuer und rar war, sondern auch sehr unbequem zum Gebrauch. Bitte
mir bey gelegenheit zu berichten wo sich ietzo der Herr Dr. Kramer[1155] befinde, welcher
im *Commercio* öffters vorkommt und wie man einen brieff an ihn addresiren müße. Ich
weiß seine ietzige bedienung nicht, noch auch den Ort seines Auffenthaltes. Hiebey
übersende auch I Exemplar von Boerhaavens *aphorismis*[1156], welches auf eigene kosten

---

[1152] „unter den Ärzten".

[1153] Im *Commercium* ist eine Observation mit dem Titel „ *Relatio de effectu novi remedii lithontriptici Anglici*" verzeichnet, in der es um die Wirkung eines neuen Medikamentes zur Auflösung von Steinen in den Harnwegen ging. S. *Commercium* 10 (1740), S. 325.

[1154] Zu dieser Person konnten keine biographischen Angaben in Erfahrung gebracht werden.

[1155] János György (Johann Georg) Kramer (gest. 1742), war Doktor der Philosophie und Medizin und Komitatsphysikus in Temesvár; zuvor war er als Militärarzt in österreichischen Diensten, zwischenzeitlich auch in Diensten des sächsischen Kurfürsten in Dresden. Er beschrieb seine reichen Erfahrungen in mehreren Büchern. 1728 gab er eine Schrift mit dem Titel „*Tentamen botanicum [...]*"(Botanischer Versuch [...]) heraus. Von ihm sind mehrere Observationen im *Commercium* von 1740 erschienen; s. *Commercium* 10 (1740), S. 202, 204 und 226. In Nürnberg erschien 1740 seine *„Medicina Chirurgica Castrensis"*. S. Rakoczi (1987), S. 182.

[1156] Herman Boerhaave (1668-1738) war von 1693 bis 1701 Stadtarzt in Leiden; ab 1709 wurde er an die dortige Universität gerufen, um den Lehrstuhl für Medizin zu übernehmen, und wirkte hier als Professor der Medizin und Botanik, ab 1718 auch der Chemie. Als einer

20 habe drucken laßen, um drüber zu lesen. Machen Sie es doch ein wenig bekannt |3| weil ich von 600 Exempl[aren] daraus die Auflage bestehet, kaum erst 50 an Mann gebracht habe, und die buchführer, wie ich sehe, es *supprimiren*. Von neuen *Dissertationibus*, die meine Arbeit sind, ist nichts heraus gekommen als *de lumbricis effractoribus*[1157] und *de raucitate*[1158]. Herr Götze[1159] sagt Er hätte beyde schon überschickt. Zur Nachricht
25 dienet, dass keine *dissertation* meine Arbeit sey, da nicht die buchstaben Q. [...].F.Q.V.[1160] über dem *prooemio* stehen. Verharre übrigens

Eures hochEdelgebohrnen

Meines Herrn hoffRaths und leib*Medici*

auch hochgeschätzten br[uders] und Gönners

30 gehorsamster | diener

J[ohann] H[einrich] Schulze

Halle den 28t[en] *Maij* 1740

H UBE Briefsammlung Trew, Korr. Schulze, Nr. 71, 3 S.; [keine Adresse].
Z. 26: Q.], zwischen Q. und F.: unleserlicher Buchstabe;

---

der angesehensten Mediziner seiner Zeit war er sowohl Mitglied der *Royal Society* als auch der *Académie Royale des Sciences*. Er versuchte eine Synthese medizinischer Richtungen (Iatrochemie, Iatrophysik und Vitalismus) in einem universellen Hippokratismus. Seine medizinische Grundauffassung beeinflusste die Schulmedizin bis zum Ende des 18. Jahrhundert. S. Toellner (1991), S. 215 f. Der volle Titel des genannten Werkes lautet „*Aphorismi de cognoscendis et curandis morbis*" Leiden (1709). Schulze ließ dieses Werk 1739 in Halle neu drucken mit dem Titel „*Aphorismi de cognoscendis et curandis morbis Hermanni Boerhaaue, cum eiusdem libello de materia medica et remediorum formulis*" (Aphorismen über Erkennung und Behandlung von Krankheiten von Hermann Boerhaave, mit dessen Büchlein über Medizin und Rezepte für Heilmittel); s. Schulze (1739 a).

[1157] „*De lumbricis effractoribus*" (Über das Erbrechen von Würmern) erschien als Dissertation in Halle unter dem Vorsitz von Schulze im März des Jahres 1740; Respondent war Burckhard Heinrich Behrens; im *Commercium* erschien die Dissertation ebenfalls als *Liber novus* ohne nähere Inhaltsangaben. S. *Commercium* 10 (1740), S. 264.

[1158] „*De raucitate*" (Über die Heiserkeit) erschien ebenfalls unter dem Vorsitz Schulzes; Respondent war Frid. Joh. Engelbrecht. Ein Hinweis auf diese Dissertation findet sich im *Commercium* 10 (1740), S. 248.

[1159] Hiermit ist nicht der Mitbegründer des *Commercium*, Johann Christoph Götz, gemeint, da dieser schon 1733 verstorben war. Die hier gemeinte Person konnte biographisch nicht erfasst werden.

[1160] Diese Abkürzung könnte bedeuten: „*Quod [Ipse] Feci Quod Vidi*" (Dies habe ich [selbst] verfertigt und (durch)gesehen).

69 *20. November 1742*
Johann Heinrich Schulze, Halle, an Christoph Jacob Trew, Nürnberg

HochEdelgebohrner und hochgelahrter
insonders hochgeehrter Herr HoffRath und leib-*Medicus*
hochgeschätzter Herr bruder und Gönner.

5   Was für einen Verlust diese Universitaet und die Medizinische Welt neulich erlitten
    habe, werden Euer hochEdelgebohrn aus beygehendem *Programmate* ersehen: Wäre es
    beliebig etwas davon dem *Commercio litterario* einzuverleiben, möchte es vielleicht
    manchem Leser, der sich sonst vergeblich mit briefen an den seel[igen] Verstorbenen
    bemühen könnte, angenehm seyn.
10 Ich habe von dem seel[igen] geh[eim]Rath die *Commission* sein Absterben berühmten
    Medicis bekannt zu machen, und wenn einige sein Andencken mit einigen Zeilen
    versehen wollten, zu besorgen daß sie an die leich[en] Predigt kommen mögen. Habe
    mich dißfalls an Euer hochEdelgebohrn addressiren wollen mit bitte es sonderl[ich] des
    Herrn Dr. *Thomasii* Excellenz als einem alten guten freunde vom seel[igen] Herrn
15 geh[eim]Rath |2| Hoffmann zu wißen zu thun. Ich habe mich nicht unterstehen wollen
    denselben bey so hohem Alter, und da demselben das *Correspondiren* zur last werden
    möchte, selbst zu *incommodiren*. Wollten Euer hochEdelgebohrn auch des Herrn Dr.
    Wiedemanns Excellenz nebst andern, da sie es für rathsam erachten, dieses Ansinnen
    nach Gelegenheit vorbringen, und die etwa einlauffende *Carmina* zu überschicken
20 annehmen: würden Sie mich, am meisten aber das vornehme Trauer haus höchlich
    obligiren und ich werde Sorge tragen daß beym drucke alles *sine praeiudicio ordi-
    nis*[1161] eingerichtet werde. Herrn Dr. Wincklern und Herrn Dr. Hereln *iuniori*, als
    welche beyde allhier mit dem seel[igen] Mann bekannt gewesen, bitte bey gelegenheit
    meine dienstl[iche] Empfelung zu machen, und Ihnen diesen Erfolg zu hinterbringen.
25 Sonst ist mir eben gestern ein brief von einem geehrten freunde *communiziret* worden,
    darinnen ein *curiosum novum*[1162] stehet. Ich schicke die Copie, und können Sie die
    Sache sicher daraus *referiren*. Ich habe wegen sehr vieler hinderungen nicht mit Herrn

---

[1161] „ohne Vorurteil in der Rangfolge".
[1162] „eine seltsame Neuigkeit".

HoffRath Maday[1163] sprechen und in Erfahrung bringen können, was der Referente |3|
für einen Character habe. Bitte es also nur so abzufaßen, daß ich dieses *excerptum* aus
eines sichern freundes in Ungarn briefe eingeschickt hätte, und sorgen würde, daß mehr
Umstände *observiret* und bey gebracht würden. Ich hoffe heute abend mit dem Herrn
hoffRath Maday zu sprechen, und will Ihn ersuchen sich aller Umstände weiter zu
erkundigen, Experimente anzustellen und den Verlauff zu melden. Inliegendes bitte an
Herrn Dr. und Prof. Kirsten[1164] nach Altdorff zu befördern.

Übrigens bitte bey gelegenheit meine Empfelung an alle gönner und bekannte: auch
sämtliche Herrn *Membra Commmercii litterarii*
Verharre lebenslang
Eures hochEdelgebohrnen
Meines Herrn hoffRaths und leib-*Medici*
auch hochgeschätzten Herrn bruders
und gönners
gehorsamster | diener
J[ohann] H[einrich] Schulze
Halle den 20ten *Novembr[is]* 1742
Verte
P. S.
Bitte inliegende nach Altdorff gehörige Sachen zu *couvertiren* und dahin zu befördern.
Ich habe der Eil wegen dieselbe Herrn Dr. hoffmannen in duderstadt auch nur in sein
paquet eingeschloßen mit bitte sie an Euer hochEdelgebohrn zu *couvertiren* und *franco*
zu überschicken, weil von halle aus sonst nichts *franco* zu übermachen gelegenheit
weiß. |4|

[In anderer Handschrift, wohl von Trew]:
Monsieur le Docteur Jean Henri Schulze, Conseiller Aulique de S. M. Dr. et Professeur
tres illustre de la Medecine, de l'Histoire, des Antiquités, et de l'Oratoire, comme aussi
tres Digne Membre de l'Académie Imperiale des Recherches Physiques, et de la Société
Royale Prussienne des Sciences | Halle en Saxe

[1163] David Samuel von Maday (Madai) (1709-1780) stammte aus Ungarn und hatte sich in Halle niedergelassen, wo er als Direktor des Medikamentenversandes des Halleschen Waisenhauses tätig war. Er besaß eine große numismatische Sammlung – das „Thalercabinett". S. Dreyhaupt (1755), S. 224-227, und Kaiser / Völker (1987a), S. 67.

[1164] Johann Jakob Kirsten (1710-1765) war von 1737 bis 1765 Professor der Medizin, Physiologie und Chemie in Altdorf; s. Burghard (2007), S. 30.

Übersetzung:

An Herrn Dr. Johann Heinrich Schulze, Hofrat Seiner Majestät, Doktor und berühmter Professor der Medizin, der Geschichte, der Altertumswissenschaften und der Redekunst wie auch hochwürdigstes Mitglied der Kaiserlichen Akademie der naturkundlichen Forschungen und der Königlich-preussischen Gesellschaft der Wissenschaften
Halle in Sachsen.

H UBE Briefsammlung Trew, Korr. Schulze, Nr. 72, 4 S.. Als Beilage: Ein an Schulze adressiertes Schreiben in anderer Handschrift mit einer größtenteils unleserlichen (daher nicht transkribierten) Liste von Bestellungen und Abrechnungen für das Commercium [keine Adresse].

6. Literaturverzeichnis

6.1. Gedruckte Quellen

1. Ahlfeld, Friedrich: Berichte und Arbeiten aus der geburtshilflich-gynäkologischen Klinik zu Marburg. Leipzig [Grunow] 1904.
2. Alberti, Michael: De anaemia. Resp.: Johann Conrad Daum. Diss. med. Halle 1732a.
3. Alberti, Michael: De morbis occultis. Resp.: David Samuel Madai. Diss. med. Chemnitz 1732b.
4. Allgemeine Deutsche Biographie. Hrsg.: Historische Commission bei der Bayerischen Akademie der Wissenschaften. 56 Bde., Leipzig [Duncker & Humblot] 1875-1912.
5. Ammermann, Monika: Gemeines Leben. Bonn [Herbert Grundmann] 1978; zugl. Diss. phil. Bonn 1976 (Abhandlungen zu Kunst-, Musik- und Literaturwissenschaften, Bd. 239).
6. Ammermann, Monika: Gelehrtenbriefe des 17. und 18. Jahrhunderts. In: Gelehrte Bücher vom Humanismus bis zur Gegenwart. Referate des 5. Jahrestreffens des Wolfenbütteler Arbeitskreises für Geschichte des Buchwesens vom 6. bis 9. Mai 1981 in der Herzog-August-Bibliothek, hrsg. von B. Fabian u. P. Raabe. Wiesbaden [Harrassowitz] 1983, S. 81-95.
7. Apin, Sigmund Jakob: Vitae professorum philosophiae qui a condita Academia Altdorfina ad hunc usque diem claruerunt. Nürnberg [Tauber] 1728.
8. Aymard, Maurice: Freundschaft und Geselligkeit. In: Geschichte des privaten Lebens, hrsg. von Ph. Aries u. R. Chartier. Frankfurt a. Main [Fischer] 1991 (Von der Renaissance zur Aufklärung, Bd. 3), S. 451-495.
9. Baader, Alois: Das gelehrte Baiern. 2 Bde., Nürnberg / Bamberg [Seidel] 1804.
10. Bahrfeldt, Max von: Die numismatischen Studien an der Universität Halle-Wittenberg. In: Blätter für Münzfreunde 61 (1926), S. 506-509.

11. Baier, Horst: Der Wertewandel im Gesundheitswesen in europäischer Perspektive. Bedingungen und Folgen für die Medizinethik. Passau [Rothe] 1996 (Gespräche Medizin-Ethik-Recht, Bd. 4).

12. Baier, Johann Jacob Ferdinand: Schediasma quo institutum suum de Aurel. Cornel. Celso ad maiorem philiatrorum utilitatem accommodando aperit atque commendat. Altdorf [Kohles] 1720.

13. Baier, Johann Jacob: Biographiae Professorum Medicinae, qui in Adademia Altorfina unquam vixerunt. Nürnberg u. Altdorf [Tauber] 1728.

14. Battafarano, Italo Michele: Tomaso Garzoni. Polyhistorismus und Interkulturalität in der frühen Neuzeit. Bern [Huber] 1991.

15. Behringer, Wolfgang: Im Zeichen des Merkur. Reichspost und Kommunikationsrevolution in der frühen Neuzeit. Göttingen [Vandenhoeck und Rupprecht] 2003 (Veröffentlichungen des Max-Planck-Instituts für Geschichte, Bd. 189).

16. Berg, Gunnar (Hrsg.): Emporium. 500 Jahre Universität Halle-Wittenberg. Landesausstellung Sachsen-Anhalt 2002. Halle / Saale [Fliegenkopf] 2002.

17. Blackwell, Elisabeth: Herbarium Blackwellianum. 7 Bde., Nürnberg [Eisenberger] 1750-1773.

18. Boerhaave, Herman: Aphorismi de cognoscendis et curandis morbis. Leiden [Van der Linden] 1709.

19. Börner, Friedrich: Nachrichten von den vornehmsten Lebensumständen und Schriften jetztlebender berühmter Aerzte und Naturforscher in und um Deutschland. Fortgeführt von E. G. Baldinger. 3 Bde., Wolfenbüttel [Meißner] 1748-1764.

20. Boschung, Urs: Acht Briefe Albrecht von Hallers an Johannes Gessner. In: Gesnerus 31 (1974), S. 267-287.

21. Boschung, Urs: Albrecht von Haller in Göttingen (1736-1753). Briefe und Selbstzeugnisse. Bern [Huber] 1994.

22. Boschung, Urs: Johannes Gessner (1709-1790). Der Gründer der Naturforschenden Gesellschaft in Zürich. Seine Autobiographie – aus seinem Briefwechsel mit Albrecht von Haller. Ein Beitrag zur Geschichte der Naturwissenschaften in Zürich im 18. Jahrhundert. Alpnach-Dorf

[Naturforschende Gesellschaft] 1996 (Neujahrsblatt der Naturforschenden Gesellschaft in Zürich auf das Jahr 1996).

23. Boschung, Urs (Hrsg.): Repertorium zu Albrecht von Hallers Korrespondenz. 1724-1777. 2 Bde., Basel [Schwalbe] 2002.

24. Boschung, Urs: Ein Berner Patriot. Hallers Lebensstationen. In: Albrecht von Haller im Göttingen der Aufklärung, hrsg. von N. Elsner und N. A. Rupke. Göttingen [Wallstein] 2009, S. 21-46.

25. Brucker, Jacob: Bilder-sal heutiges Tages lebender und durch Gelahrheit berühmter Schriftsteller, in welchem derselbigen nach wahren Original-malereyen entworfene Bildnisse in schwarzer Kunst in natürlicher Aehnlichkeit vor-gestellet, und ihre Lebens-Umstände, Verdienste um die Wissenschaften und Schrifften aus glaubwürdigen Nachrichten erzählet werden. Bd. 10. Augsburg [Haid] 1755.

26. Brunn, Wilhelm von: Kurze Geschichte der Chirurgie. Berlin [Springer] 1928.

27. Burghard, Anngret: Die Medizinische Fakultät an der Hohen Schule zu Altdorf und ihre Professoren. Altdorf [Stadt Altdorf] 2007 (Schriftenreihe des Stadtarchivs Altdorf).

28. Bynum, William F.: Medicine at the English Court, 1688-1839. In: Medicine at the courts of Europe, 1500-1839, hrsg. von V. Nutton. London / New York [Routledge] 1990, S. 262-289.

29. Cappelli, Adriano: Lexicon Abbreviaturarum. Leipzig [Weber] 1928.

30. Caputo-Kunz, Patrizia: Hirzels Hebammenlehrbuch von 1784 als Zeitdokument. Diss. med. Zürich 1990.

31. Choulant, Ludwig: History and Bibliography of Anatomic Illustrations. Translated and annotated by Mortimer Frank. New York [Hafner] 1962.

32. Commercium litterarium ad rei medicae et scientiae naturalis incrementum institutum quo quicquid novissime observatum agitatum scriptum vel peractum est succincte dilucideque exponitur, Bd. 1-9. Nürnberg [Adelbulner] 1731-1739; Bd. 10-15. Nürnberg [Fleischner] 1740-1745

33. Dann, Otto: Vom „Journal des Scavants" zur wissenschaftlichen Zeitschrift. In: Gelehrte Bücher vom Humanismus bis zur Gegenwart. Referate des 5. Jahrestreffens des Wolfenbütteler Arbeitskreises für Geschichte des Buchwesens

vom 6. bis 9. Mai 1981 in der Herzog-August-Bibliothek, hrsg. von B. Fabian u. P. Raabe. Wiesbaden [Harrassowitz] 1983, S. 63-80.

34. Daxelmüller, Christoph: Barockdissertationen und Polyhistorismus. Die Curiositas der Ethnica und Magica im 17. und 18. Jahrhundert. Diss. phil. Würzburg 1979.

35. Der Kleine Pauly. Lexikon der Antike in 5 Bänden. Auf der Grundlage von Pauly's Realencyclopädie der classischen Alterumswissenschaft unter Mitwirkung zahlreicher Fachgelehrter bearbeitet, hrsg. von K. Ziegler u. W. Sontheimer. München [Deutscher Taschenbuch Verlag] 1979.

36. Deutsches Biographisches Archiv. Eine Kumulation aus 254 der wichtigsten biographischen Nachschlagewerke für den deutschen Bereich bis zum Ausgang des 19. Jahrhunderts (Microfiche-Edition), hrsg. von B. Fabian u. W. Gorzny. München [Sauer] 1982.

37. Diefenbacher, Michael u. Ralf Endres (Hrsg.): Stadtlexikon Nürnberg. Nürnberg [Tümmels] 1999.

38. Dilg, Peter u. Hartmut Rudolph: Resultate und Desiderate der Paracelsus-Forschung. Stuttgart [Steiner] 1995.

39. Dispensatorium Regium et Electorale Borusso-Brandenburgicum: Juxta quod in Provinciis Regiis et Electoralibus medicamenta officinis familiaria dispensanda ac praeparanda sunt [...] Auspiciis Sacrae Regiae Majestatis Prussiae & Collegii Medici cura & opera iterato editum, revisum, emendatum & auctum. Berlin [Rüdiger] 1713.

40. Dreyhaupt, Johann Christoph von: Pagus neletici et nudizi. Ausführliche diplomatisch-historische Beschreibung des [...] Saal-Creyses und aller darinnen befindlichen Städte, Schlösser, Aemter, Rittergüter, adelichen Familien, Kirchen, Clöster, Pfarrern und Dörffern. Zweyter Theil. Halle [In Verlegung des Waysenhauses] 1755.

41. Duden, Barbara: Der Frauenkörper als öffentlicher Ort. Hamburg / Zürich [Luchterhand] 1991 (Luchterhand Essay, Bd. 9).

42. Dunkel, Johann Gottlieb Wilhelm: Historisch-kritische Nachrichten von verstorbenen Gelehrten und deren Schriften. 3 Bde., Dessau u. Cöthen [Cörner]1753-1757. ND Hildesheim [Olms] 1968.

43. Dutu, Alexander, Edgar Hösch u. Norbert Oeslers: Brief und Briefwechsel im 18. und 19. Jahrhundert. Essen [Reimar Hobbing] 1989.
44. Eder, Josef-Maria: Johann Heinrich Schulze. Der Lebenslauf des Erfinders des ersten photographischen Verfahrens und des Begründers der Geschichte der Medizin. Wien / Halle [Lechner u. Knapp] 1917.
45. Elkeles, Barbara: Der moralische Diskurs über das medizinische Menschenexperiment im 19. Jahrhundert. Stuttgart / Jena / New Jork [Fischer] 1996 (Medizinethik, Bd. 7).
46. Fasbender, Heinrich: Geschichte der Geburtshilfe. Jena [Fischer] 1906.
47. Fiedler, Carl Wilhelm: Allgemeines pharmazeutisches, chymisches, mineralogisches Wörterbuch. Oder: Alphabetische Anleitung zum Gebrauche für Apotheker, Chymisten und Mineralogen. Mannheim [Schwan & Götz] 1787.
48. Fikenscher, Georg Wolfgang Augustin: Beitrag zur Gelehrtengeschichte. Coburg [Rudolph August Wilhelm Uhl] 1793.
49. Fillitz, Hermann: Die Insignien und Kleinodien des Heiligen Römischen Reiches. Wien [Schroll] 1954.
50. Fischer, Johann Leonhard: Anweisung zur praktischen Zergliederungskunst. Nach Anleitung des Thomas Pole. Leipzig [Weygandsche Buchhandlung] 1791.
51. Fischer, Karl: Die Nomina anatomica in den „Isagogae" des Berengario da Carpi. Diss. med. Leipzig 1934.
52. Formey, Ludwig: Versuch einer Topographie von Berlin. Berlin [Felisch] 1796.
53. Fritsch, Elisabeth: Ein Ort für „gefallene Unglückliche". Die Frühgeschichte der Erlanger Frauenklinik. Diss. med. Erlangen 2006.
54. Galen: De usu partium corporis humani. Lyon [Rovillius] 1550.
55. Galen: De anatomicis administrationibus. Lyon [Rovillius] 1551.
56. Geyer, Johann Daniel: „Joh. Daniel Geyers Antwort an weyland seinen guten Freund in Nürnberg Dr. Daniel Bscherern, von dem Grand Remede de Paris um der darinnen enthaltenen fürtrefflichen Wahrheit . Nürnberg [ohne Verlags-oder Druckangabe] 1735.

57. Georges, Karl Ernst: Ausführliches Lateinisch-Deutsches Handwörterbuch. 2 Bde., 8. verb. u. vermehrte Aufl. von H. Georges, Hannover [Hahnsche Buchhandlung] 1913. ND Hannover [Hahnsche Buchhandlung] 1962.

58. Geyer-Kordesch, Johanna: Medizinische Fallbeschreibungen und ihre Bedeutung in der Wissenschaftsreform des 17. und 18. Jahrhunderts. In: Medizin, Gesellschaft und Geschichte 9 (1990), S. 7-19.

59. Goetten, Gabriel Wilhelm: Das jetzt lebende Europa. Nachrichten von den vornehmsten Lebensumständen und Schriften jetztlebender Europäischer Gelehrter. 2 Bde., Zelle [Deetz] 1735-1740.

60. Goez, Werner: Erlangens Nachbaruniversität Altdorf. In: Aufbruch aus dem Ancien Régime. Beiträge zur Geschichte des 18. Jahrhunderts, hrsg. von H. Neuhaus. Köln / Weimar / Wien [Böhlau] 1993, S. 1-20.

61. Goltz, Dietlinde: Krankheit und Sprache. In: Sudhoffs Archiv 53 (1969), S. 225-269.

62. Gorzny, Willi: Deutscher Biographischer Index. 4 Bde., München / London / New York [Saur] 1986.

63. Gossmann, Heinz: Das Collegium Pharmaceuticum Norimbergense und sein Einfluss auf das Nürnbergische Medizinalwesen. Diss. pharm. Marburg / Lahn 1964.

64. Graesse, Theodor u. Benedict Friedrich: Orbis Latinus oder Verzeichnis der wichtigsten lateinischen Orts- und Ländernamen. Ein Supplement zu jedem lateinischen und geographischen Wörterbuch. Berlin [Transpress] 1980.

65. Grieb, Manfred (Hrsg.): Nürnberger Künstlerlexikon. Bildende Künstler, Kunsthandwerker, Gelehrte, Sammler, Kulturschaffende und Mäzene vom 12. bis zur Mitte des 20. Jahrhunderts. 4 Bde., München [Saur] 2007.

66. Grimm, Jacob u. Wilhelm Grimm: Deutsches Wörterbuch von Jacob und Wilhelm Grimm. 33 Bde., Leipzig [Hirzel] 1854. ND München [Deutscher Taschenbuch Verlag] 1984.

67. Gröschel, Karl: Des Camerarius Entwurf einer Nürnberger Medizinalordnung „Kurzes und Ordentliches Bedenken" 1571. Diss. med. München 1977.

68. Grun, Peter: Schlüssel zu alten und neuen Abkürzungen. Limburg [Starke] 1966.

69. Gutsche, Klaus-Dieter: Johann Heinrich Schulze, seine Biographie nach Jahreszahlen geordnet. In: Johann Heinrich Schulze. Colbitz 1687 – Halle 1744, hrsg. vom Rat der Gemeinde Colbitz. Magdeburg [Volksstimme Magdeburg] 1987, S. 4-10.

70. Haller, Albrecht von: Bibliotheca Botanica. 2 Bde., Zürich [Orell] 1771-1772.

71. Heister, Lorenz: Cataracta, glaucomate et amaurosi tractatio. Altdorf [Kohles] 1713.

72. Heister, Lorenz: Chirurgie. In welcher alles, was zur Wund-Arzney gehöret, nach der neuesten und besten Art, gründlich abgehandelt, und in vielen Kupffer-Tafeln die neu-erfundenen und dienstlichen Instrumente, nebst den bequemsten Handgriffen der Chirurgischen Operationen und Bandagen deutlich vorgestellet werden. Nürnberg [Joh. Hoffmanns seel. Erben] 1719. ND Leipzig [Reprint] 1999.

73. Heister, Lorenz: Compendium anatomicum, welches die ganze Anatomie aufs allerkürzeste in sich begreift. 3. Aufl., Altdorf [Kohles] 1727.

74. Helm, Jürgen: „Der erste wahre Geschichtsforscher der Medizin". Johann Heinrich Schulze und seine Historia medicinae von 1728. In: Eine Wissenschaft emanzipiert sich, hrsg. von R. Broer. Pfaffenweiler [Centaurus] 1999, S. 190-200.

75. Herde, Jutta: Die Anatomie von Georg Daniel Coschwitz und Heinrich Bass in der ersten Hälfte des 18. Jahrhunderts. In: Anatomie und anatomische Sammlungen im 18. Jahrhundert. Anlässlich der 250. Wiederkehr des Geburtstages von Philipp Friedrich Theodor Meckel (1755-1803), hrsg. von R. Schultka und J. N. Neumann. Berlin [LIT Verlag] 2007 (Wissenschaftsgeschichte, Bd. 1), S. 101-109.

76. Hirsch, August, A. Wernich u. D. Gurlt (Hrsg.): Biographisches Lexikon der hervorragenden Ärzte aller Zeiten und Völker. 6 Bde., Berlin [Urban & Schwarzenberg] 1929-1935.

77. Hoffmann, Friedrich: Medicina rationalis systematica. 4 Bde., Halle [Renger] 1730.

78. Hoffmann, Friedrich: Opera omnia physico-medica. 10 Bde., Genf [Detournes] 1740-1753.

79. Jäck, Joachim: Pantheon der Literaten und Künstler Bambergs 1812-1815. 7 Bde., Bamberg [Selbstverlag] 1843.

80. Jöcher, Christian Gottlieb, Joh. Chr. Adelung u. H. Rotermund (Hrsg.): Allgemeines Gelehrten-Lexikon. 7 Bde., Leipzig [Gleditsch] 1784-1897. ND Hildesheim [Olms] 1960.

81. Jütte, Robert: Ärzte, Heiler und Patienten. Medizinischer Alltag in der frühen Neuzeit. München / Zürich [Artemis & Winkler] 1991.

82. Kaiser, Wolfram: In memoriam Johann Juncker (1679-1759). In: Johann Juncker und seine Zeit (I). Hallesches Juncker-Symposium 1979, hrsg. von W. Kaiser u. H. Hübner. Halle [Tastomat Eggersdorf] 1979 (Wissenschaftliche Beiträge der Martin-Luther-Universität Halle-Wittenberg, Bd. 29), S. 7-28.

83. Kaiser, Wolfram: In memoriam Johann Heinrich Schulze (1687-1744). In: Johann Heinrich Schulze und seine Zeit. Hallesches Symposium 1987, hrsg. von W. Kaiser und A. Völker. Halle / Saale [Eichsfelddruck] 1987 a (Wissenschaftliche Beiträge der Martin-Luther-Universität Halle-Wittenberg, Bd. 40), S. 7-15.

84. Kaiser, Wolfram: Die Numismatik als hallesche Hochschuldisziplin und ihre Initiatoren. In: Johann Heinrich Schulze (1687-1744) und seine Zeit. Hallesches Symposium 1987, hrsg. von W. Kaiser und A. Völker. Halle / Saale [Eichsfelddruck] 1987 b (Wissenschaftliche Beiträge der Martin-Luther-Universität Halle-Wittenberg, Bd. 40), S. 149-155.

85. Kaiser, Wolfram: Zur 300. Wiederkehr des Geburtstages von Johann Heinrich Schulze (1687-1744). In: Zeitschrift für die gesamte innere Medizin und ihre Grenzgebiete 42. 1987 c, S. 220-226.

86. Kaiser, Wolfram u. Werner Piechocki: Johann Heinrich Schulze (1687-1744) und sein Wirken an der Medizinischen Fakultät Halle. In: Wissenschaftliche Zeitschrift der Martin-Luther-Universität Halle-Wittenberg, Bd. 2, 1970 (Mathematisch-Naturwissenschaftliche Reihe), S. 155-172.

87. Kaiser, Wolfram u. Arina Völker: Das Naturalienkabinett im Unterrichtssystem der Schulanstalten von August Hermann Francke. In: Johann Heinrich Schulze (1687-1744) und seine Zeit. Hallesches Symposium 1987, hrsg. von W. Kaiser und A. Völker. Halle / Saale [Eichsfelddruck] 1987 a (Wissenschaftliche Beiträge der Martin- Luther-Universität Halle-Wittenberg, Bd. 40), S. 65-73.

88. Kaiser, Wolfram u. Arina Völker: Die Heilkunde des Altertums im Schrifttum von Johann Heinrich Schulze (1687-1744). In: Johann Heinrich Schulze (1687-1744) und seine Zeit. Hallesches Symposium 1987, hrsg. von W. Kaiser und A. Völker. Halle / Saale [Eichsfelddruck] 1987 b (Wissenschaftliche Beiträge der Martin- Luther-Universität Halle-Wittenberg, Bd. 40), S. 191-195.

89. Kaiser, Wolfram u Arina Völker: Der Beitrag der halleschen Hochschulmedizin zur russischen Heilkunde des 18. Jahrhunderts. In: Johann Heinrich Schulze (1687-1744) und seine Zeit. Hallesches Symposium 1987, hrsg. von W. Kaiser und A. Völker. Halle / Saale [Eichsfelddruck] 1987 c (Wissenschaftliche Beiträge der Martin-Luther-Universität Halle-Wittenberg, Bd. 40), S. 196-227.

90. Kapronczay, Karoly: Ungarische Mediziner der Schulze-Ära in Halle und Wittenberg. In: Johann Heinrich Schulze (1687-1744) und seine Zeit. Hallesches Symposium 1987, hrsg. von W. Kaiser und A. Völker. Halle / Saale [Eichsfelddruck] 1987 (Wissenschaftliche Beiträge der Martin-Luther-Universität Halle-Wittenberg, Bd. 40), S. 175-178.

91. Kestner, Christian Wilhelm: Medizinisches Gelehrtenlexikon. Jena [Johann Meyers seel. Erben] 1740. ND Hildesheim / New York [Olms] 1971.

92. Keunecke, Hans Otto: Die Trewschen Sammlungen in Erlangen. In: Natur im Bild. Anatomie und Botanik in der Sammlung des Nürnberger Arztes Christoph Jacob Trew. Katalog zur Ausstellung der Universitätsbibliothek Erlangen vom 8. November bis 10. Dezember 1995, hrsg. von T. Schnalke. Erlangen [Univ.-Bibl.] 1995, S. 131-166.

93. Kirchner, Joachim: Das deutsche Zeitschriftenwesen. Seine Geschichte und seine Probleme. Wiesbaden [Harrassowitz] 1958.

94. Kirschius, Adamus Fridericus: Lateinisch-Deutsches Lexikon. Abundantissimum cornu copiae linguae Latinae et Germanicae selectum. 2 Bde., Augsburg [Wolff] 1796. ND Graz [Akademische Druck- und Verlagsanstalt] 1970.

95. Knefelkamp, Ulrich: Das Heilig-Geist-Spital vom 14.-17. Jahrhundert. Geschichte – Struktur – Alltag. Nürnberg [Verein für Geschichte der Stadt Nürnberg] 1989 (Nürnberger Forschungen, Bd. 26).

96. Koch, Hans-Theodor: Das medizinische Halle in den Briefen Johann Heinrich Schultzes an Christoph Jakob Trew. In: Johann Juncker und seine Zeit (3).

Hallesches Juncker-Symposium 1979, hrsg. von W. Kaiser u. H. Hübner. Halle [Tastomat Eggersdorf] 1979 (Wissenschaftliche Beiträge der Martin-Luther-Universität Halle-Wittenberg, Bd. 29), S. 72-77.

97. Köbler, Gerhard: Lexikon der deutschen Länder. München [Beck] 2007.

98. Kordes, Berend: Lexikon der jetzt-lebenden Schleswig-Holsteinischen und Eutinischen Schriftsteller. Schleswig [Röhss] 1797.|

99. Lachmund, Jens u. Gunnar Stollberg: Patientenwelten. Krankheit und Medizin vom späten 18. bis zum frühen 20. Jahrhundert im Spiegel von Autobiographien. Opladen [Leske & Budrich] 1995.

100. Le Dran, Henri-François: Chirurgische Anmerckungen sammt angefügten vielfältigen Bedencken darüber zum Besten derer Chirurgie-Beflissenen. Mit einer Vorrede von Christoph Jacob Trew. Nürnberg [Mayri] 1738.

101. Leporin, Christian Polycarpo: Ausführlicher Bericht vom Leben und Schrifften des durch ganz Europa berühmten Herrn D. Laurentii Heisteri allen, die von wahrer Gelehrsamkeit Profession machen, sonderlich denen Herren Medicis zum Dienst publizieret. Quedlinburg [Sievert] 1725.

102. Lexikon der Alten Welt. Hrsg. von. Andresen, Carl, H. Erbse, O. Gigon, K. Schefold, Karl Friedrich Stroheker u. Ernst Zinn. Zürich / Stuttgart [Artemis] 1969.

103. Ludewig, Johannes: Entdecktes Räthsel auf dem Kaiserlichen Mantel. In: Wöchentliche Hallische Anzeigen 11 (1731), S. 321-325.

104. Lütjen-Drecoll, Elke: Embryologie. Stuttgart [Schattauer] 1996.

105. Madai, Carolus Augustus: Anatome ovi humani foecundati sed deformis, trimestri abortu elisi; figuris illustrata. Diss. med. Amsterdam [Schreuder] 1764.

106. Mährle, Wolfgang: Academica Norica. Wissenschaft und Bildung an der Nürnberger Hohen Schule in Altdorf (1575-1623). Stuttgart [Steiner] 2000 (Contubernium. Tübinger Beiträge zur Universitäts- und Wissenschaftsgeschichte, Bd. 54).

107. Mann, Gunter: Von des Arztes Freundschaft zum Buche. Ärztebibliotheken des 18. Jahrhunderts in Deutschland. In: Medizinischer Monatsspiegel 8 (1959), S. 265-272.

108. Mann, Gunter: Medizinisch-naturwissenschaftliche Buchillustration im 18. Jahrhundert in Deutschland. Sitzungsberichte der Gesellschaft zur Beförderung der gesamten Naturwissenschaften zu Marburg 84 (1964), S. 3-48.

109. Mauser, Wolfgang u. Barbara Becker-Cantarino: Frauenfreundschaft - Männerfreundschaft. Literarische Diskurse im 18. Jahrhundert. Tübingen [Niemayer] 1991.

110. Meckel, Johann Friedrich: System der vergleichenden Anatomie. Fünfter Theil. Besondere Anatomie. Aktive Organe der Bewegung. Halle [Renger] 1828.

111. Meusel, Johann Georg (Hrsg.): Lexikon der vom Jahre 1750 bis 1800 verstorbenen teutschen Schriftsteller. 15 Bde., Lemgo [Meyer] 1802-1815.

112. Meyer-Krentler, Eckhart: Der Bürger als Freund. Ein sozialethisches Programm und seine Kritik in der neueren deutschen Erzählliteratur. München [Fink] 1984.

113. Minerophilus Freibergensis (vermutl. Pseudonym von Johann Caspar Zeisig): Neues und curieuses Bergwercks-Lexikon. Chemnitz [Stößel] 1730.

114. Mitscherlich, Carl Georg: Über Aethiops mineralis, Hydrargyrum sulphuratum nigrum. In: Annalen der Physik und Chemie, hrsg. von J. C. Poggendorff, Bd. 16, Leipzig [Joh. Ambrosius Barth] 1829, S. 353-357.

115. Mocek, Reinhard: Polyhistorismus als wissenschaftsgeschichtliches Phänomen. In: Johann Heinrich Schulze (1687-1744) und seine Zeit. Hallesches Symposium 1987, hrsg. von W. Kaiser u. A. Völker. Halle / Saale [Eichsfelddruck] 1987 (Wissenschaftliche Beiträge der Martin-Luther-Universität Halle-Wittenberg, Bd. 40), S. 23-28.

116. Moog, Alexander: Zum pharmakologischen Denken von Johann Heinrich Schulze (1687-1744). Diss. pharm. Jena 2002.

117. Moran, Bruce T.: Prince-practitioning and the Direction of Medical Roles at the German Court: Maurice of Hessen-Kassel and his physicians. In: Medicine at the courts of Europe, 1500-1837, hrsg. von V. Nutton. London / New York [Routledge] 1990, S. 95-116.

118. Mücke, Marion und Thomas Schnalke: Briefnetz Leopoldina. Die Korrespondenz der Deutschen Akademie der Naturforscher um 1750. Berlin / New York [de Gruyter] 2009.

119. Müller, Ingo W.: Friedrich Hoffmann (1660-1742). In: Klassiker der Medizin I. Von Hippokrates bis Hufeland, Bd. 1, hrsg. von D. v. Engelhardt u. F. Hartmann. München [Beck] 1991, S. 202-214.

120. Müller-Dietz, Heinz und Juris Salaks: Dies ist mein Palladium. Justus Christian von Loders Sammlung anatomischer Präparate. Riga [Paula Stradina Medicinas vestures muzejs] 1992 (Acta medico-historica Rigensia, Bd. 1).

121. N.N.: Leges universitatis Altdorphinae Norimbergensium quibus recens advenientes studiosi Juramento adstringuntur. Altdorf [Universitätsdruckerei] 1724.

122. Neigebaur, Johann Daniel Ferdinand: Geschichte der Kaiserlichen Leopoldino-Carolinischen Deutschen Akademie der Naturforscher während des zweiten Jahrhunderts ihres Bestehens. Jena [Fromann] 1860.

123. Parthier, Benno: Die Leopoldina. Bestand und Wandel der ältesten Deutschen Akademie. (Festschrift des Praesidiums der Deutschen Akademie der Naturforscher Leopoldina zum 300. Jahrestag der Gründung der heutigen Martin-Luther-Universität Halle-Wittenberg) Halle / Saale [Druck-Zuck] 1994.

124. Pauser, Josef: Sektion als Strafe? In: Körper ohne Leben. Begegnung und Umgang mit Toten, hrsg. von N. Stefenelli. Wien / Köln / Weimar [Böhlau] 1998, S. 527-535.

125. Pirson, Julius: Der Nürnberger Arzt und Naturforscher Christoph Jakob Trew (1695-1769). Nürnberg [Verein für Geschichte der Stadt Nürnberg] 1953. (Mitteilungen des Vereins für Geschichte der Stadt Nürnberg, Bd. 44).

126. Rakoczi, Katalyn: Deutschsprachige medizinische Publikationen im Ungarn des 18. Jahrhunderts. In: Johann Heinrich Schulze (1687-1744) und seine Zeit. Hallesches Symposium 1987, hrsg. von W. Kaiser und A. Völker. Halle / Saale [Eichsfelddruck] 1987 (Wissenschaftliche Beiträge der Martin-Luther-Universität Halle-Wittenberg, Bd. 40), S. 179-185.

127. Rau, Tilman: Das Nürnberger Commercium litterarium ad rei medicae et scientiae naturalis incrementum institutum (1731-1745). Ein Beitrag zur Frühgeschichte des medizinischen Journalismus. Diss. med. Erlangen 2006.

128. Rau, Tilmann: Das Commercium litterarium. Die erste medizinische Wochenschrift in Deutschland und die Anfänge des medizinischen Journalismus.

(Presse und Geschichte – Neue Beiträge, hrsg. von H. Böning u. Michael Nagel, Bd. 42) Bremen [Edition Lumière] 2009

129. Reininger, Sebastian: Dissertatio inauguralis medica de cavitatibus ossium capitis, earum vera constitutione, usu et morbis earum. Altdorf [Kohles] 1722.

130. Roberts, Kenneth: The fabric of the body. European traditions of Anatomical illustration. Oxford [Clarendon Press] 1992.

131. Ruisinger, Marion Maria: Da hilft nur noch die Säge. Die Handhabung der Amputation bei Lorenz Heister. In: Geschichte operativer Verfahren an den Bewegungsorganen, hrsg. von L. Zichner, M. A. Rauschmann u. K.-D. Thomann. Darmstadt [Steinkopf] 2000 (Deutsches Orthopädisches Geschichts- und Forschungsmuseum, Jahrbuch Bd. 2), S. 15-20.

132. Ruisinger, Marion Maria: Der flüssige Kristall. Anatomische Forschung und therapeutische Praxis bei Lorenz Heister (1683-1758) am Beispiel des Starleidens. In: Anatomie. Sektionen einer medizinischen Wissenschaft im 18. Jahrhundert, hrsg. von J. Helm und K. Stukenbrock. Stuttgart [Steiner] 2003, S. 101-125.

133. Ruisinger, Marion Maria u. Thomas Schnalke: Der Lehrer und sein Schüler. Die Korrespondenz zwischen Lorenz Heister und Christoph Jakob Trew. In: Gesnerus, Sonderheft „Medical Correspondence in Early Modern Europe", 61 (2004), S. 198-231.

134. Ruisinger, Marion Maria: Patientenwege. Die Konsiliarkorrespondenz Lorenz Heisters (1683-1758) in der Trew-Sammlung Erlangen. Stuttgart [Steiner] 2008 (Medizin, Gesellschaft und Geschichte, Beihefte 28).

135. Sadegh-Zadeh, Kazem: Medizinische Terminologie. Tecklenburg [Burgverlag] 1998.

136. Sander, Sabine: Handwerkschirurgen. Sozialgeschichte einer verdrängen Berufsgruppe.Göttingen [Vandenhoeck & Ruprecht] 1989. (Kritische Studien zur Geschichtswissenschaft, Bd. 83)

137. Santorini, Giovanni: Observationes anatomicae. Venedig [Recurti] 1724.

138. Sauer-Haeberlein, Karin: Personalbibliographien der Professoren der Medizin zu Altdorf von 1580-1809. Diss. med. Erlangen 1969.

139. Schlipp, Friedrich: Laurentius Heister und seine Bedeutung für die Augenheilkunde. In: Janus 15 (1910), S. 372-411.

140. Schlumbohm, Jürgen: Die Entstehung der Geburtsklinik in Deutschland 1751-1850. Göttingen [Wallstein] 2004.

141. Schmidt-Herrling, Eleonore: Die Bibliothek des Arztes Christoph Jakob Trew. In: Die Bibliotheken der Universität Altdorf, hrsg. von W. Gunda u. E. Schmidt-Herrling. Leipzig [Harrasowitz] 1937, S. 88-138.

142. Schmidt-Herrling, Eleonore: Die Briefsammlung des Nürnberger Arztes Christoph Jakob Trew (1695-1769) in der Universitätsbibliothek Erlangen. Erlangen [Univ.-Bibl. Erlangen] 1940 (Katalog der Handschriften der Universitätsbibliothek Erlangen, Bd. 5).

143. Schnalke, Thomas: Ein Korb für Göttingen. Christoph Jacob Trew im Briefwechsel mit dem Chirurgen Carl Friedrich Gladbach. In: Medizinhistorisches Journal 29 (1994), S. 233-275.

144. Schnalke, Thomas: Natur im Bild. Anatomie und Botanik in der Sammlung des Nürnberger Arztes Christoph Jacob Trew. Katalog zur Ausstellung der Universitätsbibliothek Erlangen vom 8. November bis 10. Dezember 1995. Erlangen [Univ.-Bibl.] 1995.

145. Schnalke, Thomas: Medizin im Brief: Der städtische Arzt des 18. Jahrhunderts im Spiegel seiner Korrespondenz. Stuttgart [Steiner] 1997 (Sudhoffs Archiv, Beihefte, Bd. 37).

146. Schnalke, Thomas: 350 Jahre Leopoldina – Anspruch und Wirklichkeit. In: Festschrift der Deutschen Akademie der Naturforscher Leopoldina 1652-2002, hrsg. von B. Parthier u. D. von Engelhardt. Halle / Saale und Lübeck [Deutsche Akademie der Naturforscher Leopoldina] 2002, S. 95-118.

147. Schneider, Wolfgang: Lexikon alchemistisch-pharmazeutischer Symbole. Weinheim [Verlag Chemie] 1962.

148. Schneider, Wolfgang: Lexikon der Arzneimittelgeschichte. 7 Bde., Frankfurt a. Main [Govi-Verlag] 1975.

149. Schrader, Georg Wilhelm: Biographisch-literarisches Lexikon der Thierärzte aller Zeiten und Länder sowie der Naturforscher, Ärzte, Landwirte, Stallmeister usw.,

welche sich um die Thierheilkunde verdient gemacht haben. Vervollständigt und herausgegeben von E. Hering. Stuttgart [Ebner & Seubner] 1863.

150. Schultka, Rüdiger u. Luminitia Göbbel: Präparationstechniken und Präparate im 18. und frühen 19. Jahrhundert. In: Anatomie. Sektionen einer medizinischen Wissenschaft im 18. Jahrhundert, hrsg. von J. Helm u. K. Stukenbrock. Stuttgart [Steiner] 2003, S. 49-81.

151. Schulze, Johann Heinrich: Erdmanni Friedr. Andreae, Medicinae Doct. & Pract. in Jena, Sogenannter Gründlicher Gegensatz auf das ohnlängst in Halle ausgegebene gründliche Bedencken und physikalische Anmerckungen von dem tödtlichen Dampffe der Holtz-Kohlen etc. Mit einer Vorrede und kurtzen Anmerckungen welche nicht nur den Unfug und Ungrund des Gegensatzes entdecken, sondern zur Erläuterung der Hauptsache viel beytragen werden. In Eil entworffen von Johann Heinrich Schultzen, Medicinae Candidato. Halle [Rengerische Buchhandlung] 1716.

152. Schulze, Johann Heinrich: Dissertatio inauguralis medica de athletis veterum, eorum diaeta et habitu. Praeses: Friedrich Hoffmann. Halle [Christian Henckel] 1717.

153. Schulze, Johann Heinrich: Dissertatio academica sistens historicae anatomicae specimen. Resp.: Johan. Khelle. Altdorf [Meyer] 1721.

154. Schulze, Johann Heinrich: Dissertatio historico-medica de aloe. Resp.: Christian Jacob. Altdorf [Kohles] 1723.

155. Schulze, Johann Heinrich: De efficacia aethiopis mineralis in glandularum colli, maxillarum parotidumque tumore inveterato et fistula prope aurem sananda. In: Acta physico-medica Academiae Caesareae Leopoldino-Carolinae naturae curiosorum exhibentia Ephemerides sive observationes historias et experimenta a celeberrimis Germaniae et exterarum regionum viris habita et communicata singulari studio collecta 1 (1727 a), S. 496-498.

156. Schulze, Johann Heinrich: Scotophorus pro phosphoro inventus: seu experimentum curiosum de effectu radiorum solarium. In: Acta physico-medica Academiae Caesareae Leopoldino-Carolinae naturae curiosorum exhibentia Ephemerides sive observationes historias et experimenta a celberrimis Germaniae et exterarum regionum viris habita et communicata singulari studio collecta 1 (1727 b), S. 528-533.

157. Schulze, Johann Heinrich: Historia medicinae a rerum initio ad annum urbis Romae DXXXV deducta. Leipzig [Monath] 1728.

158. Schulze, Johann Heinrich: De ictero. Resp.: Salomon Cellarius. Halle [Hilliger] 1732.

159. Schulze, Johann Heinrich: Dissertatio inauguralis medica, qua problema an umbilici deligatio in nuper natis absolute necessaria sit in partem negativam resolvitur. Resp.: Johannes Carolus Dehmel. Halle [Hilliger] 1733 a.

160. Schulze, Johann Heinrich: De emphysemate. Halle [Hilliger] 1733 b.

161. Schulze, Johann Heinrich: Dissertatio inauguralis medica de vasis umbilicalibus natorum et adultorum. Resp.: Carolus Wilhelm Sachs. Halle [Hilliger] 1733 c.

162. Schulze, Johann Heinrich: Excursio in antiquitates ad servi medici apud Graecos et Romanos conditionem eruendam. Oder: Was es mit der Knechtschaft der Aerzte bey denen Griechen und Römern vor eine Bewandtniß hat. Resp.: Hieronymus Bernegau. Halle [Hilliger] 1733 d.

163. Schulze, Johann Heinrich: Praelectiones de viribus et usu medicamentorum quae in officinis pharmacopolarum parata prostant ad dispensatorium regium et electorale Borusso-Brandenburgicum usibus illorum qui se artis operibus exercendis praeparant destinatae. Nürnberg [Endter] 1735.

164. Schulze, Johann Heinrich: Aphorismi de cognoscendis et curandis morbis Hermanni Boerhaaue, cum eiusdem libello de materia medica et remediorum formulis. Halle [Fritsch] 1739 a

165. Schulze, Johann Heinrich: Steph. Blancardi lexicon medicum renovatum, varie auctum emendatumque. Halle [Fritsch] 1739 b.

166. Schulze, Johann Heinrich: Commentarius de vita Domini D. Friederici Hoffmanni regis Borussiae consiliarii intimi et archiatri. Halle [Officina Regeriana] 1740.

167. Schulze, Johann Heinrich: Compendium historiae medicinae [...] usque ad Hadriani Augusti decessum. Halle [Hemmerde] 1741.

168. Schulze, Johann Heinrich: Chemische Versuche nach dem eigenhändigen Manuscript des Herrn Verfassers zum Druck befördert durch D. Christoph Carl Strumpff. Halle [In Verlegung des Waysenhauses] 1745.

169. Schulze, Johann Heinrich: Therapia generalis in usum academicarum praelectionum; edita a Christoph. Carolo Strumpff. Halle [Sumptibus Orphanotrophaei (= In Verlegung des Waysenhauses)] 1746.

170. Sigerist, Henry: Die besten Ärzte aller Zeiten. München [Lehmann] 1971.

171. Snelders, Harry: Steven Blankaart (1650-1704). Verfasser des von Johann Heinrich Schulze (1684-1744) herausgegebenen Lexicon medicum. In: Johann Heinrich Schulze (1687-1744) und seine Zeit. Hallesches Symposium 1987, hrsg. von W. Kaiser u. A. Völker. Halle / Saale [Eichsfelddruck] 1987. (Wissenschaftliche Beiträge der Martin-Luther-Universität Halle-Wittenberg, Bd. 40), S. 163-173.

172. Steinke, Hubert: Der nützliche Brief. Die Korrespondenz zwischen Albrecht von Haller und Christoph Jacob Trew (1733-1763). Basel [Schwabe] 1999.

173. Steinmeyer, Elias von: Die Matrikel der Universität Altdorf. Würzburg [Stürtz] 1912 (Veröffentlichungen der Gesellschaft für fränkische Geschichte, Reihe 4, Bd. 1).

174. Stolberg, Michael: Homo patiens. Krankheits- und Körpererfahrung in der frühen Neuzeit. Köln / Weimar / Wien [Böhlau] 2003.

175. Strohmaier, Gotthard: Avicenna. München [Beck] 1999.

176. Stukenbrock, Karin: Der zerstückte Cörper. Zur Sozialgeschichte der anatomischen Sektionen in der frühen Neuzeit (1650-1800). Stuttgart [Steiner] 2001 (Medizin, Gesellschaft und Geschichte. Beiheft 16).

177. Sturm, Lars-Burkhardt: Präparationstechniken und ihre Anwendung in den Meckelschen Sammlungen zu Halle / Saale. In: Anatomie. Sektionen einer medizinischen Wissenschaft im 18. Jahrhundert, hrsg. von J. Helm u. K. Stukenbrock. Stuttgart [Steiner] 2003, S. 377-388.

178. Sudhoff, Karl: Ein Beitrag zur Geschichte der Anatomie des Mittelalters speziell der anatomischen Graphik nach Handschriften des 9. bis. 15. Jahrhunderts. Leipzig 1908. ND Hildesheim [Olms] 1964.

179. Tasche, Wilhelm: Die Anatomischen Theater und Institute der deutschsprachigen Unterrichtsstätten (1500-1914). Diss. med. Köln 1989.

180. Thomae, Annette: Arzneimittelforschung und Arzneimittelbehandlung des Wiener Klinikers Anton de Haen (1704-1776). Diss. med. München 1976.

181. Toellner, Richard: Hermann Boerhaave (1668-1738). In: Klassiker der Medizin I. Von Hippokrates bis Hufeland, Bd. 1, hrsg. von D. v. Engelhardt u. F. Hartmann. München [Beck] 1991, S. 215-230.

182. Trew, Christoph Jacob: De chylosi foetus in utero. Diss. med. Altdorf 1715.

183. Trew, Christoph Jacob: Gründliche Nachricht von dessen was bey einer raren Hauptwunden [...] sowohl währender Cur als auch erfolgter Section observiert worden. Nürnberg [Wohlrab] 1724.

184. Trew, Christoph Jacob: Observatio declarans ductum salivalem Cl. Coschwitzii ad venae lingualis ramificationes pertinere. Fränckische Acta erudita et curiosa. 3. Sammlung, 9. Stück (1726), S. 187-193.

185. Trew, Christoph Jacob: Beschreibung der großen amerikanischen Aloe. Nürnberg [Endtner] 1727.

186. Trew, Christoph Jacob: Wohlmeinender Vorschlag, Wie eine vollständige, zuverlässige und deutliche Abbildung und Erklärung aller Theile deß menschlichen Cörpers kann ausgefertiget, und denen Liebhabern um einen erträglichen Preiß überlassen werden. Nürnberg [Endtner] 1733.

187. Trew, Christoph Jacob: Osteologie oder eigentliche Fürstellung und Beschreibung aller Beine eines erwachsenen Menschlichen Cörpers in und ausser ihrem Zusammenhang so wie es die Natur selbst gezeiget. Nürnberg [Lichtensteger und Eisenberger] 1740.

188. Trew, Christoph Jacob (Hrsg.): Plantae selectae quarum imagines ad exemplaria naturalia Londini curiosorum nutrita manu artificiosa doctaque pinxit Georgius Dionysius Ehret. 2 Bde., Augsburg [Haid] 1750/1792.

189. Ullrich, Bernd: Agaven. Illustrationen blühender Exemplare bis 1800. Frankfurt a. Main [Palmengarten] 1993 (Sonderheft 21), S. 15.

190. Van Lieburg, Marius J.: Die Aphorismen von Hermann Boerhaave (1668-1738) und die Schulzesche Edition von 1739. In: Johann Heinrich Schulze (1687-1744) und seine Zeit. Hallesches Symposium 1987, hrsg. von W. Kaiser und A. Völker. Halle / Saale [Eichsfelddruck] 1987 (Wissenschaftliche Beiträge der Martin-Luther-Universität Halle-Wittenberg, Bd. 40), S. 156-163.

191. Verdenhalven, Fritz.: Alte Maße, Münzen und Gewichte aus dem deutschen Sprachgebiet. Neustadt an der Aisch [Degener] 1968.

192. Vesal, Andreas: Andreae Vesalii de humani corporis fabrica: Libri septem. Basel [Johannes Oporinus] 1543. ND Brüssel [Culture and Civilisation] 1964.

193. Völker, Arina: Die hallesche Anatomie in der Amtszeit von Johann Juncker. In: Johann Juncker und seine Zeit (1). Hallesches Juncker-Symposium 1979, hrsg. von W. Kaiser u. H. Hübner. Halle [Tastomat Eggersdorf] 1979 (Wissenschaftliche Beiträge der Martin-Luther-Universität Halle-Wittenberg, Bd. 29), S. 41- 53.

194. Völker, Arina: Zum halleschen Studien- und Ausbildungsgang von Johann Heinrich Schulze. In: Johann Heinrich Schulze (1687-1744) und seine Zeit. Hallesches Symposium 1987, hrsg. von W. Kaiser und A. Völker. Halle / Saale [Eichsfelddruck] 1987 (Wissenschaftliche Beiträge der Martin-Luther-Universität Halle-Wittenberg, Bd. 40), S. 15-22.

195. Waldeyer, Anton: Zur Geschichte der Berliner Anatomie. In: Zeitschriften ärztlicher Fortbildung 54 (1960), S. 514-530.

196. Weisser, Ursula: Hippokrates (ca. 460-ca. 375 v. Chr.), Galen (ca. 129-200 oder nach 210 n.Chr.). In: Klassiker der Medizin I. Von Hippokrates bis Hufeland, Bd. 1, hrsg. von D. v. Engelhardt u. F. Hartmann. München [Beck] 1991, S. 11-29.

197. Wietschoreck, Herbert: Die pharmazeutisch-chemischen Produkte deutscher Apotheken im Zeitalter der Nachchemiatrie. Diss. pharm. Braunschweig 1962 (Veröffentlichungen aus dem Pharmaziegeschichtlichen Seminar der Technischen Hochschule Braunschweig, Bd. 5).

198. Will, Georg Andreas: Nürnbergisches Gelehrtenlexicon. Oder: Beschreibung aller Nürnbergischen Gelehrten beyderley Geschlechtes nach ihrem Leben, Verdiensten und Schrifften zur Erweiterung der gelehrten Geschichtsstunde und Verbesserung vieler darinnen vorgefallenen Fehler aus den besten Quellen in alphabetischer Ordnung verfasst. 4 Bde., Nürnberg / Altdorf [Schüpfel] 1755-1758.

199. Wimmer-Aeschlimann, Ursula u. Carlo Zanetti: Eine Geschichte der Anatomie und Physiologie von Albrecht v. Haller. Bern / Stuttgart [Huber] 1968.

200. Winau, Rolf: Medizin in Berlin. Berlin / New York [Walter de Gruyter] 1987.

201. Winau, Rolf: William Harvey (1578-1657). In: Klassiker der Medizin I. Von Hippokrates bis Hufeland, Bd.1, hrsg. von D. v. Engelhardt u. F. Hartmann. München [Beck] 1991, S. 130-144.

202. Wittern-Sterzel, Renate: Medizin und Aufklärung. In: Aufbruch aus dem Ancien régime. Beiträge zur Geschichte des 18. Jahrhunderts, hrsg. von H. Neuhaus. Köln / Weimar / Wien [Böhlau] 1993, S. 245-266.

203. Wittern-Sterzel, Renate: Die Anfänge der Anatomie im Abendland. In: Natur im Bild. Anatomie und Botanik in der Sammlung des Nürnberger Arztes Christoph Jacob Trew. Katalog zur Ausstellung der Universitätsbibliothek Erlangen vom 8. November bis 10. Dezember 1995, hrsg. von T. Schnalke. Erlangen [Univ.-Bibl.] 1995, S. 21-51.

204. Wittern-Sterzel, Renate: Wandel der Chirurgie aus medizinhistorischer Sicht. In: Mitteilungen der deutschen Gesellschaft für Chirurgie 28 (1999), S. 46-50.

205. Wittern-Sterzel, Renate: Versuche am Tier und am Menschen in der Geschichte der Medizin. In: Über das Experiment. Vier Vorträge, hrsg. von G. Wanke. Erlangen [Universitätsverbund Erlangen-Nürnberg e.V.] 2000 (Erlanger Forschungen Reihe B, Naturwissenschaften und Medizin, Bd. 25), S. 9-31.

206. Wittwer, Philipp Ludwig: Entwurf einer Geschichte der Aerzte in der Reichsstadt Nürnberg. Eine Einladungsschrift zu der oeffentlichen Jubel-Feyer der vor 200 Jahren geschehenen Errichtung desselben. Nürnberg [Stiebner] 1792.

207. Wunschmann, Ernst: Trew, Christoph Jacob. In: Allgemeine Deutsche Biographie. Bd. 38. Leipzig [Duncker & Humblot] 1894, S. 593-595.

208. Zaunstöck, Holger: Sozietätslandschaft und Mitgliederstrukturen. Die mitteldeutschen Aufklärungsgesellschaften im 18. Jahrhundert. Tübingen [Niemeyer] 1999 (Hallesche Beiträge zur Europäischen Aufklärung, Bd. 9).

209. Zedler, Johann Heinrich: Großes vollständiges Universallexikon aller Wissenschaften und Künste. [...]. Halle / Leipzig [Zedler] 1732-1754. ND 64 Bde., Graz [Akademische Druck- und Verlagsanstalt] 1961-1964. Digitale Ausgabe der Bayerischen Staatsbibliothek, http://www.mdz.bib-bvb.de/lexika/zedler, abgerufen am 15.02.2008 u. öfters.

210. Ziehl, Johann Conrad: Erinnerungen an Christoph Jakob Trew und seine Zeit. Nürnberg [Bauer Raspe] 1857.

211. Zimmermann, Hans-Dieter: Johann Heinrich Schulze und die Münzsammlung im Robertinum. In: Wissenschaftliche Zeitschrift der Martin-Luther-Universität Halle 29 (1980), S. 53-57.

212. Zimmermann, Hans-Dieter: Johann-Heinrich Schulze als Philologe und Numismatiker. In: Johann Heinrich Schulze. Colbitz 1687 – Halle 1744, hrsg. vom Rat der Gemeinde Colbitz. Magdeburg [Volksstimme Magdeburg] 1987, S. 10-14.

213. Zimmermann, Hans-Dieter: Die Beziehungen von Johann Heinrich Schulze (1687-1744) zur Petersburger Akademie der Wissenschaften. In: Dixhuitième: Zur Geschichte von Medizin und Naturwissenschaften im 18. Jahrhundert, hrsg. von A. Völker. Halle / Saale 1988 (Wissenschaftliche Beiträge der Martin-Luther-Universität Halle-Wittenberg, Bd. 20), S. 75-78.

6.2. Ungedruckte Quellen

Universitätsbibliothek Erlangen-Nürnberg, Briefsammlung Trew [UBE BT]

Schulze 3-72   Briefe von Johann Heinrich Schulze an Christoph Jacob Trew (1722-1742).

Trew 694-709   Briefe von Christoph Jacob Trew an Johann Heinrich Schulze (1727-1733).

Trew 237   Brief von Christoph Jacob Trew an Carl Friedrich Gladbach (30.8.1734).

Universitätsbibliothek Erlangen-Nürnberg, Bestände des ehemaligen Universitätsarchivs Altdorf [UBE AUA]

Akten Nr. 15 b   Codex Acceptorum Universitatis Altdorffinae ab Anno MDCLIX usque ad Annum MDCCXXIX.

Akten Nr. 190   Nürnberg Acta Academica, den Vortrag einiger die Medizin zu Altdorf Studierenden das dortige anatomische Theater mit Leichnamen zu versorgen betreffend. 1807. Schreiben von Karl Wilhelm Denkmann, Med. Candidatus an den Nürnberger Rath vom 19. Februar 1806.

4 Ltg II 100 d   Vorlesungsverzeichnisse der Universität Altdorf von 1643/1644 bis 1764/1765.

Universitätsarchiv Halle [UA Ha]

Rep. 29 F II Nr.1 Bestallungsurkunde für Johann Heinrich Schulze an der Universität Halle. Berlin, 4. Oktober 1732.

Betreffend einige königliche Rescripta zur Bestallung einiger Professorum vocation und denomination in Facultate Medica, so wohl ad Ordin. alß Extraordinariam Professionem. 1724-1780.

Universitäts- und Landesbibliothek Sachsen-Anhalt [LB SAn]

Abt. Sondersammlung (Cat. Lect. Halle 1732-1742)   Catalogus Lectionum Aestivalium. Halle [Hilliger] 1732 (Vorlesungsverzeichnis für das Sommersemester der Universität Halle)

Landesarchiv Schleswig [LA SH]

Abt. 65.2   Deutsche Kanzlei: Nr. 538:
Theatrum Anatomicum

Stadtarchiv Nürnberg [Sta AN]

B12   Nr. 227:
Ordnung der Bader und Barbiere von 1690.
Nr. 243:
Bewerbung des Chirurgen Wolfgang Jacob Müller um die Stelle des Stadtoperateurs (Chirurgen).

B13   Schöffenamt, Nr. 1411:
Die hysterische und melancholische Anna Johanna Kathrina Heichel (Heuchel), deren Cadaver Dr. Osterhausen für das Theatr. anat. (Anatomie) erbat. 27.9.-1.10.1784, 23.09.1791.

B19   Nr. 120:
Series M Sta Medicorum Norimbergensis meritis ac eruditione Illustrium ex amici literati benigna communicatione descripta et adhuc continuata
Nr. 165:
Liste über die Pflichten einer Hebamme auf dem Land

D1   Stadtalmosenamt, Nr. 106:
Anstellung und Besoldung der vier Träger zum Transport von durch Selbstmord oder Unfall verstorbener Personen. Überführungen in die Anatomie der Universität Altdorf. Zwei dieser Träger waren durch das Stadtalmosenamt zu besolden.1799-1802.

D2/IV   Heilig-Geist-Akten, Nr. 4147:
Ratsverlass wegen der Einrichtung der Konventstube des Katharinenklosters zu einer Anatomie und Ratsverlass wegen der Überlassung von verstorbenen Spitalinsassen für die Anatomie. 1710.
Heilig-Geist-Akten, Nr. Sch 82/11:
Oberherrlicher Verlass, vermög dessen der Körper der verunglückten Barbara Keglin der medizinischen Fakultät zu Altdorf ad sectionem extradiert werden soll. 1751.

E17/ II   Nr. 567:

	Michael Christoph Engelland. Nürnberg 1737.
E 5/ II	Nr. 55:
	Neu aufgerichtetes Meisterbuch der Bader und Wundärzte in Nürnberg". 1726.

7. Verzeichnis der Abkürzungen

BT	Briefsammlung Trew
UBE	Universitätsbibliothek Erlangen
Commercium	*Commercium litterarium ad rei medicae et scientiae naturalis incrementum institutum quo quicquid novissime observatum agitatum scriptum vel peractum est succincte dilucideque exponitur*
Korr.	Korrespondenz
ADB	Allgemeine Deutsche Biographie
DBA	Deutsches Biographisches Archiv
M	Mikrofiche

8. Anhang

8.1. Personenregister

Die angegebenen Briefnummern entsprechen der in der Briefedition verwendeten Zählung des Verfassers. Zu den mit * gekennzeichneten Namen konnten keine näheren biographischen Angaben gemacht werden.

Agricola	**51**
Alberti	**42**, 56, 60
Albinus	**28**
Amatus Lusitanus	**11**
Apin	**14**
Avicenna	**56**
Baier, F.J.	**56**
Baier, J.J.	**23**, 40, 49, 65
Barchewitz	**42**
Bass	**55**
Bezold	**30**
Boerhaave	**68**
Brückmann	**42**
Buddeus	**53**, 56
Büchner	**30**
Burggrave	**38**
Carl	**41**, 51
Cartheuser	**54**
Cassebohm	**53**, 62, 56
Cellarius	**25**
Celsus	**47**, 56
Chicoyneau	**43**
Clacius	**56**
Clusius	**11**
Coeper	**52**
Colonna, Fabius	**11**
Conring	**9**

Cothenius	**56**
Curtius	**65**
Da Carpi	**1**
Diet(e)rich	**34**, 39
Dioscorides	**11**
Dippelius	**41**
Doppelmayr	**14**
Dorscheus	**3**
Eberhard*	**2**
Eller	**38**, 56, 57
Engelland	**10**, 21, 25
Feuerl[e]in	**10**, 36
Fick	**37**
Fischer	**67**, 68
Fleischmann	**21**, 23
Galen	**24**
Garelli	**36**, 49
Garmann	**30**
Gaumann*	**30**
Geelhausen	**37**
Geiseler	**21**
Geyer	**56**
Götz	**30**, 34, 39, 41, 42, 51
Grambs	**30**
Grass	**44**
György	**68**
Haenel	**30**, 54
Hahn	**53**
Hanold*	**14**
Haßfurt	**55**
Heister	**1**, 12, 14, 53
Hennicke	**12**
Herel senior	**27**, 31, 37, 43, 53
Herel junior	**40**, 55, 65, 69
Hoffmann, C. M.	**27**

Hoffmann, F. senior	**9**, 38, 42, 53, 54, 55, 56, 57, 58, 59, 60, 64, 66, 69
Hoffmann, F. junior	**53**, 57
Hoffmann, J. M.	**36**
Homann	**32**
Hautsch(en)*	**64**
Huth	**37**, 56
Jasolinus	**25**
Juncker	**53**, 56, 59
Kellner*	**10**
Kirsten	**70**
Kohles	**12**
Kramer	**68**
Lämmermann	**53**
Le Dran	**37**, 38
Lichtenha[h]n	**56**
Maday (Madai)	**69**
Martini	**11**, 12, 15, 16, 17
Melsonius*	**15**
Mayer (Meyer)	**53**, 56, 57
Möhrl	**55**
Monath	**11**, 14, 53
Müll(n)er	**23**
Nicolai	**28**, 29, 30
Nitzsch	**60**
Petraeus	**42**
Plutarch	**11**
Pott	**57**, 58
Preißler, C. W.	**6**, 40, 47, 61
Preißler, J. D.	**6**
Ramazzinus	**43**
Reininger	**1**, 2
Riolanus	**24**
Rost	**14**
Rüger*	**54**

Ruysch	**53**, 56
Scha(a)rschmid(t)	**56,** 60
Scheuchzer	**36**, 37, 40
Scheuerl[e]in	**10**
Schöber*	**15**
Schoder	**64**
Scholten*	**15**
Schreiber	**26,** 41, 54
Schwartz	**29**, 40
Schwarz, C. G.	**56**
Selig	**3**
Severinus	**25**
Stock	**50**, 64
Struve	**64,** 65
Termin*	**64**
Thomasius	**1**, 3, 67
Volkamer	**67**
Wallaskay	**60**, 66
Webel	**53**
Weber	**12**, 56, 62,
Weiß*	**15**, 28
Werlhof	**58**
Wi(e)d(e)mann	**55,** 67, 69
Winkler	**10**, 55
Wolff	**58**, 59
Wolfstein	**50**

8.2. Glossar der Fremdwörter lateinischer oder französischer Herkunft

Hier wird nur die Bedeutung innerhalb des Textes wiedergegeben.

(in) quarto	im Quartformat
à part(en)	gesondert, extra
abdomen	Bauch
absolviren	vollenden, fertigstellen
abstrahiren	sich zurückziehen
accediren	beistimmen
accessiones	Zusätze
accord	Vereinbarung, Zustimmung
accordiren	vereinbaren, zustimmen
accours	Zugang
accurat	sorgfältig
acquiesciren	erfahren, herausfinden
acquittiren	befreien
ad interim	in der Zwischenzeit
addouciren	mild stimmen, erweichen
(sich) addressiren (an)	(sich) wenden (an)
Adiunctus	Assistent
adsigniren / assigniren	anweisen, zuweisen
aestimiren	meinen, schätzen
affligiren	niederschlagen
agiren	handeln
amitié	Freundschaft
angustiae	Engpässe, Schwierigkeiten
anno (currente)	im (laufenden) Jahr
apostem	Abszeß
apparence	Anschein
arcanistisch	geheimnistuerisch
arcanum	Geheimnis
Archiater	leitender Arzt

arriviren	ankommen
arrivirung	Ankunft
arteriae umbilicales	Nabelschnurarterien
articulation	Gelenk
assequiren	folgen, befolgen
attachement	Zuneigung
attention	Aufmerksamkeit
auditores	Zuhörer
auditorium	Zuhörerschaft
avanciren	voranbringen, fortschreiten, vorstrecken
avertiren	wissen lassen, ankündigen
avertissement	Aufforderung
avisiren	ankündigen
caché	heimlichtuerisch
calamus	Schreibfeder
calibre	Kaliber
calumnia	Verleumdung
candidatus (examinatus)	(Examens-)kandidat
capable	fähig
capacité (Capacitaet)	Fähigkeit
capitis sententia	Todesurteil
Cappereyen	Kapriolen
capricieus (capricieux)	launenhaft
carmina	Gedichte
casu	durch Zufall
casus (domesticus)	ein medizinischer Fall (zu Hause)
celsi	[bei Personen] Hoheiten
celsus	hochstehend, erhaben
cicatrix	Narbe
Circel	Kreis
citation	Zitat
collectio naturalia	naturkundliche Sammlung
collegium	Seminar
collegium privatissimum	Privatseminar, Privatunterricht

collidiren	zusammenstoßen, in die Quere kommen
commissarius	Beauftragter
commission	Befehl, Auftrag
commit(t)iren	anvertrauen, beauftragen,
communicatum	Mitteilung
communiciren	mitteilen
compendiös (compendiosus)	vorteilhaft, (auch: kurz)
compingiren	zusammenfügen, ~stecken
complet	vollständig
completiren	vervollständigen
concinnus	Übereinstimmend, harmonierend
concipient	Verfasser
condition[es]	Bedingung[en], Stellung
confusion	Verwirrung
conserviren	bewahren
considerabel	einer Überlegung wert
consilia	Gutachten
constitutio	Beschaffenheit
consuliren	befragen, beraten
contentement	Zufriedenheit
continuation	Verlängerung, Fortführung
contract	Vertrag
contractio	Verkürzung, Kontraktion
contribuiren	beisteuern
conventus (decanorum)	Zusammenkunft (der Dekane)
conversiren	sich unterhalten
convertiren	umwenden
convictor	der Tischgenosse, der Gast
cordat	vertraut, herzlich
corollarium	Zugabe, Geschenk
coryza	Schnupfen
cranium	Schädel
credit	Glaubwürdigkeit
cruor	dickes Blut, Blutkruste

cryptographice	in Geheimschrift
cunctator	Zauderer, Zögerer
curieux (curieus)	wissbegierig, neugierig,(aber auch:) kurios, seltsam
curiosa	Kuriositäten
de futuro	in Zukunft
debita	Schulden
decerniren	entscheiden
decisum	Entscheidung, Bescheid
dedication	Widmung
depreciren	erbitten, erbeten
derangieren	in Unordnung bringen
dessein (dessin)	Zeichnung
destiniret	bestimmt
destituiren	im Stich lassen
deum testor	mit Gott als Zeugen (ich rufe Gott als Zeugen an)
diffidentz	Misstrauen
digiti pedis	Zehen
Dignitaet	Würde
digressiones	Abschweifungen
dimittiren	entlassen
discordia	Zwietracht, Uneinigkeit
disgrâce	missliche Lage, Widerwärtigkeit
disputation	Diskussion, Dissertation
distraction	Ablenkung, Störung
distractissimus	sehr abgelenkt, nicht in der Lage
distrahiret	abgelenkt
do(u)ceur	Gefallen
documentum naturae	Dokument der Natur
dolor pulsatorius	pulsierender Schmerz
ductus excretorius	Ausführungsgang
ec(c)laircissement	Aufklärung
échapper	entlaufen, (eine Gelegenheit) verpassen

ediren	herausgeben
edita	Ausgaben
Elaboration	Ausarbeitung
elaboriren	ausarbeiten
en fin / enfin	zum Ende, schließlich
engagiren	veranlassen
excerpenti	dem Excerpierenden
excerpible	geeignet zum Exzerpieren
excerptum	Exzerpt, Auszug
excusation	Entschuldigung
excusiren	entschuldigen
exemplaria	Beispiele
existimation	Anerkennung
expediren	absenden
experience	Erfahrung
experimentum	Probe, Versuch
expostuliren	einfordern, sich beschweren
expression	Ausdruck
exscreiren	ausspucken
extraordinaire	außerordentlich
façon	Form, Art (und Weise)
fama	Gerücht
fatigues	Anstrengungen
faveur	Gunst
filum	der Faden
foecunditas	Fruchtbarkeit
folliculus	Säckchen
forciren	sich anstrengen, erzwingen
formula finalis	Endzeichen
Fournierung	Beschaffung
fourniren	liefern, beibringen
franco	portofrei (vom Absender bezahlt)
funiculus (umbilicalis)	Strang (Nabelschnur)
goût de siècle	Geschmack des Jahrhunderts

grâce	Anmut, Würde
gravamen (gravamina)	Beschwerde(n), Klage(n)
habit	Gewand
habitus	Gewohnheit
haemorrhagie	Blutverlust
hazardiren	wagen, riskieren
hazite	keine Übersetzung möglich
hebdomas	die Woche, wöchentliche Ausgabe
helluo	Schwelger, Prasser
herbarium	Pflanzenlehrbuch
honett	ehrbar, anständig
hospes	Gastfreund
huius [mensis]	dieses Monats
humanitas	Menschlichkeit
hydatides	Wasserblasen
imputiren	zuschreiben, unterstellen
in antecessum	im Voraus
in collegiis	in den Kollegien
in obscuro	im Verborgenen (ohne offizielle Ämter)
in patriam	in die Heimat
in re facta	in der Tat
inaugura(e) disputatio(ni)	Verteidigung der Dissertation
indicaliter	anzeigend
indiciren	melden
indulgiren	nachgeben
inhaeriren	festhalten
inhians	begierig
innotare	einschreiben
inquisition	Untersuchung, Nachforschung
inscription	genaue Betitelung
inseriren	einen Artikel schreiben, in Druck geben
insertion	Drucklegung
institutum	Institut, Sozietät
integument	Hautpräparat

intellegible	verständlich
intention	Absicht
intentioniren	beabsichtigen, die Absicht haben
interponiren	Einschalten, obwalten lassen
intestinum	Darm
Intumescenz	Anschwellung
invitum / invito	gegen meinen Willen
invidia	Neid, Missgunst
item	ebenso
le vôtre	(ganz) der Ihrige
lectio publica	öffentliche Vorlesung
lectiones	Vorlesungen
legenter	nach Auswahl
liberrime	ganz freizügig
ligamenta	Bänder
ligatur	Verbindung
listeria (Eigenbildung)	List
locus	Literaturstelle
logiren	platzieren
logis	Wohnung
lubratio	Schlüpfrigkeit
maladie / maledie	Krankheit
malum novum	schlechte Neuigkeit
manuductio	Anleitung (Handführung)
maxillae inferioris	Oberkieferzähne
me praesente	in meiner Anwesenheit
meditatio	Betrachtung
meletema	Studie, Versuch
meliret	verwickelt
membrana	Membrane, Häutchen
membrum (membra)	Mitglied(er)
mentem – (Akk. von mens)	Absicht, Gesinnung
mesures	Maßnahmen
meuble	Ausstattungsstück

mirum	verwunderlich, sonderbar
momenta	Momente
mundiren	säubern, korrigieren
mutiliren	verstümmeln
négation	Verneinung
negotation	Beschäftigung, Tätigkeit
nombreus (nombreux)	zahlreich
nomina propria	Eigennamen
nomine	im Namen, namens
nota	Anmerkung, Bemerkung
notificiren	anmerken
Nova	Neuigkeiten
numerus currens	laufende (Brief-) Nummer
obligatio(n)	Verpflichtung
obligeant	zuvorkommend
obligiren	verpflichten
observata	Beobachtungen
observationes	Beobachtungen
observiren	be(ob)achten
occupiret	in Anspruch genommen, beschäftigt
odiös	gehässig
offeriren	anbieten, darbieten
opponiren	(sich) entgegenstellen
ordinair(e)	gewöhnlich
ordiniren	einrichten, regeln, ordnen
ordre	Anordnung
os coccygis	Steißbein
ossa sesamoidea	Sesambeine
otiosus	müßig (frei von Verpflichtungen)
pardonniren	entschuldigen
parole	Wort, Rede
patiens	geduldig, Patient
patientissime	sehr geduldig
patria	Vaterland

Patron(en)	der (die) Gönner
per faveur	mit Ihrer Gunst, Zustimmung
peritoneum	Bauchfell
perlustriren	durchsuchen
philiatri	Freunde der Medizin
physiologicum	physiologische Vorlesung
plagula	Bogen Papier
plaisir	Vergnügen
poli(te)	höflich
polypus (polypi)	Polyp(en)
practicus	Praktikant
Praeceptor	Lehrer
praecipiren	vorwegnehmen, zuvorkommen
praefation	Vorrede
praemissum	das Vorausgeschickte
praenumerationes	Vorauszahlungen
praenumeriren	vorausbezahlen
praeparata	Präparate
praeparatum anatomicum	anatomisches Präparat
praesentiren	zum Geschenk machen
Praeses	Vorsitzender
praesidiren	den Vorsitz haben
praesidium	Vorsitz
praetermissum	etwas, das übergangen, übersehen wurde
praevie (Adv. von praevius)	vorausgehend, vorweg
prelum	Presse
pretendiret	angestrebt
probable	akzeptabel
Procancellarius	Prokanzler (Vizekanzler einer Universität)
procuriren	besorgen, verwalten
programma	Programm, Verzeichnis
prooemium	Vorwort
proponiren	vorlegen, vornehmen
propos	Rede, Vorsatz, Absicht

protection	Schutz, Förderung
publice (Adv.)	öffentlich
purituel	unverfälscht
Quaestion	Frage
quis	wer
ratio typi	Art des Druckes
reciprociren	einfordern
recom(m)endable	empfehlenswert
recommendieren	empfehlen
récompense	Belohnung, Ausgleich
recreation	Erholung, Entlohnung
reflexio(nes)	Überlegung(en)
regard	Blick
remarquable	bemerkenswert
remittiren	zurücksenden
reputirlich	angesehen
requisita	Requisiten, Voraussetzungen
resolviret	entschlossen
resolution	Beschluss, Entschluss(kraft)
resorbiren	aufnehmen, einsaugen
responsable	verantwortlich
restituiren	wiederherstellen, zurückerstatten
restitution	Rückerstattung
retour	zurück, Rückkehr
retourniren	zurückkehren
reussiren	Erfolg haben
revange (heute: revanche)	Ausgleich, Revanche
revengiren	revanchieren
revidiren	nachsehen, durchsehen
revision	Überprüfung
Sacrifizierung	Opferung
saeculum	Jahrhundert, Zeitgeist
salarium	Gehalt, Salär
salutatio(n)	Gruß

sceletum	Skelett
secundiren	unterstützen, begünstigen
selectus	Auswahl
sich absentiren	verschwinden
situs	Lage
Sollennität	Feierlichkeit
spatium	Zwischenraum, Abstand
spiritus vini	Weingeist
specimen / specimina	Probestück(e),
special Collegen	vertraute Kollegen
sphincter	Schließmuskel
spina	Wirbelsäule
splendeur	Glanz, Pracht
sterilitas	Unfruchtbarkeit, schlechter Ertrag
studiosus iuris	Jurastudent
studiosus medicinae	Student der Medizin
sub praesidio	unter dem Vorsitz
subaltern .	untergeben, untergeordnet
subscribentes	Abonnenten
succes	Erfolg
succurriren	helfen
succurs / succours	Hilfe, Unterstützung, Abhilfe
sufficere	ausreichen
supersedere	sich über etwas hinwegsetzen
suppeditiren	unterstützen
supplirung	Ergänzung
supprimiren	zurückhalten, unterdrücken
temoigniren	bezeugen
tentare	den Versuch machen
terminus	Begriff, Bezeichnung
tomus	Band, Heft
typus	Druck, Prägung
ultra	über ... hinaus
ultro	von sich aus

urgiren	drängen
vacuum	leerer Raum
variolae	Pocken
veritable	wahrhaftig, echt, wirklich
vernis	Firnis
verosimiliter	wahrscheinlich
verte	„bitte wenden"
vertebra lumborum	Lendenwirbel
vexa	Plage
vindicta	Rache
visitiren	besuchen
vota	Wünsche
voyageur	Reisender

8.3. Herkunftsbezeichnungen / Orte

Berolinensis	aus Berlin
Brunsvicensis	aus Braunschweig
Carolothermensis	aus Karlsbad
Christianopolis	Kristianstadt (Schweden)
Clivensis	Aus Kleve
Cothena	Köthen (Anhalt)
Dahlenwarslebius	aus Dahlenwarsleben (kl. Ort bei Magdeburg)
Gedanum	Danzig
Geranus	aus Gera
Gorlicius	aus Görlitz
Hallensis	aus Halle
Horrhemius	aus Horrheim (Württemberg)
Hungarus	aus Ungarn
Julioburgum	Juliusburg, (Schlesien)
Lignicensis	aus Liegnitz (Preußen)
Lipsia	Leipzig
Lugdunum Batavorum	Leiden
Lusatia	Lausitz (Schlesien)
Lusatus	aus der Lausitz
Monasterius	aus Münster
Posonium	Pressburg (Ungarn)
Schemnicium	Schemnitz (Ungarn)
Schleusinga	Schleusingen, (Preußen)
Silesia	Schlesien
Silesius	aus Schlesien
Susatium	Soest (Westfalen)
Vratislaviensis	aus Breslau
Wertheimensis	aus Wertheim
Westphalus	Westfalen
Wolavia	Wohlau, (Schlesien)

8.4. Abbildungsverzeichnis

Abb. 1　Diagramm über die Briefdichte auf der Basis der Briefe Schulzes an Trew (UBE BT Schulze 3-71). Rechte beim Verfasser. S. 15.

Abb. 2　Bestallungsurkunde Johann Heinrich Schulzes an der Universität Halle vom 4.Oktober1732. (Rep. 29 F II Nr.1). S. 26.

Abb. 3　Bildnis Schulzes nach einem Ölgemälde von Gabriel Spizel in der Universität Halle. Abbildung aus Eder (1912). Tafel III. S. 31.

Abb. 4　Skizze der Beckenarterien entnommen aus einem Briefentwurf Trews an Schulze (UBE BT Trew 695). S. 58.

Abb. 5　Kupferstich: Apotheke zum Goldenen Stern aus dem Jahr 1736 (Sta AN A 25 Nr. 520). S. 83.

Abb. 6　Ausschnitt aus dem Originalbrief Schulzes an Trew vom 25.10.1733 (UBE BT Schulze 59). S. 88.

Abb. 7　Schenkung Schulzes des ersten Bandes des *Commercium litterarium* (1731) an die Universität Altdorf. S. 100.

9. Danksagung

Den Anstoß zu dieser Arbeit und zur wissenschaftlichen Einarbeitung in das faszinierende Gebiet der Medizinhistorik gab Frau Professor Dr. Renate Wittern-Sterzel. Daher möchte ich ihr an dieser Stelle für die langjährige Betreuung und die große Geduld, die sie mit mir hatte, sehr herzlich danken. Ihr großes Engagement, aber auch berechtigte Kritik von ihrer Seite halfen mir, den „roten Faden" bei der Durchsicht der Quellen aus einer vergangenen Zeitepoche und der Aufarbeitung der komplexen Briefinhalte unter wissenschaftlichen Gesichtspunkten nicht zu verlieren.

Mein Dank gilt auch Herrn Prof. Dr. Thomas Schnalke vom medizinhistorischen Museum in Berlin, der entscheidende Anregungen zum Umgang mit der Edition von Briefen aus der Trew-Sammlung gab.

Ganz besonders großen Dank schulde ich Frau PD Dr. Marion Maria Ruisinger, die stets ein offenes Ohr für Fragen hatte und aus ihrem reichen Wissensschatz sehr viele wichtige Hinweise und Vorschläge zur Recherche und Bearbeitung der Briefkorrespondenz beisteuerte. Besonders in der Schlussphase der Arbeit unterstützte sie mich durch ihre Korrekturarbeiten bei der endgültigen Überarbeitung und Fertigstellung meiner Dissertation.

An dieser Stelle möchte ich mich bei allen Mitarbeitern der Handschriftensammlung der Universitätsbibliothek Erlangen bedanken, die mir bei der Recherche und der Quellensichtung wertvolle Informationen und Hilfestellungen gaben.

Ebenso möchte ich den Mitarbeitern des medizinhistorischen Instituts in Erlangen für ihre Unterstützung danken.

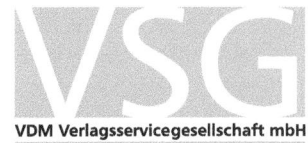

Die VDM Verlagsservicegesellschaft sucht für wissenschaftliche Verlage abgeschlossene und herausragende

Dissertationen, Habilitationen, Diplomarbeiten, Master Theses, Magisterarbeiten usw.

für die kostenlose Publikation als Fachbuch.

Sie verfügen über eine Arbeit, die hohen inhaltlichen und formalen Ansprüchen genügt, und haben Interesse an einer honorarvergüteten Publikation?

Dann senden Sie bitte erste Informationen über sich und Ihre Arbeit per Email an *info@vdm-vsg.de*.

Sie erhalten kurzfristig unser Feedback!

VDM Verlagsservicegesellschaft mbH
Dudweiler Landstr. 99
D - 66123 Saarbrücken

Telefon +49 681 3720 174
Fax +49 681 3720 1749

www.vdm-vsg.de

Die VDM Verlagsservicegesellschaft mbH vertritt

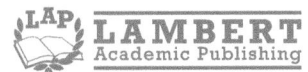
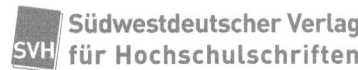

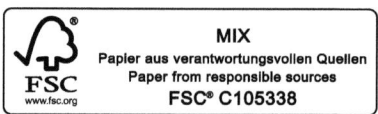

Printed by Books on Demand GmbH, Norderstedt / Germany